INTRODUCTION TO NURSING

| 제3판 | 간호학개론

김지미 · 김연하 · 김혜영 · 박복남
이고운 · 이혜자 · 한주랑 · 홍성경 공 저

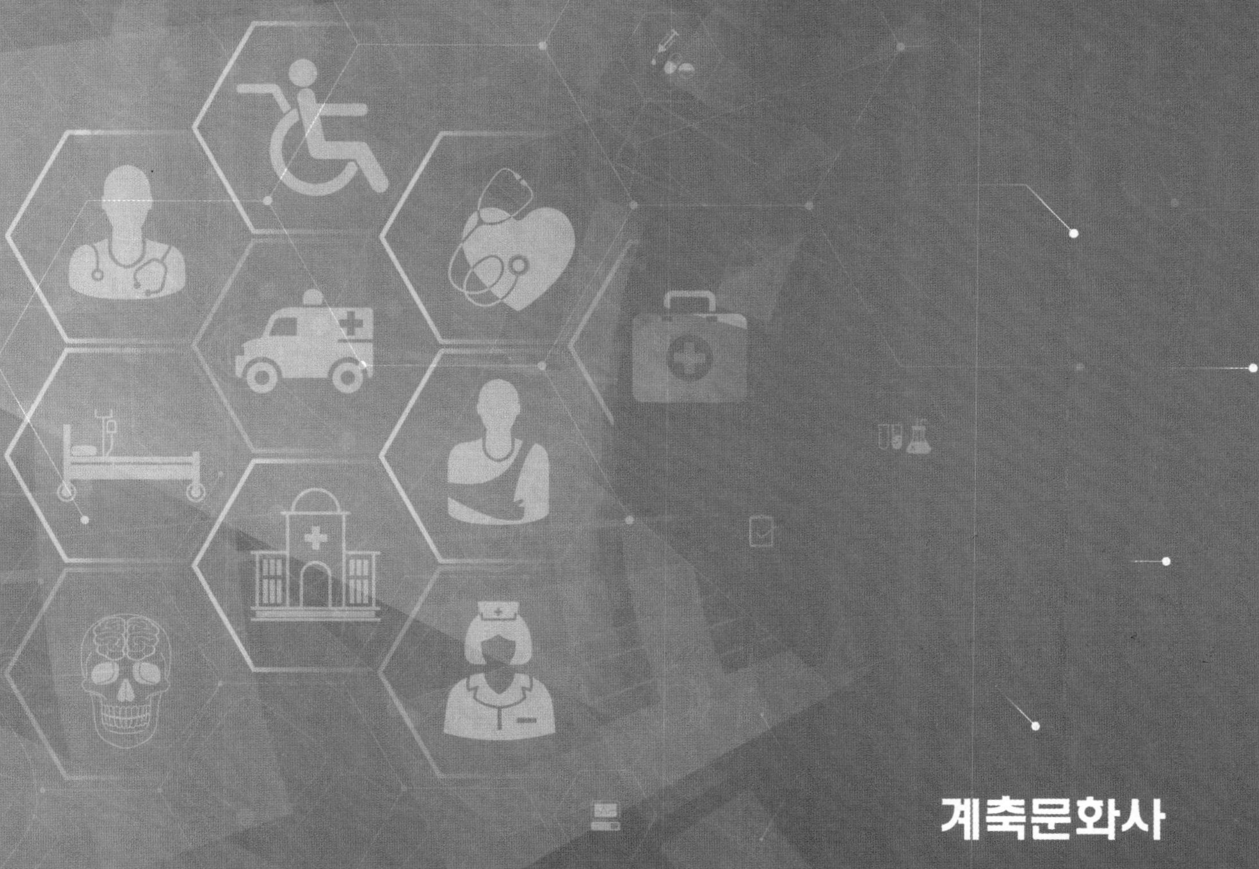

계축문화사

머리말 PREFACE

최근 간호 인력 수급 문제에 대한 국가정책으로 다양한 입학 경로를 통해 다양한 배경을 가진 학생들이 간호교육에 참여하고 있다. 이들은 대개 『간호학개론』이라는 교과목을 처음으로 접하게 되는데, 이 교과목은 세분화된 전공으로 나아가기 전에 간호의 총체적이고 포괄적인 이해를 목적으로 한다. 그러나 간호의 본질, 특히 "간호란 무엇인가"에 대한 이해가 쉽게 이루어지지 않을 수 있다.

『간호학개론』의 3판을 준비하면서, 가장 고민한 것은 간호의 본질에 대한 명확한 이해를 어떻게 전달할 것인가였다. 이 교재를 통해 만나는 학생들은 실무경험이 없으며, 때로는 실무경험의 중요성을 인식하지 못할 수도 있다. 간호교육은 환자가 살아갈 수 있도록 도움을 주는 행위를 교육하는 것이지만, 간호의 완전성은 실무에서 형성되므로, 실무경험이 없는 학생들에게는 간호의 본질과 마땅한 실천이 무엇인지를 가르쳐줄 필요가 있다고 생각되었다.

이번 3판에서는 학부 교재인 『간호학개론』으로는 처음 간호실무의 본질에 관한 내용을 담았다. 가장 큰 통찰을 준 것은 Hesook Suzie Kim의 『The Essence of Nursing Practice』였다. 이는 첫 시도이기 때문에 다양한 의견이 있을 것으로 생각된다. 또한 최근 개정된 윤리강령, 윤리선언 및 윤리지침을 포함하고, 기존의 장 및 하위단위 제목을 더 적절하게 수정하였다.

사람을 돌보는 프로세스가 첨단 의료기술의 발전으로 효율성을 높이고 있다. 그러나 인공지능과 같은 첨단 기술이 발전함에 따라 간호실무는 환자 전체를 고려하는 포괄적인 맥락보다는 단편적인 기술의 숙련성을 강조하는 경향이 있다. 시간에 쫓기며 근무시간 안에

업무를 마치면 된다는 간호사의 기술 지향적 태도를 극복할 필요가 있다. 따라서 이번 3판 개정을 통해 간호교육에서 이론뿐 아니라 실무의 본질을 통해 학생들이 간호의 의미와 가치를 명확하게 이해할 수 있기를 기대한다.

마지막으로, 3판 개정을 위해 애써주신 계축문화사의 모든 관계자분에게 감사의 인사를 드린다.

2024년 1월

저자 일동

차례 CONTENTS

PART 1 간호의 본질

PART 2

간호전문직관

PART 3

간호의 역사

PART 4

간호윤리

PART

간호의 본질 01

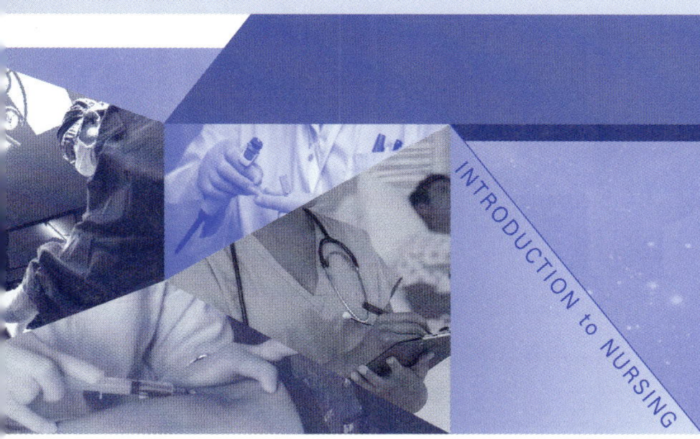

INTRODUCTION to NURSING

제 1 장

간호의 이해

> **학습목표**
>
> 1. 간호의 정의를 이해할 수 있다.
> 2. 간호의 전문화와 취업분야를 이해할 수 있다.

1 간호의 정의

간호는 무엇이고, 간호사는 무엇을 하는 사람이며, 간호학은 무엇을 하는 학문인가. 간호는 추상적이고 복합적인 개념으로 간단히 정의하기는 어렵다. 간호는 사람을 대상으로 하고, 환경과 끊임없이 상호작용을 하면서 발전해 왔기 때문이다.

간호가 사람, 환경과의 상호작용을 통해 변화해왔지만 오랜 옛날부터 형성된 간호사의 이미지는 간호의 본질인 돌봄을 제공하는 자이다. 이러한 돌봄의 개념이 간호교육에서 간호의 실제로 실현되고 간호실무에서의 간호행위 근거로 간호의 개념이 확대되어 교육, 실무, 연구 등으로 연계되기 시작한 것은 그리 오래지 않다. 현재 간호사는 다양한 기관에서 훈련받은 수준에 따라 전문성을 가지고 간호업무를 하며, 법적으로 허용된 범위 내에서 독자적 실무를 하고 있다.

간호사는 의사 등 다른 전문직, 대상자 및 그들의 가족과도 협조하며 간호를 계획하고 있으며, 다른 전문직이 수행하는 돌봄을 조정할 수 있다. 이렇게 간호사는 의사 등 다른 전문직과 상호의존하기도 하며, 간호전문직으로서 독립적으로 간호를 한다.

1) 간호의 사전적 정의

간호는 영어로는 Nursing이다. Nursing은 라틴어 Nutrix와 그리이스어(희랍어) nutre에서 유래하였다. Nutrix는 양육하다의 뜻이고 그리이스어 nutre는 영양을 주다, 키우다, 지켜보다의 뜻이다. 간호라는 말은 한자어 看護에서부터 유래하였는데, 간(看)은 볼 간으로 손(手)을 눈(目) 위 이마에 대고 바라보다, 보다 의미이고, 護는 보호할 호로 言(말씀)과 蒦(바깥 둘레에서 헤아리다)이 합해진 것으로 돕다, 지키다, 보호하다, 통솔하다, 감시하다의 의미를 갖고 있다.

간호의 사전적 의미를 살펴보면, 간호는 병든 사람이나 다친 사람, 수술을 받았거나 받을 예정인 사람, 임산부, 지적장애자 및 정신병환자 등의 시중을 드는 것과 건강 및 복지의 증진, 유지 및 회복에 필수적이거나 도움이 되는 행위를 말한다(두산백과). 간호는 최적의 건강과 삶의 질을 획득하고 유지하고 회복하기 위해서 개인, 가족, 지역사회를 돌보는데 초점을 두는 보건의료 분야의 전문직이다(Wikipedia).

2) 전문단체의 간호 정의

대한간호협회(Korean Nurses Association, KNA)에서는 "간호(Nursing)는 모든 개인, 가정, 지역사회를 대상으로 건강의 회복, 질병의 예방, 건강의 유지와 그 증진에 필요한 지식, 기력, 의지와 자원을 갖추도록 직접 도와주는 활동이다"라고 정의하였다.

국제간호협의회(International Council of Nurses, ICN)에서는 간호를 다음과 같이 정의하고 설명하였다.

간호는 보건의료체계의 통합된 한 부분으로, 모든 의료기관과 지역사회 기관에서 육체적으로나 정신적으로 아픈 모든 사람과 장애인을 돌보며, 질병예방과 건강증진을 포함하는 것이다. 보건의료의 전체 범위 안에서 간호가 특별히 관심 갖는 현상은 실제로 혹은 잠재적으로 건강문제에 반응하는 개인, 가족, 집단이다(American Nurses Association, ANA, 1980). 이러한 인간 반응은 개인적인 질병 사건에서의 건강회복에서부터 인구집단의 건강을 장기적으로 증진하는 정책개발에 이르기까지 다양하다. 아픈 사람이든 건강한 사람이든 개인을 돌보는 간호의 특별한 기능은 건강상태에 대한 그들의 반응을 사정하는 것과 건강이나 회복에 기여하는 활동을 수행하도록 돕고, 그들이 필요한 힘, 의지, 지식이 있으면 도움을 받지 않고 위엄 있게 죽음을 맞도록 하고, 그렇게 함으로써 그들이 가능한 한 빨리 부분적으로 독립할 수 있도록 돕는 것이다(Henderson, 1977, p.4). 이런 전체 의료 환경 내에서 간호사는 아픈 사람이나 장애인을 돌보고, 건강을 증진하고 질병을 예방하기 위한 보건의료체계의 타당성을 보장하기 위해서 다른 전문직이나 다른 분야 사람들과 기획, 수행, 평가를 공유한다(ICN, 1987).

또한 ICN에서는 간단하게 간호를 다음과 같이 정의하고 설명하였다.

간호는 아픈 사람이든 건강한 사람이든, 모든 장소에 있는 개인, 가족, 집단, 지역사회를 자율적이고 협력적으로 돕는 것이다. 간호는 건강증진, 질병예방, 환자와 장애인 및 죽어가는 사람을 돌보는 것을 포함한다. 옹호, 안전한 환경 증진, 연구, 그리고 건강정책을 형성하고 환자관리 및 보건의료관리에 참여하는 것, 그리고 교육하는 것도 중요한 간호사의 역할이다(ICN. 2002).

미국간호협회(American Nurses Association, ANA)에서는 간호를 다음과 같이 정의하였다.

간호는 건강과 역량을 보호, 증진, 최적화하고 질병이나 손상을 예방하고 인간의 반응을 진단하고 치료해서 고통을 경감시키고 개인, 가족, 그룹, 지역사회, 인구(모든 주민)를 옹호하는 것이다(ANA).

이상과 같은 정의를 보면, 초점은 대상자(개인, 가족, 지역사회)이며, 그들의 신체적, 정서적, 사회적, 영적인 차원을 포함한다는 것이다. 그리고 간호는 더 이상 질병간호에 일차적인 관심을 갖는 것으로만 고려되어져서는 안 된다. 옹호, 안전한 환경 증진, 연구, 그리고 건강정책을 형성하고 교육하는 등 보다 적극적이고 다양한 역할을 해야 한다. 이렇게 간호의 개념과 정의는 개인, 가족, 지역사회의 질병예방과 건강 유지 및 증진을 포함하는 것으로 확대되었다.

2 간호사의 정의

국제간호협의회(ICN)에서는 간호사를 다음과 같이 정의하였다.

간호사는 기본적이고 일반적인 간호교육을 받은 사람이며, 각자의 국가에서 간호를 수행할 수 있다고 정부로부터 인정받은 사람이다. 기본적인 간호교육은 행동하는 삶속에서 광범위하고 건전한 토대를 제공하고, 일반적인 간호실무와 지도자 역할, 그리고 전문가나 상급 간호실무를 위한 기초를 제공한다고 공식적으로 인정받은 프로그램이다.

간호사는 먼저, 모든 의료기관이나 그 외의 지역사회 기관에서 신체적 또는 정신적으로 모든 아픈 사람과 장애인을 돌보고, 건강증진 및 질병예방을 포함하는 일반적인 간호실무를 하고, 두 번째는 보건교육을 수행하며, 세 번째는 보건의료팀의 구성원으로 전적으로 참여하고, 네 번째는 간호와 보건의료 보조인력을 훈련하고 감독하며, 다섯 번째는 연구에 관여하도록 준비되고 권한을 부여받았다(ICN, 1987).

우리나라 현행 법령으로 정의된 간호사는 의료법 제2조 5항에 의거하여 첫째, 환자의 간호요구에 대한 관찰, 자료수집, 간호판단 및 요양을 위한 간호, 둘째, 의사, 치과의사, 한의사의 지도하에 시행하는 진료의 보조, 셋째, 간호요구자에 대한 교육 · 상담 및 건강증진을 위한 활동의 기획과 수행, 넷째, 보건진료 전담공무원, 모자보건, 결핵예방, 그 밖의 법령에서 정한 간호사의 보건활동 등, 다섯째, 간호조무사가 수행하는 업무보조에 대한 지도의 업무를 임무로 하고 있다(전미영 외 편저, 2023).

대한간호협회(KNA)는 간호사를 다음과 같이 정의하였다.

간호사(Registered Nurse, RN)는 대학의 간호(학)과를 졸업하고 전문적 간호에 관한 지식과 간호실무 능력을 인정받아 정부로부터 면허를 취득한 자이다. 간호사가 되려면 대학이나 전문대학 수업연한 4년, 간호대학, 간호학부, 간호학과를 졸업하고 한국보건의료인국가시험원에서 시행하는 간호사 국가시험에 합격한 후 국가가 부여한 간호사 면허증을 취득해야 한다. 2017년 입학생부터는 평가인증기구의 인증받은 교육프로그램을 이수해야 간호사 국가시험을 볼 수 있으며, 한국보건의료인국가시험원에서 시행하는 간호사 국가시험에 응시하여 면허를 취득해야 한다.

간호사 국가시험은 시험과목 수는 8과목, 295문제로 1문제당 1점이다. 합격자 결정은 전 과목 총점의 60퍼센트 이상, 매 과목 40퍼센트 이상 득점한 자이며, 응시자격이 없는 것으로 확인된 경우, 합격자 발표 이후에도 합격을 취소한다. 시험과목과 문제 수는 성인간호학

(70문제), 모성간호학(35문제), 아동간호학(35문제), 지역사회간호학(35문제), 정신간호학(35문제), 간호관리학(35문제), 기본간호학(30문제), 보건의약관계법규(20문제)이다.

3 간호사의 취업분야

대부분 간호사는 각급 병원이나 의원 등에 취업하고 있으나, 병원 이외의 다양한 분야로도 진출이 가능하다. 간호사 면허증을 소유하고 공무원 임용시험에 합격하면 전국 보건소와 보건지소, 농어촌 지역의 보건진료소, 지방자치단체 등에 근무하는 간호직 또는 보건직 공무원으로 근무할 수 있다. 간호대학에서 교직과목을 이수한 후 간호사 면허를 취득한 사람이 교원임용시험에 합격하면 학교에서 보건교사로 근무할 수 있다. 이 밖에도 간호장교로 국군병원 등에서 근무할 수 있으며 기업이나 사업장의 건강관리실에서 근로자의 건강관리와 보건교육을 담당할 수 있다. 이 외에도 산후조리원, 요양원, 복지관 등에서 활동 가능하며, 보험회사나 의료기기업체, 의료정보회사 등에 폭넓게 진출할 수 있다. 미국, 캐나다 등 간호사의 해외취업이 활발히 이루어지고 있으므로 외국어 실력을 갖추거나 해당 국가의 간호사면허증을 취득한다면 해외 진출도 할 수 있다.

1) 병원간호사

병원간호사는 상급종합병원, 종합병원, 병 · 의원, 요양병원, 전문병원 등의 의료기관에서 근무한다. 분야별로는 일반병동, 외래, 수술실, 투석실, 중환자실, 신경외과, 응급실, 조혈모 세포이식, 신생아실, 당뇨병교육, 여성건강, 상처/장루/실금, 감염관리, 한방 등이 있다. 대학원 과정에 개설된 교육과정을 이수한 후 보건복지부가 시행하는 전문간호사 자격시험에 합격하면 임상전문간호사, 중환자전문간호사, 종양전문간호사, 감염관리전문간호사, 아동전문간호사 등이 될 수 있다.

병원간호사회 내 분야별 조직은 다음과 같다.

㉠ 병원수술(kaorn.org)
㉡ 병원투석(knna.or.kr)
㉢ 병원중환자(kacn.or.kr)
㉣ 병원신경(konans.com)
㉤ 병원응급(kena.or.kr)
㉥ 병원여성건강(kwhn.or.kr)
㉦ 병원신생아(kann.or.kr)
㉧ 병원당뇨병교육(kadne.or.kr)

㉧ 병원한방(ohna.or.kr) ㉨ 병원상처/장루/실금(kawocn.or.kr)
㉩ 병원조혈모세포이식(bmtnurse.org)

* 병원간호사회 : http://khna.or.kr/

2) 보건간호사

보건간호사는 전국 보건소와 보건지소, 지방자치단체 등에 근무하는 간호직 또는 보건직 공무원이다. 지역주민의 질병예방과 건강증진을 위한 사업, 정신보건, 모자보건, 노인보건 등의 업무를 수행한다. 대학원 과정에 개설된 교육과정을 이수한 후 보건복지부가 시행하는 전문간호사 자격시험에 합격하면 보건전문간호사가 될 수 있다.

* 보건간호사회 : http://www.kphn.org/

3) 보건진료 전담 공무원

보건진료 전담 공무원은 농어촌지역에 설치된 보건진료소에서 근무하며 지역주민의 질병예방과 건강증진을 위한 일차진료서비스(상담, 진찰, 투약, 처치, 환자후송 등) 등을 제공한다. 간호사 또는 조산사 면허를 취득한 후 지방자치단체별로 시행하는 보건진료직렬 공무원 임용시험에 합격해야 한다. 보건복지부장관이 실시하는 24주 이상의 직무교육을 받은 후 근무지역을 지정 받아 진료 및 보건의료 행위를 실시한다.

* 보건진료소장회 : http://www.chpa.or.kr/

4) 보건교사

보건교사는 초 · 중 · 고등학교 보건실에서 근무하며 보건교육, 학생 및 교직원 건강관리, 학교 보건사업계획 수립 등의 업무를 담당한다. 간호대학에서 소정의 교직학점을 이수한 후 간호사 면허를 취득한 사람에게 보건교사 자격증이 주어진다. 국공립학교에 임용되려면 교원임용시험을 통과해야 한다.

* 보건교사회(한국학교보건교육연구회) : http://www.koreanhta.org/

5) 산업간호사

산업간호사는 사업장 건강관리실에서 근무한다. 근로자 건강관리와 보건교육, 작업환경 및 위생 관리, 사업장 안전보건체계 수립 등을 담당한다. 대학원 과정에 개설된 교육과정을 이수한 후 보건복지부가 시행하는 전문간호사 자격시험에 합격하면 산업전문간호사가 될 수 있다.

산업간호사는 간호사 면허소지자로서 산업장의 근로자를 대상으로 근로자의 신체적, 정신적, 사회적 건강을 고도로 유지, 증진시키기 위하여 근로자의 건강관리, 산업위생 관리, 보건교육 등 일차보건의료 수준에서 제공하며 적정기능 수준향상을 목표로 하는 업무를 전담하는 전문요원이다. 산업간호사의 종류로는 보건관리자, 산업보건 유관기관 종사자(보건관리대행기관 및 근로자건강센터 등에서 종사하는 간호사)가 있다. 이들은 산업안전보건법 시행령 제17조(보건관리자의 업무 등)에 의거하여 다양한 업무를 수행하고 있다. 산업간호사를 주축으로 하는 학회의 명칭은 2018년 10월 5일로 한국직업건강간호협회로 명칭이 변경되었다.

* 직업건강간호협회 : http://www.kaohn.or.kr/

6) 보험심사간호사

보험심사간호사는 의료기관, 보험관련 공공기관 및 일반 보험사 등에서 건강보험, 의료급여, 산재보험, 자동차보험 등 보험과 관련하여 발생되는 진료비의 적정성 심사, 보건의료 관계기관의 적정성 평가에 대한 요양기관 내 대처, 의료의 질 향상을 위한 임상질지표 개발 및 분석, 의료법 및 관련 고시와 지침의 관리 및 해당기관 의료인 및 관리자를 대상으로 교육과 정보제공 등의 업무를 담당한다.

* 보험심사간호사회 : http://www.casemanager.or.kr/

7) 정신간호사

정신간호사는 정신보건 사회복지사, 정신보건 임상심리사와 함께 정신보건법에서 인정하고 있는 정신보건전문요원으로 활동한다. 대학원 과정에 개설된 교육과정을 이수한 후 보건복지부가 시행하는 전문간호사 자격시험에 합격하면 정신전문간호사가 될 수 있다. 정신전문간호사는 간호대상자에게 안전하고 질적이며 효과적인 간호를 제공하며, 전문가적 간호실무 수행자, 교육자 및 상담자, 자문 · 협동 · 조정자, 연구자, 지도자, 변화촉진자, 윤리적 의사결정자 등의 역할을 수행한다. 중독정신간호사는 물질 및 행위중독을 포함한 중독분야에서 전문적인 간호를 제공한다.

＊ 정신간호사회 : http://www.kpmhna.or.kr/

8) 노인간호사

노인간호사는 노인간호 현장에서 활동하는 간호사로 노인간호 대상자가 삶의 마지막 순간까지 인간의 존엄성과 자존감을 유지하도록 '금빛 인생'을 옹호하고 '노인대상자 중심 최선의 간호'를 지향하기 위한 활동을 하는 간호사이다.

＊ 노인간호사회 : http://www.kgna.kr/

9) 간호장교

간호장교는 군 장병들을 대상으로 체계적이고 과학적인 간호를 통해 이들을 질병으로부터 보호하고, 신체적, 정신사회적, 영적으로 최적의 건강상태를 유지, 증진시키는 책임과 역할을 수행한다. 간호장교가 되는 방법으로 일반 4년제 간호대학을 졸업하고 간호사 면허증을 취득한 뒤 간호장교로 임관하는 경우, 국군간호사관학교를 졸업하고 간호장교로 임관하는 방법이 있다. 성별에 관계없이 간호장교에 지원할 수 있다.

＊ 국군간호사관학교 : http://www.kafna.ac.kr/

10) 조산사

조산사는 임산부의 정상분만을 돕고, 산후관리와 신생아 관리를 돕는다. 임산부와 그 가족을 대상으로 가족계획 등 여성건강관리에 대해 교육한다. 간호사면허를 취득한 후, 보건복지부장관이 인정하는 의료기관에서 1년간 조산 수습과정을 마치고, 조산사 국가시험에 합격하면 면허를 받을 수 있다. 조산원을 개업해 운영할 수 있다.

＊ 대한조산협회 : http://www.midwife.or.kr/

11) 방문간호사

방문간호사는 방문간호 지시서에 따라 수급자의 가정 등을 방문하여 간호, 진료의 보조, 요양에 관한 상담 또는 구강위생 등을 제공한다. 재가장기요양기관에서 방문간호를 제공하는 경우 간호사가 방문간호의 관리책임자가 된다. 2년 이상 간호업무 경력이 있는 간호사는 방문간호의 재가급여 업무를 하는 장기요양요원으로 활동할 수 있다.

* 한국방문간호사회 : http://www.vnak.org/

12) 공공기관

한국보건산업진흥원, 한국보건사회연구원, 국민건강보험공단, 건강보험심사평가원 등 공공기관에서 간호사 연구원 등으로 근무한다.

우리나라 면허등록 간호사 수는 457,849명(2021년 기준)이나 실제 의료기관(공공의료기관 제외)에 종사하고 있는 간호사는 215,817명이다(자료출처 : 2022년 보건복지통계연보). 인구 1,000명당 임상간호인력수는 8.4명으로 OECD 평균 9.7명에 비해 1.3명 적다(자료출처: OECD Health Statistics 2022). 2020년 국가별 면허 등록 간호사 수 대비 의료기관 활동비율을 살펴보면 OECD 평균이 74.4% 인데 비해 우리나라는 51.7%로 나타나(대한간호협회, 간호통계 주요현황) 간호서비스의 질을 높이기 위한 간호사의 수요는 지속적일 것으로 기대된다. [표 1-1]~[표 1-4]는 보건의료인력에 대한 자료이다.

이 외에도 학교보건법에 따라 모든 초 · 중 · 고등학교 학생을 대상으로 보건교육을 체계적으로 실시하기 위해 학교에서 보건교육과 학생 건강관리를 담당할 보건교사의 필요성이 늘어나면서 간호사 면허증과 교사 자격증을 모두 소지한 자의 입지가 높아질 전망이다.

또한 정부는 노인인구 및 만성 질환자의 증가 등에 대응하여 노인장기요양시설 및 서비스 확충, 방문간호제도의 활성화, 간호 · 간병통합서비스 등을 적극적으로 추진하고 있다. 간호 · 간병통합서비스란 보건복지부령으로 정하는 입원 환자를 대상으로 보호자 등이 상주하지 아니하고 간호사, 간호조무사 및 그 밖에 간병지원인력에 의하여 포괄적으로 제공되는 입원서비스를 말하는데, 이러한 정책이 성공적으로 수행되기 위해서는 보건의료공급체계에서 중요한 역할을 담당하는 간호사의 인력양성과 효율적 활용이 중요하다. 또한 생활수준의 향상, 건강관리에 대한 관심 증가 등에 따라 간호사의 취업자 수가 증가될 것으로 전망된다.

표 1-1 면허 간호사 · 조산사수 단위(명)

연도	간호사	조산사
2019	414,983	8,247
2020	436,340	8,220
2021	457,849	8,194

출처 : 보건복지부. 2022 보건복지통계연보
보건복지부 간호정책과, 「면허관리정보시스템」
주 : 사망자 제외

표 1-2 병원종류별 간호사 수(2021) 단위(명)

병원급					의원급					
계	종합병원	병원	치과병원	한방병원	계	의원	치과의원	한의원	부속의원	조산원
215,817	146,703	65,516	141	3,457	19,224	17,007	426	1,322	469	0

출처 : 보건복지부. 2022 보건복지통계연보
보건복지부 의료인력정책과, 건강보험심사평가원
주 : 사망자 제외

표 1-3 면허의료인 종사자 수 단위(명)

구분	2019	2020	2021
의사	126,724	129,242	132,013
치과의사	31,629	32,335	33,031
한의사	25,524	26,096	26,788
약사	70,904	72,530	73,948
간호사	414,983	436,340	457,849

출처 : 보건복지부. 2022 보건복지통계연보
보건복지부 의료인력정책과, 한의약정책과, 약무정책과 [면허관리정보시스템]
주 : 사망자 제외

표 1-4 의료기관 종사자 수

구분	2020년				2021년			
	종사자 수 (명)	구성비			종사자 수 (명)	구성비		
		병원 (%)	의원 · 조산원 (%)	보건소 (%)		병원 (%)	의원 · 조산원 (%)	보건소 (%)
의사	108,228 (100.00)	61,180 (56.53)	44,910 (41.50)	2,138 (1.98)	110,297 (100.00)	61,749 (55.98)	46,449 (42.11)	2,099 (1.90)
치과 의사	27,040 (100.00)	3,725 (13.78)	22,813 (84.37)	502 (1.86)	27,549 (100.00)	3,748 (13.60)	23,294 (84.55)	507 (1.84)
한의사	22,086 (100.00)	4,299 (19.46)	16,780 (75.98)	1,007 (4.56)	22,582 (100.00)	4,550 (20.15)	17,102 (75.73)	930 (4.12)
약사	7,490 (100.00)	7,186 (95.94)	152 (2.03)	152 (2.03)	7,664 (100.00)	7,376 (96.24)	152 (1.98)	136 (1.77)
간호사	230,132 (100.00)	201,610 87.61)	18,536 (8.05)	9,986 (4.34)	246,257 (100.00)	215,817 (87.64)	19,224 (7.81)	11,216 (4.55)
기타	364,341 (100.00)	149,117 (40.93)	204,665 (56.17)	10,559 (2.90)	375,325 (100.00)	154,462 (41.15)	209,598 (55.84)	11,265 (3.00)
합계	759,317 (100.00)	427,117 (56.25)	307,856 (40.54)	24,344 (3.21)	789,674 (100.00)	447,702 (56.69)	315,819 (40.00)	26,153 (3.31)

출처 : 보건복지부. 2022 보건복지통계연보
병원은 종합병원, 병원, 치과병원, 한방병원, 보건소는 보건소 및 보건지소, 보건진료소 포함
기타는 의료기사, 간호조무사 등 임

활동 과제

- ✔ 전문단체에서 제시한 간호의 정의를 생각해 봅시다.
- ✔ 귀하는 어떤 간호사가 되고 싶은지 생각해 봅시다
- ✔ 귀하가 관심 갖는 취업분야는 어디인지 생각해 봅시다.

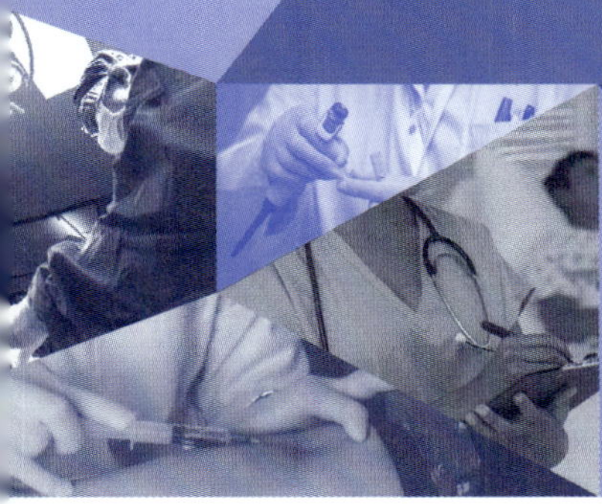

INTRODUCTION to NURSING

제2장 간호의 개념

학습목표

1. 간호의 개념을 설명할 수 있다.
2. 간호대상자의 특성을 설명할 수 있다.
3. 건강의 개념을 정의하고 다양한 건강관련 모델을 설명할 수 있다.
4. 환경에 대해 설명할 수 있다.

패러다임은 어느 특정 시대와 분야를 이끄는 규범 및 사물을 보는 방식을 나타내며, 과학 · 사상 · 산업 등 다양한 분야에 쓰이는 말로 사물을 보는 방식으로 정의된다. 특히 학문에 있어 패러다임의 상위수준을 일컫는 메타패러다임은 한 학문의 가장 거시적인 관점이고 개념 틀 또는 포용 틀로써 기능한다.

학문은 그 학문 영역에서 관심을 가지는 특정 현상을 고유한 방식으로 다루고 있다. 간호학은 환경과 지속적으로 상호작용하는 인간을 중심으로 인간의 건강과 간호에 관심을 두고 있다. 1970년대 후반 간호의 주 개념이 확인되기 시작하면서 4가지 개념인 인간, 환경, 건강과 간호에 대해서 소개하고자 한다.

1 인간(대상자)

간호는 개인, 가족, 집단, 지역사회를 대상으로 하며, 그 구성원은 인간이다. 간호대상자를 이해하기 위해서는 인간을 보는 견해에 대해서 인식할 필요가 있다.

간호학에서 간호대상자인 인간을 보는 견해는 크게 두 가지로 인간을 부분으로 이뤄져 있는 개체로서 파악하려는 기계론적 견해(특수구성론적 견해)와 총체적으로 파악해야 한다는 전체론적 견해가 있다. 기계론적 견해는 인간을 여러 구성 성분으로 이뤄진 개체로 보며, 실용주의적 경향과 의학 등 자연과학의 영향을 받은 견해이다. 인간은 부분으로 환원이 가능하다는 환원주의에 근거하며 전체는 부분의 합과 동일하고 부분들 간의 상호관계가 설명될 때 전체에 대한 일반화가 이뤄진다는 견해이다. 전체론적 견해는 인간을 세분화하지 않으며 각 부분들의 합으로서 만이 아닌 유일한 하나의 전체로 이해한다는 견해이다. 이 견해는 현상학 및 실존주의의 영향을 받은 견해이다. 간호이론 발달 초기에는 자연과학의 영향으로 기계론적 관점이 강조되었으나 점차 전체론적 관점이 중요시되고 있다.

간호대상자인 인간을 이해하기 위해서는 체계에 대한 개념을 이해할 필요가 있으며, 또한 인간은 각각 독특한 특성을 가지고 있지만 공통되는 기본욕구를 갖고 있어 기본욕구의 개념에 대해서 이해해야 한다.

1) 인간의 특징 및 정의

(1) 개방체계로서의 개인

살아있는 조직체, 사회 및 생태계는 모두 체계이다. 체계이론이란 세계를 모든 현상의 상호연관성과 상호의존성에 의해 파악하는 것이다.

일반체계이론은 베르탈란피(Ludwig von Bertalanffy)가 생물체계의 문제를 다루는데 있어서 기계론적으로는 한계가 있음을 인식하고 유기체론을 발전시킨 구체적인 이론이다. 일반체계이론은 체계가 외부환경과 상호작용하면서 환경의 지속적인 입력과 출력을 통해 자신을 유지해 나간다고 보는 살아있는 체계에 대한 생물학적 모델이다. 체계를 환경과 지속적인 상호작용을 하는 개방체계로 보기 때문에 외부 관찰자가 체계에 대한 투입과 산출 간의 피드백과정을 관찰함으로써 체계의 특성을 파악할 수 있다고 본다.

이러한 체계의 특성을 설명하기 위해 체계이론에서는 다양한 개념을 제시하고 있다. 체계의 구조적 특성을 이해하기 위해 체계와 하위체계 및 경계, 개방성과 폐쇄성을 이해해야 하고, 체계의 작동을 이해하기 위해 피드백, 순환적 인과관계, 정보와 의사소통, 규칙의 개념을 이해해야 하며, 체계의 속성을 이해하기 위해서는 상호보완성과 패턴, 전체성, 자기조직의 개념에 대한 이해가 필요하다.

체계이론에 의하면 살아있는 체계의 요소들은 유기적으로 연결되어 있다. 체계에서 일어나는 행동은 순환적으로 서로 영향을 미쳐 순환적인 결과를 일으키므로 원인과 결과를 정확하게 찾고 구분 지을 수 없다. 따라서 특정 증상이나 문제는 특정 원인에 의해서 일어나는 것이 아니라 행동과 반응의 연속선상에 존재한다.

체계론적 사고의 핵심은 체계의 모든 과정이 정보처리와 의사소통으로 이루어진다는데 있다. 살아있는 체계는 외부체계에서 들어오는 정보를 처리하고 외부체계에 내보낼 정보를 조절함으로써 그 고유의 구조나 기능을 유지하기 때문이다. 외부체계와의 사이에 이뤄지는 정보교환은 불확실성을 감소시키고 혼란을 피하게 함으로써 제 기능을 유지하도록 돕는다. 따라서 어떻게 소통하고 어떻게 정보를 나누고 조절하는지를 아는 것은 체계를 보다 완전하게 이해하는 열쇠가 된다.

체계가 가지는 전체성은 체계가 하나의 전체로 존재하며 하나의 전체로 운동함을 의미한다. 체계는 부분들을 단순히 합쳐놓은 것보다 크다는 비 합산성의 특징을 갖고 있다. 따라서 어떤 체계를 고립된 요소로 분해하면 그 체계의 특성은 파괴되며, 상호보완성을 가져 체계의 요소들을 독립적으로 이해할 수 없으며, 체계의 한 부분에서 일어난 변화는 다른 부분에도 영향을 끼치고 그 반대의 경우도 마찬가지이므로 한 사람의 행동은 그 자체만으로는 이해하기 어려우며, 그 사람이 맺고 있는 관계나 맥락을 고려해야만 충분히 이해할 수 있다.

(2) 기본욕구를 갖는 존재로서의 인간

인간은 복잡한 유기체로 내 · 외환경에 영향을 받기도 하고 반응하기도 한다. 체계로서의 인간은 각각 독특한 특성을 가지고 있지만 공통되는 기본욕구를 갖고 있으며, 우리는 그것을 기본요구라고 한다. 인간의 기본욕구는 생존을 위한 필수적인 요소이다. 이 기본욕구의 충족은 개인이 건강수준을 결정하는 주요 요인이다.

매슬로우(Abraham Maslow, 1968)는 인간의 기본욕구 단계를 개발하였는데, 이 모델은 주어진 시간에 가장 중요한 요구가 어떤 욕구인지 고려할 때 사용되고 있다. 어떤 욕구는 다른 욕구보다 더 기본적이고 필수적일 수 있다. 매슬로우의 단계는 인간의 기본욕구의 관계와 우선순위를 설정할 때 유용하다. 기본욕구는 다음과 같은 특성을 갖고 있다.

① 기본욕구의 부족은 질병을 초래한다.

② 기본욕구는 질병을 예방하거나 건강을 지켜주는 신호이다.

③ 기본욕구의 충족은 건강을 회복하는 것이다.

④ 충족되지 못한 욕구가 우선한다.

⑤ 인간은 기본욕구가 충족하지 못하면 결여된 느낌을 갖는다.

⑥ 인간은 기본욕구가 충족되었을 때 만족감을 느낀다.

매슬로우는 인간의 기본욕구를 5단계로 구분하였다.

① 1단계 : 생리적 욕구(physiologic needs)

② 2단계 : 안전과 안정의 욕구(safety & security needs)

③ 3단계 : 사랑과 소속의 욕구(love & belonging needs)

④ 4단계 : 자존감 욕구(self-esteem needs)

⑤ 5단계 : 자아실현 욕구(self-actualization needs)

1,2단계는 하위수준으로, 3,4,5단계는 상위수준의 욕구로 분류된다. 간호는 대처하지 못했거나 위협받는 욕구를 충족하는 방향으로 향해지며, 간호의 우선순위를 설정할 때도 활용한다.

2) 간호이론에서 본 인간

간호대상자는 기본적인 욕구를 가지고 있으며, 하나의 개방체계이고 외부의 변화에 순응하기 위해 변화하는 적응적 존재이다. 여러 간호이론가들은 고유한 방식으로 간호대상자인 인간을 설명하고 있으며, 정의는 다음과 같다(표 2-1 참조).

표 2-1 간호이론가들의 인간에 대한 정의

간호이론가	인간에 대한 정의
나이팅게일 (Nightingale, 1860)	질병에 대처할 자연적인 회복력을 지닌 대상이며 환자는 간호대상이 되거나 혹은 환경에 의해 영향을 받은 사람
페플라우 (Peplau, 1952)	욕구로 인해 생기는 긴장을 자기 나름대로 완화시키려고 노력하는 유기체로서 긴장에 대한 적응이나 문제해결을 위한 기술을 익히고 발전시키는 능력을 갖춘 존재
핸더슨 (Henderson, 1955)	생리적 · 심리적 · 사회적 · 영적 측면을 지닌 존재로 14가지 기본적인 활동을 하는 독립적 존재이며, 환자는 건강과 독립성 혹은 평화로운 죽음을 맞기 위한 도움을 필요로 하는 개인으로 정의
압델라 (Abdellah, 1960)	신체적 · 정서적 · 사회적 요구를 지닌 존재로 간호의 수혜자
올란도 (Orlando, 1961)	언어적이고 비언어적인 행위를 나타내는 존재

위덴바 (Wiedenbach, 1964)	자아를 유지하고 지속하기 위하여 내적인 자원을 개발하는 독특한 가능성을 부여받은 자로서 자신이 원하는 방향으로 나아가며, 그의 능력과 잠재력을 최대한 이용할 뿐 아니라 책임을 수행하는 전인적인 존재
르바인 (Levine, 1967)	스스로 되고자 하는 바 또는 정체감을 아는 존재이며, 환경과 끊임없이 상호작용하며 통합성을 유지하려고 노력하는 변화하는 유기체
로저스 (Rogers, 1970)	추상성, 상상력, 언어, 사고, 감각, 정서, 지각력 등의 특성을 지녔으며 신체적, 정신적, 사회적으로 분리시켜 설명할 수 없는 통합된 전체로서의 개방적 체계
오렘 (Orem, 1971)	생리적, 상징적, 사회적으로 기능하는 하나의 단위로 다양한 자가간호 능력을 지녔으며, 생물학적 · 상징적 · 사회적으로 기능하는 통합된 전체
킹 (King, 1971)	반응하는 존재이고 시간성을 지닌 사회적 존재로서 감지하고 생각하고 느끼며, 목표를 설정하여 성취하기 위한 행위와 방법을 선택하고 의사결정 능력을 지닌 통합체
베티뉴만 (Betty Neuman, 1972)	전인적, 다차원적, 역동적, 체계로 전체성, 상호작용, 변화의 특성을 지닌 존재
로이 (Roy, 1976)	변화하는 환경과 계속적인 상호작용을 하며 2가지 내적 기전(조절기전, 인지기전)을 통해 4가지 적응형태(생리적 요구, 자아개념, 역할기능, 상호의존관계)로 환경변화에 적응하는 생리적 · 심리적 · 사회적 존재
왓슨 (Watson, 1979)	부분들의 합 이상으로 마음, 신체, 영혼이 하나로 존재하며, 경험하는 주체이고 세계에 대하여 상호 연결되며 전개됨
파시 (Parse, 1981)	우주와 되어감을 함께 창조하는 개방적인 존재
펜더 (Pender, 1987)	건강에 대한 욕구를 가지고 있으며, 그 자신만의 독특한 인지적, 지각적 및 중재요소를 가지고 있으며, 긍정적인 방향으로 행동을 수정하려는 요구와 능력이 있다고 봄

2 환경

1) 환경의 개념

환경은 인간을 포함한 생명체를 둘러싸고 직 · 간접적으로 영향을 주는 자연적인 조건이나 사회적인 상황으로 규정된다. 자연환경(natural environment)은 인간의 간섭을 배제한 자연 스스로의 환경적 요소이며, 일상생활에 관계되는 환경은 생활환경이라고 구분하고 있으며, 물리적 환경, 사회적 환경, 심리적 환경으로 나누기도 한다. 물리적 환경은 공기, 물, 토양, 햇빛 등과 같이 자연적 요소이며, 사회적 환경은 조직, 제도, 문화 등이 해당된다. 심리적 환경은 인간의 내면적 요소로 종교, 가치관, 신념 등이 해당된다.

환경은 개인의 건강상태에 중요한 역할을 한다. 기후변화로 폭염에 의한 온열 손상환자 및 사망자, 기상재해로 인한 사망자, 알레르기 질환자, 삼일열 말라리아 발생이 증가하였다. 지구평균온도가 1℃ 상승하면 전세계적으로 최소 30만명이 기후와 관련된 질병(설사, 말라리아, 영양실조 등)으로 사망하게 된다고 한다. 또한 각종 환경오염, 미세먼지, 실내공기질, 유해화학물질 등으로 각종 위협에 노출되어 있어 간호사는 환경이 건강에 미치는 영향에 대해서 민감할 필요가 있다. 간호사는 대상자의 건강문제와 환경이 연관되어 있는지 모니터링을 할 수 있어야 하며, 대상자의 환경에 대해서 질문을 할 수 있어야 한다. 노인 인구의 증가와 간호 · 간병통합서비스 실시는 간호에 영향을 주는 사회적 요소에 해당된다.

2) 간호이론에서 본 환경

여러 이론가들은 간호학적 관점에서 환경을 설명하고 있으며, 이런 설명은 경험적 관찰과 직관적 통찰 그리고 연역적으로 도출된 개념이다(표 2-2 참조).

표 2-2 간호이론가들의 환경에 대한 정의

간호이론가	환경에 대한 정의
나이팅게일 (Nightingale, 1860)	환자를 둘러싸고 있는 모든 것으로 유기체의 삶과 발달에 영향을 미치는 모든 외적인 상황과 영향
페플라우 (Peplau, 1952)	유기체 외부에 존재하는 힘으로서 문화와의 관계 속에 있으며, 대인관계과정을 포함
핸더슨 (Henderson, 1955)	개인이 그의 가족과 공유하는 관계를 포함하고 건강에 영향을 미칠 수 있으며, 개인적 요인(연령, 문화적 배경, 신체적 능력, 지적능력)과 물리적 요인(공기, 온도)은 인간의 안녕을 유지하는 역할을 함
압델라 (Abdellah, 1960)	치료적 환경을 만들거나 유지하는 것이 간호문제이며, 치료적 환경을 따로 구분하지 않음
올란도 (Orlando, 1961)	환자와 간호사의 상호작용이 일어나는 즉각적인 상황
위덴바 (Wiedenbach, 1964)	환경을 자신의 처방이론의 현상 안으로 통합
르바인 (Levine, 1967)	박테리아에 대한 신체반응과 같은 내적 환경과 지각 환경, 물리적 환경, 개념적 환경으로 구성된 외적 환경으로 이뤄져 있으며, 간호사를 포함

로저스 (Rogers, 1970)	패턴으로 나타나며, 부분과는 다른 속성을 지닌 역행 불가능한 사차원적 에너지장으로 개방체계이며 무한함
오렘 (Orem, 1971)	환경요인, 환경조건 및 발달환경으로 구성
킹 (King, 1971)	삶과 건강에의 적응은 환경과 개개인의 상호작용에 영향을 미침. 환경은 지속적으로 변함
베티뉴만 (Betty Neuman, 1972)	특정시기에 인간을 둘러싸고 있는 내외적인 힘으로서 인간의 정상방어선을 방해하고 체계의 안정성에 영향을 미칠 수 있는 인간 내부, 대인간, 인간외부의 스트레스원을 포함
로이 (Roy, 1976)	개인과 집단의 발달 및 행위를 둘러싸고 있는 모든 조건, 상황, 영향력
왓슨 (Watson, 1979)	세계는 인간에게 영향을 미치는 개인의 즉각적인 상황과 환경을 말하며, 내적, 외적, 인간적, 자연적, 우주적, 정신적, 과거, 현재, 미래의 모든 우주내의 힘
파시 (Parse, 1981)	인간과 인간의 경험에 내재된 모든 것으로 인간과 불가분의 관계이고 보완적이며 함께 발전함
펜더 (Pender, 1987)	환경에 대한 특별한 언급은 없으나, 주요 가정에서 인간이 생물학적, 사회문화적 복합성으로 환경과 상호작용한다고 하였으며, 독특한 관점으로 건강전문인을 인간 내적 환경으로 보고 있어 건강전문인을 인간의 주요 환경요소 중 하나로 생각함

3 건강

간호사는 대상자가 건강과 안녕의 증진을 위해서 대상자의 건강에 대한 인식을 파악하고 현재 건강상태를 변화시킬 수 있도록 도움을 줘야 한다. 간호의 목표는 건강증진, 질병예방, 건강회복, 장애나 죽음에의 적응 촉진이다. 따라서 간호사는 건강의 개념에 대해서 인식하고 있어야 한다.

1) 건강의 정의

건강의 정의는 시간이 흐름에 따라 진화되었다. 생물학적 관점에서는 신체 기능에 초점을 두었다. 즉 건강은 정상적인 기능 상태이며, 질병에 의해서 시간이 지남에 따라 파괴될 수 있다고 보았다. 1946년에 세계보건기구(WHO)는 다음과 같이 정의하였다. 건강은 '질병이 없거나 허약하지 않을 뿐만 아니라 신체적, 정신적, 사회적으로 완전한 안녕상태'라고 하였다. 이 정의는 혁신적이어서 환영은 받았지만 '완전한'이라는 용어가 모호하고 광범위하며 측정하기가 어려워 논쟁이 되었다. 따라서 사람들은 실현가능성이 있는 생물의학적 모델로 관심을 가지게 되었다. 그러다 질병은 상태가 아니라 과정이라는 견해를 갖게 되었다. 이런 변화는 건강에도 나타났고, 이것은 새로운 개념을 가져왔다. 건강은 상태(state)가 아니라 역동적인 회복력 즉 "생활을 위한 자원"인 것이다. 1984년 세계보건기구는 건강의 정의를 "개인 또는 집단이 열망을 실현하고, 욕구를 충족하며, 환경에 순응하고 대처할 수 있을 정도의 크기이다. 건강은 생활의 목표가 아니라 매일의 삶을 위한 하나의 자원이다. 즉 신체적인 용량(수용력)일 뿐 아니라 사회적 · 개인적인 자원을 강조하는 긍정적 개념이다"라고 하였다. 따라서 건강은 항상성을 유지하고, 굴욕(insults)으로부터 회복하는 능력을 말한다. 정신적, 지적, 정서적, 사회적 건강은 스트레스를 대처하고 기술을 습득하여 관계를 유지하는 개인의 능력과 독립적인 생활과 회복력을 위해 자원을 형성할 수 있는 모든 것을 말한다.

개인적인 수준에서는 어떻게 느끼는지, 증상의 유무, 일상생활활동을 수행하는 능력에 따라 건강한지 아닌지를 규정한다. 또한 사람은 자신들의 가치와 신념에 따라 건강을 규정한다. 그 사람이 살고 있는 가족, 지역사회, 사회의 영향을 받기도 한다. 개인이 정의한 건강은 인간의 모든 차원−신체적, 지적, 정신적, 사회문화적, 영적, 환경적−을 통합한다. 간호사는 이런 측면들의 상호관계적이고 상호의존적인 차원을 고려해야 한다.

WHO의 건강정의는 1946년 뉴욕에서 열린 세계건강 회의에서 채택된 이후 개정되지 않았다. 영적 건강의 내용을 WHO 서문에 삽입시키도록 초안이 제안되고, 그 결의안이 통과되었지만 개정하지는 않은 상태이다. 그러나 WHO는 "영적 차원은 생활의 모든 양상에서 인간의 성취를 동기화하는데 큰 역할을 한다"는 것을 인식하며, 그들 자신의 사회와 문화 형태에 따라 이 결의안에서 정의된 영적 차원을 Health For All 전략에 포함하는 것을 고려하도록 회원국들에게 요청하였다. 보건회의에서 천명된 영적 차원은 본래 유물(물질)은 아니며, 특히 인간의 마음이나 의식에서 생기는 생각, 믿음, 가치, 윤리, 특히 깨달음을 주는 생각의 영역에 속하는 현상이며, 생활의 모든 양상에서 인간의 성취를 동기화하는데 있어 큰 역할을 한다는 것이다. 따라서 건강의 정의가 개정되지는 않았지만 영적 건강은 WHO가 정의한 신체적, 사회적, 정신적 건강을 포함하는 건강의 4개 차원 중의 하나이다.

2) 질병의 개념

간호의 목표 중에 질병예방이 있다. 그렇다면 질병은 무엇인지 인식해야 하는데 한마디로 정의하기는 힘들다. 건강의 반대가 질병은 아니다. 세계보건기구의 건강의 정의를 보면 "건강은 질병이 없거나 허약하지 않을 뿐만 아니라 신체적, 정신적, 사회적으로 완전한 안녕상태" 라고 하였다.

일반적으로 질병(illness)과 질환(disease)은 같은 의미로 사용하기도 하지만 분명히 차이가 있다. 질병이란 사람의 신체적, 정서적, 지적, 사회적, 발달적 또는 영적 기능이 이전의 상태와 비교하여 감퇴되거나 손상된 상태를 말한다. 질환은 정신적, 신체적 기능 또는 구조에서 병리적 변화를 의미하는 의학적 용어로 특정 증상과 원인을 갖는다. 따라서 질병이 더 넓은 개념이라고 할 수 있다.

3) 건강관련 모델

(1) 건강-질병 연속선(Health-Illness Continuum)

건강-질병 연속선은 인지된 건강수준을 측정하는 수단으로 연속선의 한쪽 끝은 고도의 안녕이고 다른 끝은 조기죽음이다. 여기에서 강조하는 것은 건강은 고정된 한 점이 아니라 연속선상에서 변화한다는 것이다. 즉, 양극사이에서 역동적으로 변화하는 상태라는 것이다. 연속선의 중간지점에서 고도의 건강 쪽으로 움직이는 것은 건강이나 안녕수준이 향상되는 것이고 반대이면 건강상태가 나빠지는 것이다. 트레비스와 라이앤(John Travis & Regina Ryan, 1988)은 질병-안녕 연속선(illness-wellness continuum)을 기반으로 치료모델과 안녕모델을 비교하였다(그림 2-1 참조). 치료모델은 증상과 징후가 없는 중간지점까지가 목표이고, 안녕모델은 중간지점을 넘어서 고도의 안녕까지 가는 것이 목표라고 하였다. 이 Illness-Wellness Continuum 모델은 예방을 촉진하여 개인이 질병의 징후 또는 증상을 나타내기 전 건강을 개선하고 질병 및 조기사망으로부터 보호하기 위해 위험 요소를 인식하여 이를 피하도록 교육하고자 하는 목표를 가지고 있다.

(2) 고도의 안녕모델

던(Halbert Dunn, 1977)이 개인의 잠재력을 최대한으로 기능하면서 환경 내에서 목적지향적이고 균형을 이루는 고도의 안녕 모델을 설명하였다. 던은 안녕(Wellness)과 좋은

그림 2-1 질병-안녕 연속선

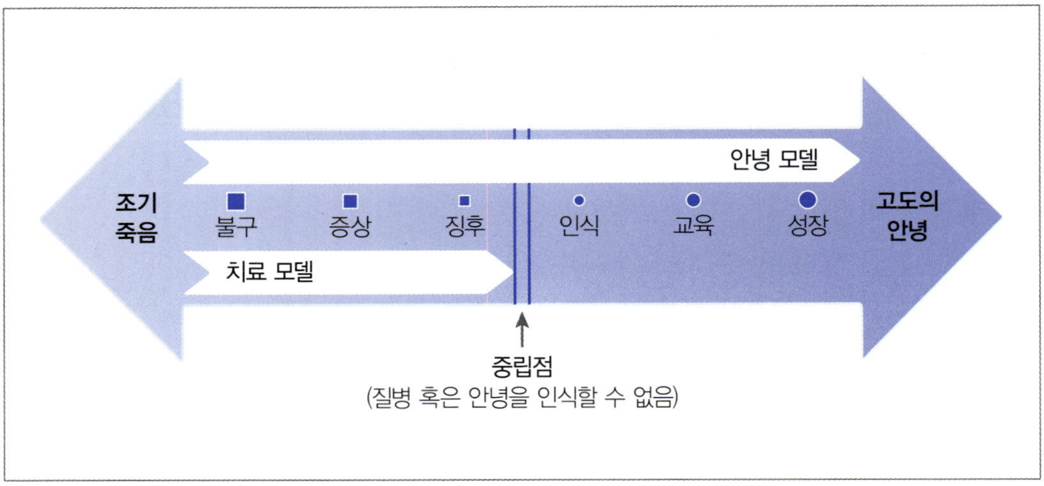

출처 : Travis JW, et al. The wellness workbook. Berkeley, CA: Ten-Speed Press; 1988.

건강을 구별하였다. 좋은 건강은 수동적인 상태지만 아프지 않은 상태이고, 안녕은 보다 능동적인 상태로 건강상태와는 상관없이 개인의 잠재력을 최대화하는 것이다. 던은 잠재력을 최대화하도록 노력하는데 사람의 존재에 영향을 주는 모든 요소를 고려하면서 간호하도록 권장하였다(그림 2-2 참조).

그림 2-2 던의 건강 그리드

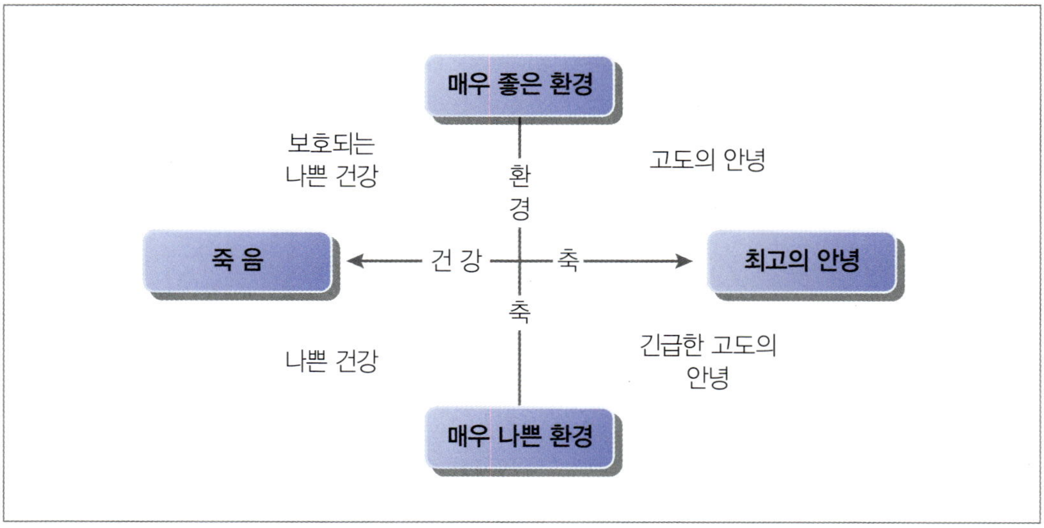

(3) 스미스의 건강에 대한 개념 분류

스미스(Judith A Smith, 1981)는 건강에 대한 개념을 4가지 측면으로 분류하였다. 4가지 측면에서의 건강 개념은 임상개념, 역할수행개념, 적응건강개념, 행복론적 개념이다. 임상개념은 건강이란 의학적으로 확인된 질병이나 장애의 증상, 징후가 없는 상태이고, 질병이란 질병의 증상과 징후가 있는 상태이다. 역할수행개념은 건강을 자신에게 기대되는 사회적 역할을 최고로 수행하는 상태이고, 질병은 자신에게 주어진 역할을 수행하지 못하는 상태이다. 적응건강개념에서는 건강을 유기체가 환경에 유연하게 적응하며 최대의 이익을 얻는 방향으로 환경과 상호작용하는 상태이고, 질병은 적응의 실패로 나타나는 상태이다. 즉 환경으로부터 유기체가 소외되고 자기교정 반응에 실패하는 상태이다. 행복론적 개념에서 건강은 풍요로운 안녕과 자아실현의 상태이고 질병을 무기력이나 쇠약한 상태라고 하였다, 임상개념과 역할수행개념은 유기체의 안정 유지가 초점이고 적응건강개념과 행복론적 개념은 변화와 발전을 지향한다. 따라서 스미스는 건강을 어떤 개념으로 접근하는가에 따라 학문적 측면에서 다른 접근법이 요구된다고 하였다.

(4) 건강증진모델

펜더(Nola J Pender, 1987, 1996)가 제안한 건강증진모델(Health Promotion Model)은 건강에 영향을 미치는 개인적, 환경적 요인에 중점을 두고 건강증진을 향상시키는 요인을 확인하고 있다. 이 모델의 이론적 토대가 되는 이론은 기대가치이론과 사회인지이론 2가지이다. 기대가치이론은 인간은 합리적이고 경제적인 특성을 지니고 있기 때문에 행위의 결과가 개인에게 긍정적인 가치가 있고 행위를 통해 기대하는 결과를 얻게 된다면 그 행동에 참여하고 그 행동을 유지하게 된다는 것이다. 사회인지이론을 통해서는 인간의 과업이나 행동에서 중요한 것은 성공할 수 있다는 자신감 즉, 자기효능감이 중요하다는 것이다.

즉 건강증진모델에서는 개인의 특성과 경험(이전 관련된 행위와 생물학적, 심리적, 사회문화적인 개인적 요인)이 행위와 관련된 인지와 감정(인지된 혜택, 인지된 장애, 자기효능감, 행위와 관련된 감정, 인간상호간의 영향, 상황적 요인)을 통해 영향받아 건강관련 행동계획을 수립하고 이에 더해 즉각적 갈등적 요구 또는 선호도에 따라 조정되어 행위의 결과인 건강증진행위를 이끌게 된다고 설명하고 있다(그림 2-3 참조).

그림 2-3 건강증진모델(Health Promotion Model, HPM)

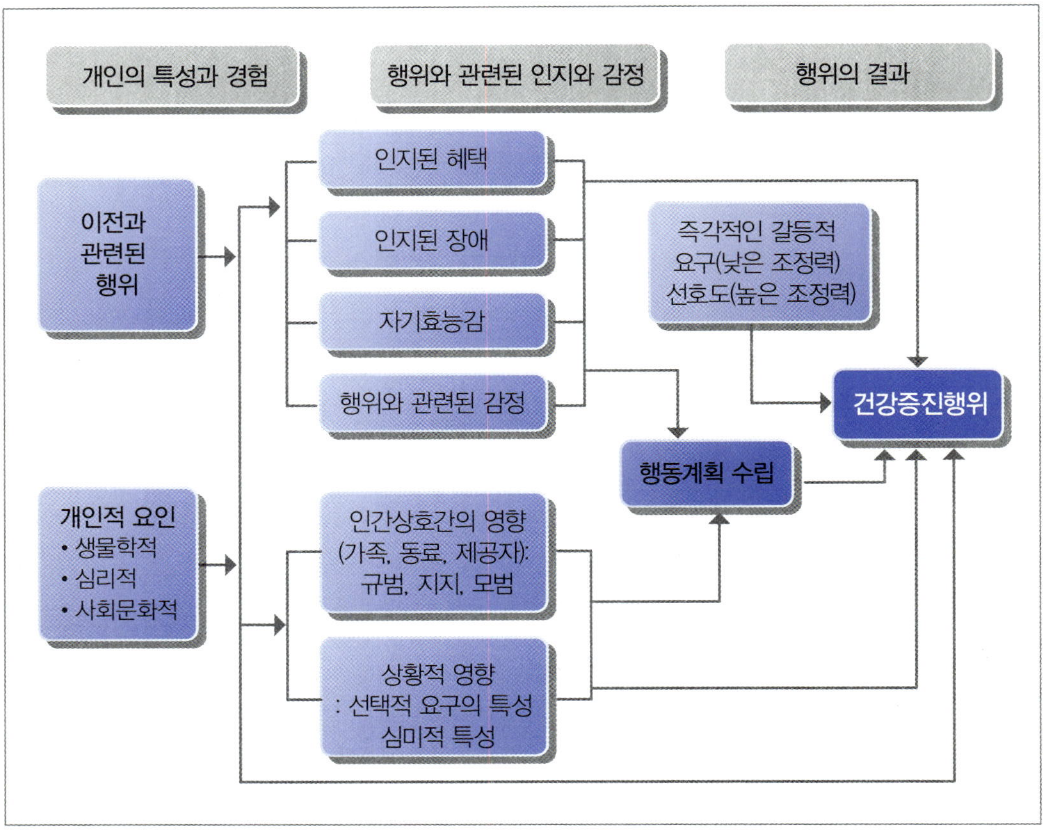

출처 : Pender, NJ., Murdaugh, CL., & Parsons, MA. Health promotion in nursing practice- Fifth edition. NJ : Pearson Prentice Hall; 2006.

4) 간호이론에서 본 건강

건강의 개념은 추상적이며 간단하게 설명될 수 없지만, 여러 간호이론가들은 간호의 목표인 건강에 대해서 고유한 방식으로 설명하고 있으며, 그 내용은 다음과 같다(표 2-3 참조).

표 2-3 간호이론가들의 건강에 대한 정의

간호이론가	건강에 대한 정의
나이팅게일 (Nightingale, 1860)	잘 있는 상태만이 아니라 개인이 최대한으로 역량을 발휘함으로써 안녕을 유지하는 것

페플라우 (Peplau, 1952)	인격을 향상시키는 방향으로 나아가며 창조적이고 건설적이며 생산적이고 개인적이며 집단적인 삶으로 향하는 인격의 추구력과 그의 계속되는 인간과정을 포함
핸더슨 (Henderson, 1955)	개인이 독자적으로 14가지 기본개념을 수행하는 능력
압델라 (Abdellah, 1960)	각 개인이 일상생활에서 최대한의 잠재력을 실현하기 위해 내적인 스트레스에 지속적으로 적응하는 인간기능의 역동적인 상태
올란도 (Orlando, 1961)	긴장을 느끼지 않는 정신적, 신체적 편안함과 적절함 및 안녕감
위덴바 (Wiedenbach, 1964)	건강에 관한 특별한 정의를 하지 않았지만 WHO의 건강정의를 지지
르바인 (Levine, 1967)	적응이나 변화의 양상이고 하나의 연속체
로저스 (Rogers, 1970)	삶의 과정의 표현이며, 인간과 환경장 사이의 상호적이고 동시적인 상호작용을 나타내는 특징이며 행위임
오렘 (Orem, 1971)	신체구조와 기능이 건전하고 완전한 상태
킹 (King, 1971)	생의 주기의 역동적인 상태. 질병은 생의 주기의 장애요인
베티뉴만 (Betty Neuman, 1972)	안녕한 상태를 말하며, 대상자의 건강은 적정체계의 안정과 같음
로이 (Roy, 1976)	통합적이고 전인적인 인간에 도달해가는 과정으로 각 개인이 변화에 계속적으로 적응하는 기능적인 상태
왓슨 (Watson, 1979)	신체적, 정신적, 사회적인 측면에서 기능수준이 높고, 임상기능이 적응수준으로 유지되며 질병이 없는 상태
파시 (Parse, 1981)	인간이 경험하고 경험해 가는 개방된 과정이며, 이는 가치의 통합을 수반
펜더 (Pender, 1987)	질병이 없는 사람이 모두 건강한 것은 아니다. 건강은 질병없이 존재할 수 있지만 질병은 건강없이 존재할 수 없다고 함

4 간호

간호의 정의는 1장에서 다루었으므로 본 장에서는 간호의 목표, 간호사의 역할, 간호이론가들의 간호의 정의를 살피고자 한다.

1) 간호의 목표

간호의 목표는 건강증진, 질병예방, 건강회복, 장애나 죽음에 적응하도록 돕는 것이다. 이런 목표를 달성하기 위해 간호사는 지식, 기술, 비판적인 사고를 사용해서 전통적이면서 확장된 간호를 다양하게 수행해야 한다. 지식에 근거한 간호를 하기 위해서는 간호사는 인지적, 기술적, 대인관계, 윤리적, 법적 역량이 필요하다. 간호제공자로서의 일차적인 간호사의 역할은 의사소통자, 교육자, 상담자, 지도자, 연구자, 옹호자 역할이 서로 연관되어 주어진다.

(1) 건강증진

건강은 최적의 건강 또는 안녕한 상태이다. 세계보건기구는 사람의 건강에는 질병이 없거나 허약하지 않은 것뿐 아니라 신체, 사회, 정신적인 요소가 포함된다고 하였다. 건강은 종종 주관적이어서 질병이 있다고 진단 받았지만 스스로는 여전히 건강하다고 생각할 수 있다.

건강증진은 개인의 안녕감과 건강잠재력을 증가시키려는 욕구에 의해 동기유발 된다. 건강의 수준은 유전, 인지능력, 교육수준, 민족성, 문화, 연령, 성별, 발달수준, 생활양식, 환경, 사회경제적 상태에 영향을 받는다. 건강은 간호에서 필수적인 요소이다. 모든 사람은 질병과는 상관없이 힘을 갖는다. 간호사는 대상자의 힘을 극대화해서 건강을 증진시킨다. 대상자의 힘을 규명하고 분석하는 것은 질병예방, 건강회복, 장애나 죽음에 적응하게 하는 요소이다. 간호사는 이런 힘을 이용해서 대상자가 최상의 기능을 하도록, 그리고 위엄 있게 죽음을 맞이하도록 해야 한다.

간호사는 간호를 제공하는 동안 대상자의 자기인식, 건강인식, 자원사용 정도를 고려해야 하며, 간호사는 다음과 같은 것을 성취해야 한다.

① 삶의 질을 향상시키는 생활양상을 결정하고 자신의 건강에 대한 책임을 수용하도록 격려한다.

② 건강은 아프지 않은 것 이상임을 이해시키고, 어떤 행위와 요소는 건강에 기여하기도

하고 약화시키기도 한다는 것을 교육해서 건강에 대해 인식하도록 한다.

③ 현실적이고 달성할 수 있는 목표를 최대한 달성하도록 자가간호 활동을 교육하며, 역할 모델이 된다.

④ 건강증진을 격려하기 위해서 정보 제공과 의뢰를 한다.

(2) 질병예방

질병예방은 질병의 위험을 감소시키고, 좋은 건강습관을 갖게 하고, 최적의 기능을 유지하도록 하는 것이다. 질병예방을 동기유발시키려면 질병을 조기에 발견하고 질병이 있어도 기능을 유지되도록 하는 것이다. 이런 활동은 다음과 같다.

① 임부의 산전관리, 금연 프로그램, 스트레스 감소 프로그램 등의 교육 프로그램

② 에어로빅 운동, 수중운동, 피트니스 프로그램 등 건강한 생활양식을 하도록 격려하는 지역사회 프로그램

③ 식이, 운동과 좋은 건강습관의 중요성을 알려주는 책, 텔레비전, 라디오나 인터넷 프로그램

④ 건강검사

(3) 건강회복

건강회복은 전통적인 간호사의 책임이다. 질병이 있는 사람에게 초점을 맞추고, 질병의 조기발견에서부터 재활과 회복기 교육까지 다양하다. 건강회복 활동은 다음과 같다.

① 질병을 발견할 수 있는 진단방법과 사정을 수행한다.

② 비정상적인 소견과 의문점이 있으면 의뢰한다.

③ 신체적인 간호, 투약 및 절차대로 수행하고 치료하는 방법으로 아픈 사람에게 직접적인 간호를 제공하는 것

④ 다른 의료제공자와 협동하는 것

⑤ 심장발작, 관절염이나 뇌졸중 환자에게 재활을 계획하고 교육하고 수행하는 것

(4) 장애나 죽음에의 적응

보건의료의 주요 목표가 건강증진, 유지, 회복이지만 이런 목표가 항상 달성될 수는 없다. 간호사는 변화된 기능이나 위기, 죽음에 대상자와 가족이 적응하도록 해야 한다. 변화된 기능은 일상생활 활동이나 기대되는 역할을 수행하는 개인의 능력을 감소시킨다. 간호

사는 사람의 힘이나 잠재력을 교육하거나 지역사회 지지체계에 의뢰해서 최적의 기능수준에 도달하게 해야 한다. 간호사는 임종하는 동안에도 대상자와 가족 모두를 간호해야 한다. 간호사는 호스피스 프로그램에서 활동하면서 죽음을 준비하는 대상자와 가족을 도와야 하고 사망할 때까지 가능한 한 편안하게 생활하도록 해야 한다.

2) 간호사의 역할

간호사는 다양한 기관에서 다양한 역할을 수행하고 있다(표 2-4 참조). 간호를 효과적으로 수행하려면 간호의 예술적 측면과 과학적 측면에서 능숙해야 한다. 간호는 전문적인 능력이 요구되며, 이에 요구되는 지식은 간호 과학에 근거한다. 따라서 간호실무는 전문적이고 특별하며, 지식과 기술을 응용해야 함을 인식할 필요가 있다.

표 2-4 간호사의 역할

역 할	기 능
돌봄제공자	돌봄 제공 시 신체적, 정서적, 지적, 사회문화적, 영적 요구를 대처하기 위해서 간호의 예술적 측면과 과학적 측면을 모두 사용한다. 간호제공자로서 간호사는 의사소통, 교육, 상담자, 지도자, 연구자, 옹호자 역할을 통합해서 질병을 예방하고 건강을 회복하고 장애와 죽음에 적응하게 한다. 간호제공자의 역할은 간호사의 일차적인 역할이다.
의사소통자	대인간 또는 치료적 의사소통술의 사용은 모든 연령의 대상자와의 관계를 구축하고 유지하게 한다.
교육자	사정, 계획, 수행하는데 의사소통술을 사용해서 대상자와 가족의 학습요구를 충족시키기 위한 개별화된 교육을 계획한다.
상담자	치료적인 의사소통술을 사용해서 정보를 제공하고, 의뢰하고, 문제를 이해하고 판단을 내린다.
지도자	간호를 제공하고, 변화를 유도하고, 그룹과 함께 기능할 때 적극적이고 자신감이 있는 간호실무를 한다.
연구자	간호지식을 확장하고 환자간호를 개선하기 위한 연구에 참여한다.
옹호자	모든 대상자의 인권, 법적 권리와 안전을 보호하는 것은 그들의 건강과 삶에 관해 사전 정보 후 동의를 할 수 있는 권리를 가졌다는 신념에 기초한다.
관리자	간호사는 간호활동을 보조인력이나 다른 간호사에게 위임하고 관리한다.
변화촉진자	대상자가 자신의 행동을 수정하도록 돕는 역할이다.

사례관리자	복합적이고 다양한 욕구를 가진 대상자에 대해 지지와 상담, 치료, 조언 등의 직접적인 실천과 함께 지역사회 공식 · 비공식적 자원을 연계, 조정하는 간접적인 실천에 이르는 통합적이고 지속적인 관리이다.

3) 법에 따른 간호사의 정의, 임무

의료법에 간호사를 정의하고 임무를 기술하였다(표 2-5 참조). 간호사는 법적인 존재이므로 현행법에 제시되어 있는 임무와 활동에도 관심을 갖고 주의를 기울여야 한다. 미국, 영국, 일본, 캐나다 등에는 간호법이 제정되어 국민들이 양질의 안전한 간호를 받을 수 있는 법적 장치가 있다. 우리나라는 아직 간호법이 제정되지는 않았고, 제정 추진 중에 있다. 간호사는 간호와 관련된 법적 권한과 책임을 알고 간호를 수행해야 한다.

또한 간호사는 보건의료인이다. 보건의료기본법[법률 제14216호]에 다음과 같이 보건의료인의 책임과 권리를 제시하였으며, 간호사는 이 내용을 숙지할 필요가 있다. 먼저, "보건의료"란 국민의 건강을 보호 · 증진하기 위하여 국가 · 지방자치단체 · 보건의료기관 또는 보건의료인 등이 행하는 모든 활동을 말하며, "보건의료인"이란 보건의료 관계 법령에서 정하는 바에 따라 자격 · 면허 등을 취득하거나 보건의료서비스에 종사하는 것이 허용된 자를 말한다.

보건의료인의 책임은 다음과 같다. 첫째는 보건의료인은 자신의 학식과 경험, 양심에 따라 환자에게 양질의 적정한 보건의료서비스를 제공하기 위하여 노력하여야 한다. 둘째는 보건의료서비스의 제공을 요구받으면 정당한 이유 없이 이를 거부하지 못한다. 셋째는 적절한 보건의료서비스를 제공하기 위하여 필요하면 보건의료서비스를 받는 자를 다른 보건의료기관에 소개하고 그에 관한 보건의료 자료를 다른 보건의료기관에 제공하도록 노력하여야 한다. 넷째는 국가나 지방자치단체가 관리하여야 할 질병에 걸렸거나 걸린 것으로 의심되는 대상자를 발견한 때에는 그 사실을 관계 기관에 신고 · 보고 또는 통지하는 등 필요한 조치를 하여야 한다. 또한 보건의료인은 다음과 같은 권리를 갖는다. 보건의료인은 보건의료서비스를 제공할 때에 학식과 경험, 양심에 따라 환자의 건강보호를 위하여 적절한 보건의료기술과 치료재료 등을 선택할 권리를 가진다.

표 2-5 법적인 간호사의 정의 및 임무

의료법[시행 2023. 11. 20.] [법률 제19421호, 2023. 5. 19., 일부개정]
의료법 시행령[시행 2023. 11. 20.] [대통령령 제33875호, 2023. 11. 17., 일부개정]

제1장 총칙
제1조(목적) 이 법은 모든 국민이 수준 높은 의료 혜택을 받을 수 있도록 국민의료에 필요한 사항을 규정함으로써 국민의 건강을 보호하고 증진하는 데에 목적이 있다.

제2조(의료인) ① 이 법에서 "의료인"이란 보건복지부장관의 면허를 받은 의사 · 치과의사 · 한의사 · 조산사 및 간호사를 말한다. 〈개정 2008. 2. 29., 2010. 1. 18.〉
② 의료인은 종별에 따라 다음 각 호의 임무를 수행하여 국민보건 향상을 이루고 국민의 건강한 생활 확보에 이바지할 사명을 가진다. 〈개정 2015. 12. 29., 2019. 4. 23.〉
1. 의사는 의료와 보건지도를 임무로 한다.
2. 치과의사는 치과 의료와 구강 보건지도를 임무로 한다.
3. 한의사는 한방 의료와 한방 보건지도를 임무로 한다.
4. 조산사는 조산(助産)과 임산부 및 신생아에 대한 보건과 양호지도를 임무로 한다.
5. 간호사는 다음 각 목의 업무를 임무로 한다.
   가. 환자의 간호요구에 대한 관찰, 자료수집, 간호판단 및 요양을 위한 간호
   나. 의사, 치과의사, 한의사의 지도하에 시행하는 진료의 보조
   다. 간호 요구자에 대한 교육 · 상담 및 건강증진을 위한 활동의 기획과 수행, 그 밖의 대통령령으로 정하는 보건활동(의료법 시행령[시행 2023. 11. 20.] [대통령령 제33875호, 2023. 11. 17., 일부개정] * **제2조(간호사의 보건활동)** 「의료법」(이하 "법"이라 한다) 제2조제2항제5호다목에서 "대통령령으로 정하는 보건활동"이란 다음의 보건활동을 말한다. 〈개정 2009. 4. 20., 2011. 2. 14., 2016. 9. 29., 2016. 12. 27., 2018. 3. 6.〉
      1. 「농어촌 등 보건의료를 위한 특별조치법」 제19조에 따라 보건진료 전담공무원으로서 하는 보건활동
      2. 「모자보건법」 제10조제1항에 따른 모자보건전문가가 행하는 모자보건 활동
      3. 「결핵예방법」 제18조에 따른 보건활동
      4. 그 밖의 법령에 따라 간호사의 보건활동으로 정한 업무
   라. 제80조에 따른 간호조무사가 수행하는 가목부터 다목까지의 업무보조에 대한 지도

4) 간호의 정의

간호는 끊임없이 변화하는 전문직의 하나이다. 대상자가 변하고 환경이 변함에 따라 간호도 대응해야 하기 때문이다. 노령화, 기후변화, 자연재해, 인공지능 등 수많은 변화가 나타나고 있으며, 간호에 이런 변화가 반영되어야 한다. 간호가 무엇인지 하는 질문에 간호이론가들은 어떻게 표현했는지 살펴보고, 변화하는 환경 속에서 간호는 어떤 방향으로 나아

가야 하고 무엇을 해야 하는지 우리 모두 끊임없이 생각해 볼 필요가 있다(표 2-6 참조).

표 2-6 간호이론가들의 간호에 대한 정의

간호이론가	간호에 대한 정의
나이팅게일 (Nightingale, 1860)	자연으로 하여금 건강을 회복 또는 증진하게 하고, 질병이나 상해를 예방, 치유하도록 인간을 최적의 상태로 유지시키는 것
페플라우 (Peplau, 1952)	의미 있는 치료적인 대인관계 과정. 간호사와 환자와의 대인관계 과정을 파악, 확인, 탐구, 해결의 4단계로 기술
핸더슨 (Henderson, 1955)	건강을 유지하거나 회복하는 것 또는 평화로운 죽음을 맞기 위한 기본적인 활동을 하는 개인을 돕는 일이며, 대상자가 가능한 빨리 독립성을 얻도록 도와주는 것. 기본적인 간호의 구성요소를 14가지로 제안
압델라 (Abdellah, 1960)	기술과 과학에 근거해 건강하거나 질병상태의 인간을 돕고, 건강요구에 잘 적응하도록 돕는 종합적인 포괄적 서비스. 21개 간호문제를 유형화함
올란도 (Orlando, 1961)	아픈 각각 개인의 즉각적인 요구를 충족시키는 상호작용의 과정. 간호 상황은 인간의 행동, 간호사의 반응, 인간의 요구를 충족시키는 간호행위로 구성
위덴바 (Wiedenbach, 1964)	환자와 일대일의 관계 속에서 간호사에 의해 수행되는 개별적인 활동을 이용하는 기술. 간호의 3가지 구성요소는 도움이 필요한 인간의 요구 규명, 필요 시 도움을 제공, 제공한 도움이 실제로 도움이 되었는지 검증하는 것. 간호과정은 간호사의 상황에 대한 의식의 활성화로 시작됨
르바인 (Levine, 1967)	지지적이고 치료적인 양면성이 있는 것으로 지지적 중재는 실패한 적응을 가능한 한 지속적으로 총체성의 상태를 유지하게 하는 것. 모든 간호행위는 에너지, 구조적 통합, 개인적 통합, 사회적 통합의 보존에 기초를 둠
로저스 (Rogers, 1970)	환경과의 끊임없는 상호작용 속에서 통합적 인간발달의 특성과 방향을 탐색하고자 하는 예술이자 과학. 건강유지 및 증진, 질병예방을 하며 아픈 사람과 장애인 돌봄과 재활에 헌신하는 인본주의 과학
오렘 (Orem, 1971)	예술이자 돕는 서비스이며, 개인이나 집단이 스스로 환경이나 조건들은 유지 · 변화시키도록 돕기 위해 수행되는 활동
킹 (King, 1971)	개인이 자신의 건강을 유지하고 자신의 역할을 수행할 수 있게 하는 것으로 간호 상황에서 간호사와 대상자의 상호작용, 교류작용의 상호관계과정
베티뉴만 (Betty Neuman, 1972)	스트레스원에 대한 인간의 반응에 영향을 미치는 모든 변수들과 관계있는 유일한 전문직. 간호의 주된 관심은 총체적 인간이며, 간호의 일차적 목표는 대상자 체계의 안정성을 획득하고 유지하는 것. 간호사는 환경적 스트레스원에 적응하고 대상자 체계 안정을 유지하기 위해 일차, 이차, 삼차 예방을 통해 대상자를 도움

로이 (Roy, 1976)	건강과 질병과 관련된 인간의 생리적 요구, 자아개념, 역할기능 및 상호의존성 등에서의 변화에 적응하도록 돕는 것
왓슨 (Watson, 1979)	돌봄의 가치와 도덕적 이상에 가치를 둔 인간과학이자 예술. 전문간호는 과학과 시공을 넘어 간호사-대상자 상호작용에 있는 인본주의의 복합적 결과
파시 (Parse, 1981)	인간과학에 근거하고 인간을 하나의 생명단위로 보고 건강 경험에서의 질적 참여에 초점을 둠
펜더 (Pender, 1987)	인간이 건강을 유지하도록 인간의 잠재성을 변화시키도록 돕는 과정이며 간호는 개인의 독특한 특성에 따라 변화시켜야 하는 요소들이 모두 다르기 때문에 건강에 대한 정확한 사정 또한 간호에 포함되어야 한다고 봄

5 간호실무

실무적 측면에서 간호는 고대에 이루어졌던 비공식적인 돌봄에서부터 현재의 학문적 체계를 갖춘 고도화된 전문적인 간호실무에 이르기까지 서비스의 한 형태로 제공되고 있다. 또한 환자 돌봄 서비스 가운데 다양한 대상자와 환경 내에서 환자 건강관리에 필수적인 직접 돌봄을 실무에서 수행하는 책임자가 간호사라는 점 또한 변치 않는 사실이다.

김(Hesook S Kim, 2016)은 간호실무의 총체적 본질로 생각되는 중요 요소들을 통합하여 간호실무 분석 모델(an analytic model of nursing practice)을 개발하였다. 이 모델은 마땅히 실천되어야만 하는(ought to be practice) 간호실무의 요소로 구성되어 있으며 다음과 같이 기술되고 있다.

- 간호실무는 목표 지향적이다(goal directed).
- 간호실무는 환자가 목표에 도달하도록 하기 위해 설계되고 의도적으로 이루어진다는 점에서 숙고적이다(diliverative).
- 간호실무는 행위 지향적이다(action oriented).
- 간호실무는 환자를 위하여 환자와 함께 통합해 가는 업무이다(coordination for and with clients).
- 간호실무는 인간의 강점과 약점 모두를 가지고 있는 환자 및 간호사 모두를 포함하는 삶의 한 형태이다(clients and nurses sharing human ontology).
- 간호실무는 행위의 주체인 환자와 간호사를 포함한다(clients and nurses as human agents).

그림 2-4 간호실무 정의에 포함된 간호실무의 구성요소

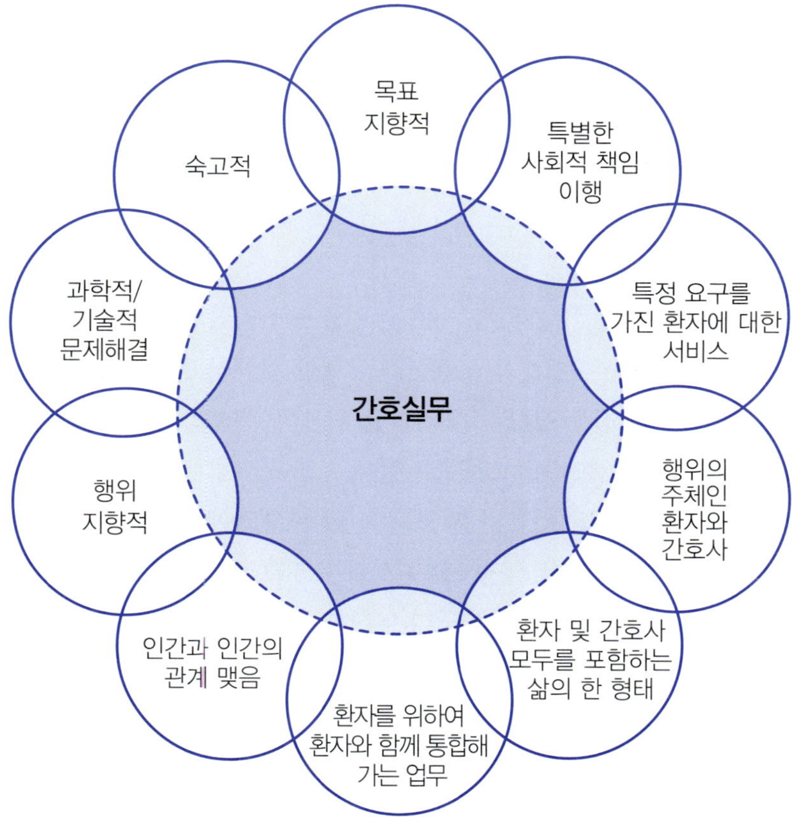

출처: Kim HS. The Essence of Nursing Practice. 권인각, 김달숙, 김성재, 김형숙, 은영, 전경자 공역. 서울: 정담미디어; 2016.

- 간호실무는 과학적/기술적 문제해결 측면을 포괄한다(scientific, technological problem solving).
- 간호실무는 인간과 인간의 관계 맺음을 포함한다(human to human engagement).
- 간호실무는 특정 요구들을 가진 환자에 대한 서비스이다(service for specific needs).
- 간호실무는 건강 돌봄의 사회적 상황에서 특별한 책임을 맡고 있는 간호사에 의해 이뤄진다(fulfilling specific social responsibilities).

그는 위의 10가지 요소를 포함하여 다음과 같이 간호실무에 대해 정의 내리고 있다.

> "간호실무는 건강한 삶 혹은 평화로운 죽음을 도모하기 위해 환자를 위해 환자와 함께하는 목표 지향적, 숙고적, 행위 지향적, 통합된 작업(work)이다. 이러한 작업 속에서 환자와 간호사들은 인간 특징과 삶, 그리고 인간 행위주체(human being)의 존재론적 현실을 공유한다. 간호실무는 과학적이며 기술적 문제해결, 인간 대 인간의 관계 맺음(engagement), 특별한 요구를 가진 환자에 대한 서비스로 이루어진 의도적으로 조정된 과정이다. 간호실무는 건강 돌봄의 사회적 상황 속에서 일어나며, 간호사들은 그 속에서 특별한 종류의 책임을 맡고 있다(Kim, 2010, pp48-49)."

김(Hesook S Kim)은 간호가 사는 곳 가까운 진료소에서 이루어지든 혹은 3차 의료기관 중환자 병동에서 이루어지든, 건강과 아픔이라는 맥락 안에서 환자의 삶의 개선이라는 목표에 도달할 수 있도록 각 실무 상황과 각 환자를 위하여 위에서 서술한 간호실무의 요소들을 엮어내고 통합하는 것을 포함한다고 보고 있다.

그러나 현재의 간호교육 및 간호가 제공되고 있는 현장에서는 간호실무는 "간호기술(nursing techniques)" 측면에서 설명하고 실행하는 것으로 보인다. 다시 말해 간호실무가 이뤄지는 현장이 시간에 쫓기고 압박을 느끼는 상황이기에, 오직 주어진 시간 내 수행되어야 하는 활동만을 완료하는데 우선적인 초점을 두고 있다.

그의 모델을 살펴봄으로써 그동안 간호학문 내에서 간호개념의 요소를 인간, 환경, 건강, 간호의 측면 외에 현실 내에서 직접 실행되고 있는 간호실무에 대해 생각해 볼 필요가 있다. 간호실무가 어떻게, 그리고 무엇이 되어야 하는지를 질문해 보고, '마땅히 실천되어야만 하는' 간호실무를 구성하고 있는 것이 무엇인지를 생각해 봄으로써 향후 우리의 간호실무가 무엇을 향해 갈 수 있는지에 대해 숙고하려는 노력이 필요하다.

활동 과제

- ✔ 간호의 4가지 개념은 무엇인지 생각해 봅시다.
- ✔ 간호 대상자인 인간의 특징을 생각해 봅시다.
- ✔ WHO에서 제시한 건강의 정의와 자신이 생각하는 건강의 개념을 비교해 생각해 봅시다.
- ✔ 의료법에 따른 간호사의 임무를 확인해 봅시다.
- ✔ 간호의 목표가 무엇인지 생각해 봅시다.
- ✔ 여러분의 경험 속에서 간호실무의 정의(구성요소)에 대해 확인해 봅시다.

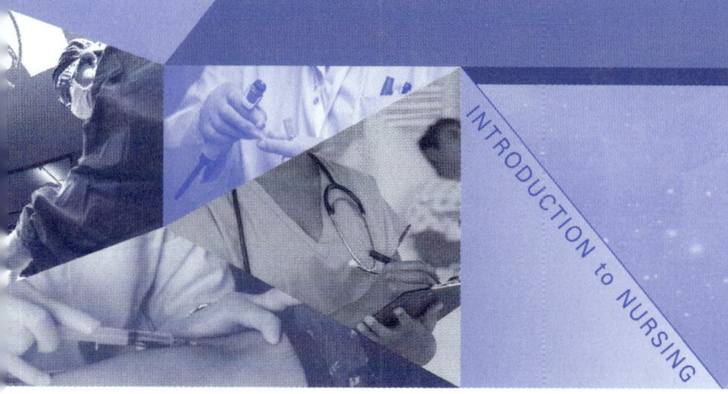

제 3 장

간호 철학

학습목표

1. 철학의 의미 및 주요 주제를 이해할 수 있다.
2. 간호학에 영향을 미친 시대별 철학사조를 이해할 수 있다.
3. 간호 철학의 개념을 설명할 수 있다.
4. 철학에서 다루어지는 주요 주제와 문제들이 간호학문에 어떻게 적용되고 응용될 수 있는지 설명할 수 있다.

1 철학의 의미

철학(phylosophy)이란 그리스어로 사랑한다는 뜻을 가진 'philos'와 지혜라는 의미의 'sophia'의 합성어로서 '지혜에 대한 사랑' 또는 '애지(愛知)'를 의미한다. 여기에서 지혜란 모든 것을 다 알고 모든 것을 창조하고 조정하는 전지전능한 신의 지혜가 아닌 인간의 지혜를 의미하며, 인간이 스스로 노력하여 얻고 깨달은 지식과 지혜를 가르킨다. 철학(哲學)의 '철(哲)'의 의미도 현명할 '현(賢)' 또는 알 '지(知)'를 뜻한다. 철학을 한다는 것은 생각한다는 것이며, 보편적인 물음에 대해 탐구하는 것이다. 즉 철학은 '자기 자신의 앎의 문제를 탐구하는 사유의 학문', '우주의 근원을 탐구하는 종합적인 학문'이라고 정의할 수 있다. 인간은 철학 속에서 인간과 세계, 그리고 자기 자신에 대해 관심을 가지고 질문을 던지게 된다. 철학의 출발점은 물음에서부터 출발한다. 인간과 세계, 자기 자신을 비롯한 자기와 관계되는 모든 것들에 대한 존재의 의미와 가치에 대해 끊임없이 질문하는 것이다. 그리하여 철학은 우리를 헛된 공상에서 벗어나게 하며, 전통적 과학에 의해서 지배되는 세계 속에서 우리 자신을 이해하고 우리의 삶을 확고한 기반 위에 안정시켜 줄 수 있다. 하이데거(Martin Heidegger)는 이 세상의 모든 사물 가운데 오로지 인간만이 자기가 처한 세계와 자기 존재에 대한 질문을 통해 경이로움을 경험한다고 하였다. '철학함'은 어떤 완성된 지식을 가진 상태가 아니라 지식을 갈망하는 동적인 과정, 지식탐구의 끊임없는 과정이라고 할 수 있다.

철학의 개념은 다음과 같이 정리해 볼 수 있다. 첫째, 철학은 눈앞의 이해타산을 떠나 진리 그 자체를 사랑하고 탐구하는 것이다. 둘째, 철학은 개별적 지식이 아니라 인생 전반에 적용되는 원리이며 법칙이자 지혜이다. 셋째, 철학은 세계와 인간에 대해 끊임없이 물음을 던지고 사색하는 것이다. 넷째, 철학은 모든 학문의 궁극적인 목적을 제시해 줄 수 있다.

과학과 철학의 차이점은 지식에 이르는 방법에서 다른데 과학은 엄격하고 객관적인 실험이나 관찰을 통한 실증적 방법에 의해서 이론을 정립하는 반면, 철학은 실증적 방법을 초월한 논리적 사유를 통하여 그 의미를 규명하고자 한다. 또 과학은 각 연구 분야에 속하는 지식이지만 철학은 '일반적이고 보편적이며 근원적인 문제에 대한 지식'을 구한다는 점에서 차별성을 갖는다. 이러한 점에서 간호 철학은 간호학문 전체 영역에 철학적 기초를 제공하여 간호학의 근원적인 목적에 대한 답을 줌으로써 간호학문의 정체성을 확립하고 나아가야 할 방향성을 제시해 줄 수 있다.

철학에서 다루고 있는 분과는 크게 존재론, 인식론, 윤리학, 논리학 등으로 나눌 수 있다. 존재론은 존재의 본질에 대한 연구이며, 인식론은 지식에 관한 이론으로 지식의 기준을 세우는 것이다. 윤리학은 도덕의 원리에 대해 탐구하며 인간에게 가치있고 바람직한 것은 무엇인지, 인간답게 살아가는 길이 무엇인지를 다룬다. 논리학은 인간의 지식활동원리를 분석하고 언어로 체계화하는 학문이다.

2 철학의 주요 주제들

1) 존재론

존재론(ontology)은 인간, 사회, 자연, 존재 등 이 세상에 '존재하는 것들의 본질적 성격과 근원 내지 원리를 탐구'하는 것이며, 본체론 혹은 실재론이라고도 한다. 영어의 ontology는 그리스어의 'on(존재하는 것)'과 'logos(학문)'의 합성어인 'ontologia'에서 유래하는데, 이는 '존재하는 것에 대한 학문'을 의미한다. 존재론적인 질문으로는 "그것은 무엇인가", "그것은 왜 있는가?", "그것은 어디로 움직여 가는가?" 등을 들 수 있다. 사물의 '무엇'에 대한 탐구는 근원적으로 '왜'라는 근원에서부터 나온다. 즉 세계의 본질에 대한 물음은 이 세상의 사물이 왜 존재하는가에 대한 물음이다. 철학자들은 이 세상에 존재하는 모든 사물들이 끊임없이 변화하고 있지만 사물 안의 변하지 않는 존재의 근원과 본질에 대해 탐구하고자 하였으며 이러한 탐구는 오늘날까지 철학적 사색의 핵심을 이루고 있다. 존재론은 근세 초기에 생긴 용어이지만 존재 및 존재자에 대한 탐구는 이미 고대 그리스의 철학에서 시작되었다. 고대 그리스의 철학자들은 모든 사물의 시초를 존재하는 사물 이외의 힘, 즉 신들에 의해 사물을 해석하지 않고 사물의 존재를 있는 그대로 보고자 하였다.

(1) 플라톤

플라톤(Platon)은 이데아의 세계와 감각세계라는 이원론적 세계관을 제기하면서 영원불변의 개념인 이데아를 통해 '존재의 근원'을 밝히고자 하였다. 플라톤은 감각세계란 우리가 지각하는 사물로 된 세계이며, 이는 우리의 오관을 통하여 보는 것으로 "언제나 무엇인가의 다른 세계로 변하게 되므로 그 어떤 것도 영원히 존재하지 않는다."고 하였다. 반면 우리의 공간과 시간을 넘어선 관념적인 세계가 있는데 이것이 이데아(idea)라고 하였다. 이데아의 세계는 모든 사물의 변하지 않는 본질이고 영원불멸의 존재이며 비물질적인 세계이다. 플라톤은 이데아를 하나 하나의 구체적인 개별체가 아니며 순수사유나 이성에 의해 파악될 수 있는 불변의 '실재'라고 하였다. 즉 모든 것이 변해도 변하지 않는, 경험을 초월하는 절대적인 진리로서의 '어떤 것'이다. 예를 들면 인간은 저마다 다양하고 끊임없이 변화하고 사라지지만 변하지 않는 것은 '인간 그 자체'인 것이다. 플라톤은 사물마다 고유한 이데아가 있지만 그 중에서도 선(善)의 이데아가 최고의 위치에 있으며 모든 이데아를 포괄하고 지배한다고 하였다.

(2) 아리스토텔레스

아리스토텔레스(Aristoteles)는 플라톤의 이데아론을 '형상'과 '질료'라는 새로운 개념으로 설명하였다. 아리스토텔레스는 이 세계에 진정으로 존재하는 개체들은 모두 질료와 형상의 조화 속에서 생성된 것이라고 하였다. 모든 사물은 질료로부터 생겨나고 질료로 이루어져 있으며, 질료는 아무런 성질도 지니지 않은 무규정적인 것이고 형상과 결합되어야만 비로소 현실적이 된다고 하였다. 형상은 개별적 사물들에 내재하는 보편적 본질을 의미한다. 즉 질료는 형상에 의해 비로소 개체로써 존재하게 되므로, 형상은 개별적 사물을 개별적 사물이도록 하는 본질이라고 할 수 있다. 아리스토텔레스는 사물 속의 형상을 '실체'라고 불렀다. 질료는 아무런 형상이나 수용하지 않으며 자신의 가능성에 적합한 형상만을 수용한다. 예를 들면 청동 조각의 경우 질료는 청동이며, 형상은 조각가의 기술이다. 따라서 형상은 질료를 떠나 독자적으로 존재하는 것이 아니라 개별적 사물 속에서 질료와 결합되어 있다는 점에서 플라톤의 이데아와 구분된다. 아리스토텔레스는 보편적 본질은 개개의 사물에 내재되어 있으며, 보편적인 본질과 통합되어 있는 개별적인 사물이 참된 실재라고 하면서 플라톤은 세계를 쓸데없이 이중화하였다고 보았다. 아리스토텔레스는 존재와 존재의 원리 및 원인에 대한 이러한 탐구를 '제1철학'이라고 명명하였으며, 이는 후세에 형이상학이라고 부르게 된다.

(3) 토마스 아퀴나스

토마스 아퀴나스(Tomas Aquinas)는 아리스토텔레스의 이론을 기독교적 사유에 결합시켰다. 당시 신학적 입장에서는 우리 인간의 중요성은 그다지 강조되지 않았다. 그러나 아퀴나스는 비록 하느님이 제일의 근원이며 시간과 공간을 초월한 보편자로서 모든 것을 창조하였다고 할지라도 자연의 사물에는 모두 고유한 능력이 있다고 보았다. 즉 우주 질서가 신의 뜻에 맞게 움직이려면 신이라는 제1의 원인 뿐 아니라 피조물이라는 제2의 원인도 필요하다는 것이다. 따라서 신학은 이점을 충분히 인정하고 진리를 깨달을 수 있는 '이성의 자율'도 수용해야 한다고 하였다. 그럼으로써 미신이 아닌 이성으로 참된 신앙의 길을 찾아갈 수 있다고 하였다. 아퀴나스는 "인간이 가장 먼저 파악하는 것이 존재다. 우리들은 우리들이 인식하는 모든 것들 안에서 항상 존재를 생각해야만 한다."고 하며, 우리가 존재하는 실재 세계에서 존재란 무엇이지, 어떻게 존재하는지를 탐구하고자 하였다.

2) 인식론

인식론(epistemology)은 지식, 즉 앎의 현상을 규명하는 철학적 탐구로서 인식의 본질과 원리, 인식의 근원과 조건, 인식의 범위와 한계 등을 주요 주제로 다룬다. 인식론인 'epistemology' 라는 용어는 그리스어의 'epistēmē(지식)'와 'logos(학문)'에서 유래되었으며, '지식에 대한 학문'이라는 것을 의미한다. 인식론적 철학에서 다루어지는 질문들은 "인간은 어떻게 지식에 도달할 수 있을까?", "참된 지식의 기준은 무엇인가?" 등이다. 중세를 거쳐 근대에 들어서면서 철학은 인간 존재의 문제를 비롯한 이성이나 경험을 근거로 대상을 어떻게 인식하느냐에 대한 문제를 주로 논의하게 되었다. 근세철학은 르네상스 이후 급속하게 발달하는데 인식의 문제를 둘러싸고 크게 이성주의와 경험주의의 두 가지 흐름으로 전개되었다. 이성주의(rationalism)는 인간의 자아가 존재한다는 것을 전제로 모든 것을 연역적으로 증명하려는 입장이며 데카르트에서 시작되어 스피노자와 라이프니츠에 의해 발전되었다. 경험주의(empiricism)는 경험적 지식의 토대 위에 철학을 확립하고자 하는 입장이며 베이컨에서 시작하여 로크와 버클리, 흄에 의해 발전하였다.

(1) 이성주의

① 데카르트

데카르트(Rene Descartes)는 수학의 천재였으며, 대수학을 기하학에 응용하는 분석기하학의 분야를 개척하였다. 그리고 학문 중에서 수학만이 확실성을 가진다는 결론을 내리고 철학에 수학적인 방법을 도입해야 한다고 주장하였다. 그에 따라 가장 확실하고 의심할 여지가 없는 진리를 찾기 위해 진리가 아닌 것들을 소거하는 '방법론적 회의(methodological doubt)'의 과정을 거쳤다. 데카르트는 방법론적 회의를 통하여 의심할 수 있는 모든 것을 의심하여 보았으나 의심하면 할수록 더욱 명백해지는 하나의 사실은 "지금 내가 의심하고 있다"는 가장 단순한 사실이라는 것을 알게 되었다. 이러한 추적을 통해 유명한 명제인 "나는 생각한다. 그러므로 나는 존재한다."라는 결론에 도달하게 되었다. 데카르트는 의심할 수 없는 확실한 주체인 '나'는 신으로부터 독립된 주체이며, 확실한 지식에 이르는 출발점이라고 보았다.

또한 데카르트는 정신과 물체를 서로 독립적인 실체로 보았다. 여기에서 실체(substance)란 어떠한 것이 존재하기 위하여 자기 이외에 아무것도 필요로 하지 않고 존재하는 것을 의미한다. 데카르트는 정신적인 실체의 본성을 '사유하는 것'이라고 하였고, 물질적인 실체의 본성을 '연장된 것'이라고 하였다. 연장성이란 공간의 지속성, 공간의 크기를 지니는 것이다. 데카르트는 인간을 사유하는 실체인 동시에 연장된 실체라고 하였으며, 개별적인 인간은 정신과 물질이라는 두 가지 실체를 가지고 있다는 이원론적 실체론을 주장하였다.

② 스피노자

스피노자(Baruch de Spinoza)는 데카르트의 정신과 육체의 이원론적 실체관을 극복하여 발전시켰다. 즉 정신과 물체는 신의 두 가지 속성일 뿐 하나의 실체라고 보았다. 스피노자의 철학은 실체와 속성, 양태라는 개념으로 설명된다. 실체(substance)란 그 자체로 존재하며 자기 자신에 의해 이해되는 것을 말하며, 속성(attribute)이란 실체의 본질을 구성하는 것으로 지성이 자각하는 것이다. 양태(modus)란 실체의 변용, 즉 실체가 변한 모습이다. 즉 양태란 실체가 자신의 영원한 본질을 드러내는 방식이며, 실체가 속성을 통해 여러 가지 형태로 나타나는 것이다. 이러한 실체의 개념은 사실상 신에 해당하는 개념으로 신이 만물에 내재한다는 주장으로 나아간다. 즉 신은 만물에 내재하며 무한한 실체인 신은 무수한 속성을 가지고 있다는 것이다. 따라서 스피노자에 있어서 신은 곧 자연이다. 자연도 영원한 관점에서 보면 모든 것의 무한한 실체의 일부분이며 인간의 삶도 영원의 한 부분으로서 움직이고 있을 뿐이다. 스피노자는 인간은 정신과 신체를 아울러 갖춘 존재이며, 정신과 물체인 신체가 만남으로 인식이 이루어진다고 설명하면서 존재의 일원론을 주장하였다.

③ 라이프니츠

라이프니츠(Gottfried Wihelm Leibniz)의 철학은 데카르트와 스피노자의 본질에 대한 비판으로 출발한다. 즉 데카르트의 이원론과 스피노자의 일원론을 구성하는 사유와 연장이라는 두 종류의 실체를 '단자론'으로 새롭게 구성하여 설명하였다. 라이프니츠는 실체를 '단자(monad)'라고 하였다. 스피노자의 실체가 일원적이며 정적인 것이라면, 라이프니츠의 실체인 '단자'는 다원적이며 동적이다. 라이프니츠의 단자는 원자의 개념에 기초를 두고 있다. 원자들은 사물을 구성하며 세계 안의 모든 사물들은 원자들의 모양, 크기, 배열에 따라 생성된다. 그러나 단자는 넓이나 형체를 갖지 않으며, 분할될 수 없는 비물질적인 단순 실체이다. 라이프니츠는 우주는 이러한 단자로 구성되었으며, 서로 분리되어 있는 단자들은 생성 목적에 따라 행동하면서도 미리 수립된 법칙에 따라 대규모의 조화를 이루고 있다는 '예정조화설(pre-established harmony)'을 주장하였다. 또한 신은 단자들의 행위가 서로 조화를 이루도록 예정하였으나, 신의 예정에 의해 특정 단자가 특정 행위를 하는 것이 아니라, 그 단자가 특정한 행위를 할 것이 확실하므로 신이 전능한 능력으로 이를 예견하고, 다른 단자들과 서로 조화를 이루도록 배려할 수 있다고 하였다.

이와 같이 이성론은 자아에 가장 확실하게 떠오르는 절대적 진리로부터 출발하여 모든 지식을 연역적으로 탐구하려고 하였다.

(2) 경험주의

① 로크

로크(John Locke)는 근대 경험론적 인식론의 시조이다. 로크는 "우리의 모든 지식은 경험에 근거를 두고 있으며, 궁극적으로는 경험에서 지식을 도출해야 한다."고 주장하였다. 로크는 우리의 마음은 원래 백지(tabula rasa)와 같은 상태인데 여기에 글이 쓰여지듯 경험이 새겨짐으로써 관념이 생겨난다는 것이다. 또 지식을 구성하는 모든 관념은 감각적 경험에서 유래한다고 보았다. 감각적 경험은 이성에 의해 해명되어야 하는 것이 아닌 그 자체로 직접 지식을 전달하는 원천이다. 로크는 물체와 관념을 설명하면서 '제1성질'과 '제2성질'이라는 개념을 동원하였다. 제1성질(primary quality)이란 실제로 지각하는 것과는 관계없이 대상 그 자체 속에 존재하는 성질로 물체가 가진 고유한 성질인 모양, 크기, 색 등을 말하며, 측정가능하고 수량화되는 객관적 특성을 갖는다. 제2성질(secondary quality)은 물체를 지각하는 주체에 의해 결정되는 성질로서 대상 그 자체의 성질이 아니라 감각 경험에 나타난 주관적인 성질이다. 뜨거움과 차거움, 밝음과 어두움, 색과 향기 등 감각적 성질이라고 부르는 모든 관념들이 제2성질이다. 또 로크는 관념을 단순관념과 복합관념으로 구분하였는데, 단순관념(simple idea)은 경험을 통해 생기는 관념으로 감각기관을 통해 수동적으로 받아들여지는 관념이다. 이러한 단순관념이 쌓여 지성은 무한하게 반복 · 비교 · 통일을 함으로써 새로운 힘을 합성하게 되고, 이를 통하여 복합관념을 생성하게 된다. 복합관념(complex idea)은 수동적으로 이루어지는 것이 아니라 정신에 의해 단순관념들을 비교하거나 추상하여 만들어지는 관념이다. 우리의 마음은 단순관념을 받아들이는 것에는 수동적이나 복합관념의 형성에는 능동적이다. 예를 들면 원인과 결과, 동일성과 다양성, 시간과 공간의 관계, 생물학적 관계, 인간의 행위와 도덕적 판단 기준 등을 들 수 있다. 로크는 모든 지식은 관념을 소재로 하여 성립되며, 관념 상호 간의 일치 · 불일치의 지각 과정이 인식이라고 보았다.

② 흄

흄(David Hume)은 "인간의 마음은 백지와 같다."는 로크의 성찰을 수용하였다. 따라서 로크와 유사하게 인간 정신의 모든 경험을 인상(impression)과 관념(idea)으로 구분하였으며, 이 중 인상이 더 근원적이라고 하였다. 인상은 우리가 무엇을 보고, 느끼고, 사랑하고, 미워하고, 의지할 때 갖게 되는 경험이며 이는 마음에서 주어지는 것이므로 더욱 신뢰할 수 있다고 하였다. 반면 관념은 마음이 만든 인상의 복사물로써 우리가 경험을 회상하거나 상상력을 가동할 때 인상의 기억이나 결합으로 만들어지는 것이다. 결국 흄은 모든 관념은 인상에서 온다는 것을 주장하였다. 흄은 "인상에 없는 관념은 존재할 수 없다."는 경험론적 원리를 내세워 실체를 부정하였으며, 물체의 실체를 부정한 것에서 더 나아가 정신의 실체를 포함한 모든 종류의 실체, 자아 · 물질적 실체 · 신의 존재까지도 부정하였다. 그는 시간의 흐름 속에서 불변으로 존재한다는 것은 우리의 상상이 만들어 낸 허구이며, 원인과 결과 사이의 연관성이 있다는 믿음이나 관념들을 묶어주는 인격이나 자아가 있다는 믿음도 상상에 의한 것이라고 주장한다. 즉 흄에게 있어서 실체란 '인간의 상상이 위조한 허구'에 불과한 것이다.

(3) 칸트의 비판철학

칸트(Immanuel Kant)는 이성주의와 경험주의 철학을 적절히 조화하고 결합하여 자신의 인식론을 구축하였다. 칸트는 귀납적인 방법을 강조하며 진리의 필연성을 찾는 경험주의나 인간의 인식을 깊이 성찰하지 않고 인간이 본래 지닌 선험적 이성만을 중시하는 합리주의의 한계를 인식하였다. 즉 경험만으로 확실하고 보편적인 지식을 얻을 수 없으며 인간의 인식 자체를 깊이 성찰하지 않고 무조건 이성을 믿어서는 안된다고 하면서 자신의 비판철학이 합리론과 경험론의 참된 중도라고 주장하였다. 여기서 중도란 합리론과 경험론의 절충적인 중간을 의미하는 것이 아니라 이들의 한계를 극복한 고차원적인 것이라고 할 수 있다. 칸트는 인간 이성의 관심을 3가지 물음으로 요약하였는데 첫째, "나는 무엇을 알 수 있는가?", 둘째, "나는 무엇을 해야 하는가?", 셋째, "인간이란 무엇인가?"이다. 여기에서 "나는 무엇을 알 수 있는가?"는 존재론적 · 인식론적 문제이다. "나는 무엇을 해야 하는가?"는 도덕적 · 윤리적 행위에 대한 문제이고, "인간이란 무엇인가?"는 종교적 · 심미적 문제이다. 칸트의 주요 저서인 「순수이성비판」은 "나는 무엇을 알 수 있는가?"에 대한 답변서라고 할 수 있다. 칸트는 세계에 대한 인식의 관계를 감성, 오성, 이성의 세 가지로 구분하였다. 즉 칸트의 인식론은 감성을 통해 얻은 감각을 오성으로 인식하고 초경험적인 것은 이성으로 인식한다는 것이다. 여기에서 감성(sinnlichkeit)은 어떤 물자체를 지각하는 능력이다. 오성(verstand)은 지각된 내용에 의해 사유되는 능력, 즉 감성을 통해 얻은 내용들을 정리하여 개념을 받아들이는 능력이다. 이성이란 정신이 경험을 넘어서 '물자체(thinks-in-themselbes)'를 알려고 하는 것을 의미한다. 따라서 우리가 사물에 대해서 가질 수 있는 인식의 종류는 오직 감성 뿐이라고 주장한다. 예를 들면 우리가 식물과 동물의 상태는 알 수 있지만 이들의 존재 이유를 알 수 없다는 것이다. 따라서 "인간은 영원불멸한가?", "우주는 무한한가?" 등의 물음에 대한 해답 역시 얻을 수 없다는 것이다. 칸트는 인간의 이성이 지닌 한계를 지적하면서 인간 인식에 선험적 형식을 도입하는 '코페르니쿠스적 전환'을 시도하였다. 이는 인간이 대상을 있는 그대로 인식하는 것이 아니라 인간의 인식이 대상의 관념을 만들어 낸다는 것이다. 즉 아무리 대단한 대상도 우리 인식 능력의 범위 안에 들어와야만 인식된다는 것이다.

3) 윤리학

윤리학(ethics)은 인간의 옳고 그름을 판단하는 기준을 탐구하는 학문으로 궁극적인 도덕의 목적과 윤리적 가치판단의 기준들을 탐구한다. 인간이 살아간다는 것은 어떤 행동을 하는 것이며, 어떤 행동을 하는가는 어떻게 살고 있는가를 보여주는 것이라고 할 수 있다. 인간 행동이 개개인이 가지고 있는 윤리적 가치에 따라 이루어진다고 한다면 결국 인간생활 자체가 곧 윤리의식을 반영한다고 볼 수 있다. 윤리학의 질문으로는 "무엇이 선한 것인가?", "무엇이 가치있는 것인가?" 등을 들 수 있다. 소크라테스 이래로 철학자들은 인간으로서의 좋은 삶을 추구하기 위해 갖추어야 할 덕(virtue), 따라야 할 윤리적 규범(norm), 사회의 정의를 실현하기 위한 정의(justice) 등에 대해 탐구하였다. 대표적인 윤리이론은 의무주의와 공리주의가 있다.

(1) 칸트

칸트는 그의 저서 「실천이성비판」에서 도덕과 윤리의 문제를 탐구하였다. 칸트의 윤리이론은 선의지, 의무, 도덕 또는 정언명령의 세 가지 핵심개념을 통해 이해할 수 있다. 여기에서 선의지란 '선을 행하고자 하는 순수한 동기에서 나온 의지'를 말한다. 칸트는 세상 안에서든 또 밖에서든 무조건적으로 선하다고 볼 수 있는 것은 선의지뿐이며, 인생의 최고 목적은 행복이 아니라 선의지라고 하였다. 어떤 행위를 하려고 할 때 선의지가 있다면 결과와 상관없이 그 사람의 행위는 선하며, 인생의 가치는 인생에 선의지가 얼마만큼 나타났느냐에 달려있다고 하였다. 또 의지와 실천 사이에는 갈등이 일어날 수 있는데 이때 '옳은 것'이라는 생각이 '의무'로써 실천을 강요할 수 있다. 즉 도덕적 행위는 의무를 소중히 여기는 동기에서 수행된 행위이다. 그러므로 선의지는 모든 도덕적 가치의 전제 조건이라고 할 수 있다. 칸트는 어떠한 상황에서도 무조건 따라야 하는 의무로서의 명령을 '정언명령', 때와 장소에 따라 달라지는 상황적 조건에 따른 명령을 '가언명령'으로 구분하고 도덕적 행위의 원칙으로서 정언명령을 제시하였다.

(2) 벤담과 밀

벤담(Jeremy Bentham)은 공리주의를 주장하였는데, 공리주의는 '유일한 선은 쾌락이고 유일한 악은 고통'이라는 개념을 전제로 한다. 벤담은 '최대 다수의 최대 행복(the greatest happiness of the greatest number)'을 주장하면서 이기적 쾌락주의에 빠지지 말고 사회 전체의 쾌락을 추구하자고 하였다. 밀(John Stuart Mill)은 벤담의 이론을 발전시켰으며 벤담이 양적인 쾌락을 추구하였다면 밀은 쾌락에도 질적 차이가 있음을 주장하였다. 밀의 쾌락에 대한 주장은 이기적인 개인이 공익을 위해 행동할 수 있는 근거를 마련하였으며, 공리주의를 내세우는 사람들이 자기 개인의 행복이 아니라 전체의 행복을 생각하도록 하였다.

4) 논리학

논리학(logics)은 논리적 추론의 법칙과 원리들을 탐구하는 학문으로 주된 주제는 사유의 내용(substance)이 아니라 사유의 형식과 절차(procedure)가 된다. 논리학의 핵심은 특정 주장들의 사실적 관계가 아니라 명제들 간의 형식적인 관계에 있다. 논리학은 논리적 타당성과 연관되는 엄격한 증명에 대한 학문이며, 아리스토텔레스는 논리학을 '증명(proof)'의 학문이라고 하였다. 간혹 논리학에서 논리적 타당성 뿐 아니라 진리가 동시에 탐구되어야 한다는 주장이 있기도 하지만, 진리는 논리보다 훨씬 광범위한 주제를 다룬다. 그러므로 논리학에서 논리적 타당성을 평가할 일반적인 규칙들을 연구하는 것은 가능하지만 진리란 무엇인가를 밝혀낼 일반적인 규칙을 찾아내는 것은 어려운 것이다. 논리학에서 사용하는 추론으로는 귀납적 추론법과 연역적 추론법이 있다. 귀납적 추론은 특수한 지식, 원리, 사실로부터 일반적 지식 또는 보편적 원리를 이끌어내는 방법이다. 예를 들면 "소크라테스는 죽었다. 플라톤도 죽었다. 소크라테스와 플라톤은 사람이다. 따라서 모든 사람은 죽는다."로 추론을 이끄는 방식이다. 이에 반해 연역적 방법은 확실한 보편적 원리에서 출발하여 특수한 사례에 도달하려는 과학적 논리 내지 합리적 추론의 방법이다. 예를 들면 "모든 사람은 죽는다. 소크라테스는 사람이다. 따라서 소크라테스는 죽는다." 등을 들 수 있다. 인간에게 직관은 반짝이는 불빛과 같다. 이러한 불빛은 어둠 속에 감추어져 있는 것을 발견하는 단서가 된다. 하지만 직관에 의해 새로운 것이 시작되어도 논리적으로 추론되고 정리되기 전에는 이론이 될 수 없다. 또한 직관이 뛰어나더라도 추리가 그릇되면 결과는 오류가 나게 된다. 따라서 논리학의 가치는 무엇보다도 학문의 길에 이르는 안내자의 역할을 하는데 있다.

3 간호학의 기반이 되는 현대철학사조

1) 실증주의

실증주의(positivism)는 19세기 후반 서유럽에서 나타난 철학적 경향으로 형이상학적인 사변을 배격하고 관찰이나 실험 등으로 검증가능한 사실 그 자체에 대한 과학적 탐구를 강조한다. 실증주의라는 말은 프랑스 공상적 사회주의 사상가였던 생시몽(Comte de Saint-Simon)이 처음 사용한 것으로 알려져 있다. 그러나 실증주의를 철학의 한 분야로 자리 잡게 한 것은 콩트(Auguste Comte)로 부터이다. 콩트는 자연과학에서 사용되는 실증적 연구방법이 인간과 사회현상에 대한 탐구에도 적용될 수 있다고 믿었다. 콩트는 인간의 인식이 신화적 단계, 형이상학적 단계, 실증적 단계로 발전한다고 하였다. 신화적 단계에서 인간은 자연현상을 신이나 초자연적인 힘을 빌려 설명하려고 하며, 형이상학적 단계에서는 이성이 신앙을 대신한다. 실증적 단계에서는 경험적으로 증명할 수 있는 것만을 믿으며, 어떤 현상이 반복되는 것을 관찰함으로써 법칙을 이끌어 낸다. 콩트는 세상의 모든 것은 실증적 단계에 이르러서만이 제대로 설명될 수 있다고 생각하였다. 또한 이러한 3단계는 학문뿐 아니라 각 개인의 발전에도 적용된다고 주장하여 과학적 지식의 성장을 인간 역사의 진보와 동일시하였다. 콩트의 사상은 이른바 '빈 학파'라고 불리는 독일 실증주의 학파의 발달에 영향을 끼쳤다. 1920년대에 나타난 이들의 사상은 '신실증주의(neo-positivism)' 혹은 '논리실증주의(logical positivism)'라고 부른다. 이들은 형이상학을 거부하고 과학을 주장한 콩트의 입장을 계승하여 철학에서의 엄밀한 과학적 태도를 강조한다.

실증주의자들은 선입견이나 이론적 관념을 배제하고 관찰된 객관적 사실로부터 귀납적으로 도출된 지식만이 참된 지식이라는 신념을 가지고 있었다. 허나 이에 대해서는 관찰의 한계와 오류, 관찰자가 이미 가지고 있는 경험적 사건이나 이론, 관념 등을 완전히 배제할 수 있는지에 대한 비판이 제기되었다. 또한 콩트의 주장처럼 실증적 · 과학적 사고는 인류를 발전시키는 것이 아니며 오히려 종교나 철학이 지닌 고유의 가치를 간과할 뿐 아니라 인간의 사유를 오직 '과학적인 것에만 가두는 편협한 사상'이라는 지적도 받고 있다. 그럼에도 불구하고 실증주의는 자연과학의 비약적인 발전과 함께 많은 영향을 미쳤다. 또 단지 한 학설을 넘어서 사실에 대한 인식만을 참된 지식으로 보면서 과학적 방법을 신뢰하는 태도를 폭넓게 가르키는 용어로 자리 잡았다. 실증주의는 과학의 성립과 근거에 관한 연구를 진전시키며 인식론의 영역에서도 연구를 확산시켰다.

2) 실용주의

실용주의(pragmatism)는 19세기 말경 미국에서 발생하였다. 실용주의의 어원은 사실(fact)이나 행위(action)를 의미하는 '프라그마(pragma)'라는 그리스어에서 유래한다. 즉 행동과 실천을 중시하는 철학이다. 실용주의라는 말은 퍼스(Charles Sanders Peirce)에 의해 처음 사용되었으며 듀이(John Dewey), 제임스(William James), 미드(Herbert George Mead)에 의해 전개되었다. 퍼스는 어떤 관념이 참인가 아닌가는 생각이나 말로 논할 것이 아니라 실제적 결과에 따라 판정되어야 한다고 주장한다. 실용주의를 주장하는 사람들의 기본적인 입장은 우리의 실생활을 존중하고 지식을 실제에 유용할 때만이 '참'이라고 본다. 즉 실용주의는 우리가 환경에 적응하기 위하여 어떤 행동을 취해야 하며, 이를 위하여 어떤 지식이 가장 유용한지를 중요시 여긴다.

실용주의는 주장하는 사람에 따라 내용과 경향이 서로 다른데 이들의 공통된 특징은 다음과 같다. 첫째, 실용주의 철학자들은 모두 다윈의 영향을 받고 있다. 다윈의 진화론이 인간이 신성한 존재가 아닌 지구상에 존재하는 다양한 생물 중의 하나라는 것을 깨닫게 해주었다는 것이다. 둘째, 실용주의 철학자들은 역사주의자이다. 인간은 역사적 진화의 산물이므로 인간의 모든 지식은 역사적인 우연성의 결과물이라는 것이다. 이러한 의미에서 영원불멸하며 초역사적인 진리는 존재하지 않는다는 생각이다. 셋째, 실용주의 철학자들은 천사의 진리보다 이 세상의 세속적 삶을 중하게 여기는 세속주의자이며 현실주의자이다.

흔히 실용주의를 '눈앞의 실질적인 광경에만 집중하는 것'이라고 비판을 하기도 한다. 그러나 실용주의는 이론 그 자체를 부정하는 것이 아니며 이론은 도구에 지나지 않으므로 이론을 현실적 행동으로 실천하는 것을 중요하게 여긴다. 즉 관념 안에 머물러 있는 지식은 의미를 지니지 못하므로 실천적 행동의 결과로 나타나 인간의 생활에 살아있는 지식이 되어야 한다는 합리주의적 입장이다.

3) 생의 철학

생의 철학(phylosophy of life)은 실증과학의 영향을 받은 합리주의 철학에 대립하여 등장한 비합리주의적 철학으로 19세기 후반부터 20세기 초까지 유행하던 유럽의 철학적 사조이다. 생의 철학에서 인간을 포함한 모든 것의 '생(life)'은 합리적 · 과학적 사고가 아닌 직관이나 체험에 의해 파악될 수 있다고 주장한다. 대표적 학자로는 쇼펜하우어(Arthur Schopenhauer), 니체(Friedrich Wilhelm Nietzsche), 딜타이(Wilhelm Dilthey), 짐멜(Georg Simmel), 베르그송(Henri Bergson) 등이 있다.

쇼펜하우어는 의지를 세계와 삶의 본질로 보았다. 쇼펜하우어는 그의 저서 「의지와 표상으로서의 세계」에서 의지로서의 세계에 대한 방식을 제시한다. 즉 인간에게 목표를 설정해 주는 것은 이성이 아니라 의지 그 자체이며, 모든 객관적인 것은 의지가 나타난 것이라고 하였다. 의지란 '결코 쉬지 않고 영원히 만족할 줄 모르는 욕망'으로 이러한 의지는 대단히 강렬하기는 하지만 어떠한 의미도 목적도 없다는 점에서 '맹목적 의지'라고 하였다. 인간의 의지는 무한하나 그것을 충족시키는데는 많은 제약이 따르게 되므로 인간이 삶에 대한 의지를 가지고 있는 한 인생은 고통이고 이 세계는 최악이라고 하였다. 쇼펜하우어는 고뇌로 가득 찬 이 세계에서 헤어나기 위해서는 금욕과 무의지에 의한 해탈의 경지에 들어가야 한다고 주장하였다.

이에 반하여 니체는 쇼펜하우어의 부정적 생철학을 반대하고 비합리적 생을 그대로 긍정하는 태도를 취한다. 니체 역시 세계의 본질을 의지에 두었으나 쇼펜하우어의 의지가 맹목적인데 비해 니체의 의지는 보다 큰 힘을 추구하며 부단히 성장하려는 의지, 즉 '힘에의 의지'이다. 니체에게서 진정한 '힘에의 의지'란 자기를 강화하고 극복하려는 의지이며 자신의 힘으로 자신도 구원하고자 하는 의지이다. 그의 '힘에의 의지'는 자기 자신을 통제하고 자기가 이 세상의 주인이 되며, 그리하여 자신을 극복하려는 의지이다. 니체는 자기 극복으로서의 행복을 이렇게 말한다. "나의 행복은 도대체 무엇이 있단 말인가? 나의 행복은 빈곤, 더러움, 가련한 쾌락일 뿐이다. 그러나 나의 행복은 생존 그 자체를 시인하는 것이어야 한다." 니체는 언제나 같은 것이 되풀이 되는 이 세계는 허무한 세계임이 틀림없으나, 허무한 이 세계를 허무한 그대로 받아들여 생을 긍정하고 살아가는 태도, 이것이 장래의 새로운 인간인 '초인'이 지녀야 할 태도라고 주장한다.

베르그송은 서구의 자연과학적 세계관과 분석적 방법을 비판하면서 '이성'보다는 '직관'에 주목하였다. 직관이란 대상을 있는 그대로 실재로 파악할 수 있는 능력을 말하는데 이러한 직관을 통하여 우리는 '순수 지속'으로서의 질적 시간을 알 수 있으며, 궁극적으로 '생명의 약동'을 파악할 수 있다고 하였다. 우주 시간은 단순한 지속이 아니라 창조적 생명의 약동이 함께 한다는 것이다. 그는 지속을 '약동하는 생명의 흐름'으로 정의하고 과학이 지속과 생성을 어떻게 성공적으로 이해할 수 있는가에 대한 문제에 관심을 가졌다. 생명의 약동은 모든 사물의 동기가 되며 그것은 곧 근원적 실재를 의미한다. 또한 그것은 부분으로 환원될 수 없으며, 불가역적이다. 베르그송은 그의 시간관을 과학적 시간관의 고찰을 기반으로 철학의 방향을 전개해 나갔다. 그의 주장에 따르면 생명의 연속적 활동은 결코 정지된 고체덩어리가 아니며 생은 참다운 연속이며 흐름이고 시간인 것이다. 베르그송의 생철학은 기술만능주의인 현 사회에 생명의 약동을 강조함으로써 생명을 존중하고, 인간성을 존중하는 휴머니즘을 강조함으로써 과학철학이나 지식론에서 간과하였던 본능과 직관의 의미를 새롭게 바라보게 하였다.

4) 실존철학

실존철학(existential phylosophy)은 합리주의적 관념론 및 실증주의적 사조에 대한 반동으로 생겨난 철학사조이며 주체적 존재로서의 실존(existence)을 중심 개념으로 하는 철학적 입장이다. 대표적인 철학자는 키에르케고르(Seren Aabye Kierkegaard), 사르트르(Jean Paul Sartre), 야스퍼스(Karl Theodor Jaspers), 하이데거(Martin Heidegger), 마르셀(Garbriel Honore Marcel) 등이 있다. 실존철학의 공통된 특징은 "존재는 본질(essence)에 앞선다." 라는 것과 "주체성이 진리다." 라는 것이다. "존재가 본질에 앞선다."는 것은 인간은 구체적이고 현실적인 존재로서 본래부터 정해져 있는 것이 아니라 미래를 향해 자신을 실현해 나가는 존재라는 것이다. 즉 개개인은 "인간이란 무엇인가?"라는 보편적 개념으로 정의될 수가 없다는 것이다. 키에르케고르는 "보편타당한 객관적인 것이 진리다."라고 주장하는 헤겔에 반하여, "주체성이 진리다."라고 강조하였다. 즉 참된 진리란 나 자신에 대해서 참되며 성실하다는 의미이다. 키에르케고르는 유일한 현실의 주체는 바로 '실존'이라고 하였으며, 이는 현실 속에 살고 있는 우리들의 삶을 의미한다. 또한 실존적 인간이 선택을 통하여 자신을 실현하는 방식을 3단계로 나누었다. 제1단계는 심미적 · 에로스적 실존, 2단계는 윤리적 실존, 3단계는 종교적 실존이다. 심미적 · 에로스적 실존은 현실의 권태감을 없애고자 향락을 추구하며 인생의 모든 것을 누리고자 하는 단계이다. 윤리적 실존은 인간의 존재에 따르는 불안과 근심을 회피하지 않고 현실을 그대로 받아들이는 생활태도이다. 이 단계에서 인간은 양심의 소리에 따라 살려고 한다. 윤리적 실존은 자신이 그 어떤 것과도 바꿀 수 없는 독자적 인격체라는 것을 자각함과 동시에 이 사회의 한 사람이라는 것을 자각하는 과정이기도 하다. 종교적 실존은 자신의 모든 것을 버리고 신 앞에 홀로 선 '단독자'가 되는 것이다. 즉 종교적 실존의 단계는 자신의 힘으로는 영원한 진리에 도달할 수 없음을 깨닫고 참된 신앙으로 다가가려는 것이다.

독일의 대표적인 실존주의 철학자 하이데거는 그의 저서 「존재와 시간」에서 이런 저런 존재와 현존재 사이에 열려진 가능성을 실존이라고 하였다. 또 현존재가 여러 가지 방식으로 처신할 수 있고 또 처신하는 존재 자체를 실존이라고 하였다. 현존재는 자신의 가장 고유한 가능성을 선택할 때마다 자기 자신이 실존을 결단한다. 현존재에 대한 물음은 "내가 무엇이냐?"가 아니라 "내가 어떻게 살고 있으며, 또 어떻게 살 수 있는가?"이다. 미래를 기획하며 세계에 던져져 있는 현존재가 '본래의 자아'를 실현하려면 자신이 '죽음의 존재'임을 인정하고 양심의 소리에 귀기울어야 한다고 주장하였다.

4 간호의 철학적 접근

간호학은 인간을 돌봄과 치유의 대상으로 보는 인간학의 한 분야이며, 개개인의 독자적 상황을 염두에 두어 안위를 도모하고 돌봄을 실행하는 실천적 학문이다. 간호학의 한 분과로서 간호 철학은 간호 학문과 간호 실천이라는 통합적 영역에 대한 철학적 사고를 하도록 한다. 따라서 간호 철학은 철학에서 다루어지는 주요 주제들을 간호에 접목하여 탐구함으로써 간호의 정체성을 밝히고 간호가 추구해 나가야 할 방향을 제공할 수 있다. 간호 철학에서 다루어질 수 있는 탐구영역은 대체로 다음과 같다. 첫째, 간호의 본질에 대한 질문과 이에 대한 해명을 할 수 있다. 둘째, 간호에 대한 지식의 범위와 한계에 대해 규명하며, 간호지식을 개발하기 위한 방법론을 탐구할 수 있다. 셋째, 간호 학문은 실천을 목표로 하는 학문인 만큼 실천적 행위에 대한 도덕적 목적과 가치와 규범을 탐구할 수 있다. 즉 간호 철학은 "간호의 본질은 무엇인가?", "간호는 과학인가?", "간호의 영역은 어디까지 인가?" 등의 근본적 질문에 답을 줌으로써 간호 학문의 정체성은 물론 간호의 가치를 규명하는 기반이 될 것이다.

1) 존재론적 접근: 간호의 본질

간호를 하면서 가장 근본적인 질문은 "간호란 무엇인가?"이다. 이는 간호의 본질에 대한 존재론적인 질문이다. 간호의 존재론적 질문은 형이상학적 질문인데, 형이상학이라 함은 존재의 근거로서 본질에 대한 질문이다. 간호의 본질을 이해하기 위해서는 간호의 대상인 인간에 대한 이해와 인간에게 영향을 주는 총체적인 환경 및 간호가 추구하는 건강의 개념들을 어떻게 정의하고 이해할 것인지에 대한 탐구가 이루어져야 한다. 인간에 대한 이해는 특히 중요한데 간호의 수혜자는 인간이며 간호는 인간 이해를 전제로 하기 때문이다. 따라서 인간에 대한 이해는 신체적 · 영적 · 심리적 · 사회적 요소가 모두 포함되어야 한다. 또한 인간과 상호작용하는 환경은 단순히 물리적 환경 뿐 아니라 사회적 환경을 포함한 인간을 둘러싼 일체의 환경을 포함하여 이해되어야 할 것이다. 건강의 개념 역시 신체적으로 뿐 아니라 사회적, 정신적인 면까지 확대하여 이해되어야 한다. 간호의 본질에 대한 정의는 간호와 관련된 다각적인 측면의 탐구 안에서 전인간호를 실현하기 위한 간호교육과 간호연구, 간호실무의 방향성과 지침을 정하는 것이 가능하도록 할 것이다.

2) 인식론적 접근: 간호의 탐구

인식론적 접근은 무엇이 근원이 되어 대상을 인식하느냐의 문제이다. 간호 철학에서 인식론적인 접근은 간호학의 독자적 학문체계 구축을 위하여 간호 학문의 특성을 탐구하고 간호지식을 연구하기 위한 방법론을 적용하기 위해 노력하는 것이다. 간호학은 인본주의를 기반으로 과학적 지식과 기술을 활용하여 실천적 행위를 목적으로 하는 응용학문으로서 간호 지식체는 실천적 간호행위를 통하여 간호지식의 타당성과 가치를 표현할 수 있기 때문이다. 따라서 이러한 간호의 정체성을 확인할 수 있는 총체적인 탐구가 필요하다. 이러한 인식론적 탐구방법은 앞서 설명되었던 것처럼 이성주의와 경험주의로 나눌 수 있다. 이성주의적 접근은 간호를 인식함에 있어 경험에 의해 구성한 관념이 아닌 본래 인간의 마음속에 내재되어 있는 간호에 대한 관념을 연역적 방법으로 탐구하는 것이다. 또 경험주의적 접근은 감각적 지각을 통한 경험에 의하여 의식의 밖에서 의식 안으로 들어오는 간호의 관념을 귀납주의적 방법으로 탐구하는 것이다.

3) 윤리학적 접근: 간호의 윤리적 가치

윤리학적 접근은 인간 행위의 도덕적 차원 및 규범에 대해 탐구하는 것으로 간호에서의 윤리란 간호를 행함에 있어서 도덕적 목적과 윤리적 가치 판단에 대해 고찰하는 것이다. 간호는 지식이나 기술이 아닌 실천적 행위이다. 따라서 실천적 행위가 추구하는 도덕적 목적을 지니게 되며 간호행위가 도덕적 목적에 맞는 윤리적 당위성을 가지고 있느냐가 매우 중요하다. 생명윤리이론에서는 전통적으로 4가지 주요 원칙을 세우고 있는데 자율성 존중의 원칙, 악행금지의 원칙, 선행의 원칙, 정의의 원칙들이다. 생명윤리의 원칙들은 의료윤리의 원칙으로 의료상황에서 윤리적 문제를 판단하는 기준으로 삼고 있다. 기본적인 윤리원칙에 대한 이해는 윤리적 딜레마가 야기되는 간호 상황에서 간호사가 윤리적으로 바람직하며 유용한 선택을 하는데 도움을 줄 것이다. 간호행위의 도덕적 목적과 윤리적인 가치를 판단할 수 있는 원칙과 규범들은 다양한 윤리이론을 기초로 탐구되어진다. 오늘날에는 의료기술의 발달로 생명연장과 더불어 이전에는 불가능하였던 여러 가지 질병의 치료가 가능하게 되었다. 이러한 결과 의료인들은 삶과 죽음 사이에서 대상자에게 '유익함'이 무엇인지에 대해 새롭게 규정할 필요가 생겼다. 또한 안락사, 장기이식, 인공수정 등의 의료상황에서 의료인들의 도덕적 판단 능력이 중요하게 대두되었다. 선하고 합리적인 사람일지라도 같은 상황에서 같은 딜레마에 직면하여 다른 결정을 할 수 있기 때문이다. 따라서 윤리이론에 기반을 둔 철학적 탐구는 간호수행에서 반드시 필요한 도덕적 가치기준을 제공할 것이다.

활동 과제

- ✔ 철학에서 다루어지는 근본 주제들과 문제들에 대하여 생각해 봅시다.
- ✔ 간호학에 영향을 미친 주요 철학 사조는 어떤 것이 있는지 생각해 봅시다.
- ✔ 간호학의 학문적 영역을 풍부히 하기 위하여 철학이 어떤 역할을 할 수 있는지 토의해 봅시다.

PART

간호전문직관 02

제4장 간호전문직의 이해

제5장 간호전문직과 간호조직체계

제6장 보건의료체계의 이해

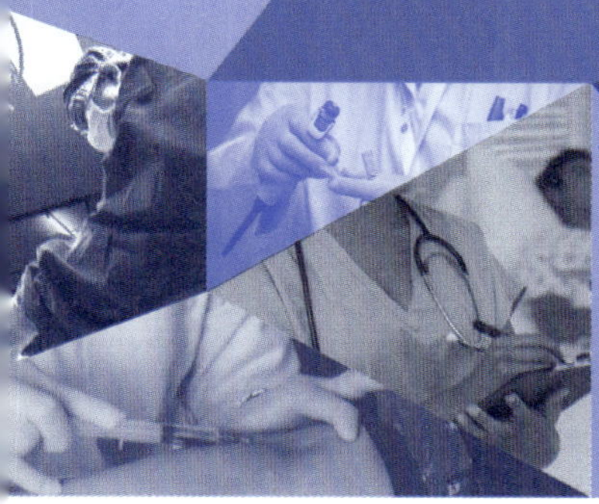

INTRODUCTION to NURSING

제4장 간호전문직의 이해

학습목표

1. 전문직의 정의 및 특성을 이해할 수 있다.
2. 간호전문직의 특성을 설명할 수 있다.
3. 간호전문직의 사회화에 대해 설명할 수 있다.
4. 전문직의 특성에 따라 간호전문직을 평가할 수 있다.
5. 간호전문직관 정립의 필요성을 설명할 수 있다.
6. 간호전문직의 성장을 저해하는 요인을 탐색할 수 있다.
7. 간호전문직의 성장을 위한 방안을 제시할 수 있다.

1 전문직의 개념 및 특성

1) 전문직의 정의 및 특성

전문직을 의미하는 영어 'profession'이라는 용어는 주로 19세기 후반부터 많이 사용되기 시작하였으며 어원은 고대 프랑스어인 'professe'로 '고백하다', '공포하다' 등에서 유래되었다. 그 후 16세기 중엽 전문직이라는 의미로 옥스퍼드 사전에 최초로 기록되었다(강성례와 박정호, 2002). 전문직은 자신들의 일에 대한 독점적 권한을 갖고 있어 일의 내용이나 조건에 관해 외적인 간섭이나 통제를 받지 않는 특수한 직업의 범주로 인정되고 있다(심윤종 외, 1992). 특히 전문직 활동은 장기간의 교육과 훈련을 통해서 습득한 고유한 지식과 기술을 바탕으로 수행되는 지성적이며, 책임감 있는 활동으로 비전문직과 구분된다(Loggard, 1982).

전문직 또한 직업(occupation)이라는 의미로 사용되기도 하지만 직업(occupation)은 '경제적 소득을 얻거나 사회적 가치를 이루기 위해 참여하는 계속된 활동'으로 정의를 내린다면 전문직은 상대적으로 이론적이고 체계화된 전문지식 및 기술을 갖추고 있으면서, 전문적 권위, 고유한 업무, 윤리 규범, 봉사 지향적 직무특성과 고도의 직업적 자율성을 사회적으로 보장받는 직업이라고 정의된다(강윤식, 2010).

이러한 전문직은 산업사회에서 사회변동의 과정을 거치며 직업이 세분화되면서 전문직으로 변하거나 새로운 직업이 출현하여 직업의 세분화와 함께 전문화가 되기도 한다. 윌렌스키(Harold L. Wilensky, 1964)는 전문화(Professionalization)의 특성을 '한 직업이 전문적으로 가게 되는 연속적인 과정'으로 보았으며 구조적 특성과 태도적 특성으로 구분하였다. 구조적 특성은 상근직의 창시, 훈련교육기관의 설립, 전문협의회 형성, 윤리 지침의 형성 등이 포함되며, 태도적 특성은 준거 집단으로서의 전문조직, 대중에 대한 서비스 신념, 자기규제에 대한 신념, 소명 의식, 자율성을 포함한다고 하였다.

2) 전문직의 기준

1990년대 초반부터 많은 학자들에 의해 전문직의 특성과 관련된 연구들이 진행되어 왔다. 학자들이 연구에서 제시한 내용들은 다음과 같다(표 4-1).

(1) 플랙스너(Abraham Flexner, 1915)

① 신체적인 업무보다는 지적인 업무를 수행한다.
② 높은 책임감을 수반한다.
③ 이론적이면서 실제적인 업무를 수행한다.
④ 고도로 전문화된 교육과정을 통해 교육이 수행된다.
⑤ 조직체를 결성하며 강한 결속력을 가진다.
⑥ 이타주의에 의해 동기부여가 되고 대중의 요구를 충족시키기 위해 노력한다.

(2) 빅슬러(Genevieve K Bixler, 1959)

① 고도의 학습을 통해 습득할 수 있는 체계적인 전문지식에 근거한 실무를 행한다.
② 과학적인 방법과 지속적인 지식체의 확장으로 교육과 서비스기술을 향상한다.
③ 고등교육(대학)을 통해 교육이 이루어진다.

④ 인간과 사회복지에 필수적인 서비스를 수행하기 위하여 전문지식을 사용한다.
⑤ 자율적으로 전문직에 대한 정책을 수립하고 활동을 스스로 통제한다.
⑥ 개인적인 이익보다는 봉사를 고귀하게 여기며 자신의 직업을 천직으로 생각하는 이들에게 관심을 끌어야 한다.
⑦ 행위의 자율성과 지속적인 발전 기회 및 경제적 안정을 통해 보상받는다.

(3) 파발코(Ronald M Pavalko, 1971)

① 이론이나 지적기술을 보유하고 있다.
② 사회 가치와의 관련성을 추구한다.
③ 장기간의 교육기간을 갖는다.
④ 선택 동기가 이타적이다.
⑤ 전문적 활동을 스스로 통제할 수 있는 자율성을 갖는다.
⑥ 직업에 대한 헌신이 강하며 평생 또는 장기간 종사한다.
⑦ 공동체 의식을 보유하며 윤리강령을 갖는다.

(4) 켈리(Lucie Young Kelly, 1975)

① 인류와 사회복지를 위해 필수적인 서비스를 제공한다.
② 연구를 통해 지속해서 확장되는 전문지식이 있다.
③ 개인적인 책임을 수반하는 지적인 활동들을 수행한다.
④ 고등교육인 대학을 통해 교육이 이루어진다.
⑤ 행동과 의사결정에 지침이 되는 윤리강령을 보유하고 있다.
⑥ 높은 수준의 실무표준을 지지하고 촉진하는 전문단체가 있다.
⑦ 이타적 봉사에 의해 동기부여가 되며 자신의 업무를 삶의 중요한 요소로 받아들인다.
⑧ 독립적으로 업무를 수행하고 정책과 활동을 자율적으로 통제한다.

(5) 무어(Wilbert E Moore , 1970)

① 고도의 지적인 훈련이 필요하며 일정한 자격이 필요하다.
② 업무 시 자유롭게 수행하지만 자율적인 책임을 진다.
③ 물질적인 부가 직업적인 성공과는 무관하다.
④ 봉사정신을 기본으로 기술과 지식이 사회적으로 유용하도록 할 책임감을 가진다.

표 4-1 전문직 기준

특성	플랙스너	빅슬러	파발코	켈리	무어
책임감	개인적인 책임감			책임감 수반	
자율성		자율적 정책 수립	전문적 활동 시 자율성 필요	업무활동 등 자율적 통제	업무 시 자율적 통제
전문교육 과정	전문화된 교육 과정	과학적인 방법과 지속적인 지식체의 확장, 고등교육(대학)	장기간의 교육 기간	고등교육인 대학을 통해 교육	
전문적 봉사/동기부여	이타주의에 의해 동기부여	개인적 이익보다는 봉사에 초점	선택 동기가 이타적	이타적 봉사에 의해 동기부여	봉사정신을 기본으로 사회적 유용에 책임감 가짐
윤리성			윤리강령	윤리강령	
전문지식 기반	지적인 업무	전문지식에 근거한 실무	이론이나 지적 기술을 보유	전문지식 보유	
조직화	조직체를 결성하며 강한 결속력			높은 수준의 실무표준을 지지하고 촉진시키는 전문단체	

앞에서 학자들이 제시한 전문직의 특성을 고려하여 직업과 전문직의 차이를 정리하면 다음과 같다(Chitty, 2001)(표 4-2).

표 4-2 직업과 전문직의 특성

특성	직업(Occupation)	전문직(Profession)
교육 및 훈련	업무수행으로 훈련(기간은 다양)	고등교육(대학)에서 교육(장기간)
업무자율성	업무수행에 대한 통제가 있음	자율적인 업무수행
동기	물질적 보상이 주 동기	헌신과 몰입추구
의사결정 근거	경험, 시행착오	과학, 이론
신념, 윤리	반드시 필요하지는 않음	반드시 필요함

이와 같이 전문직은 체계적인 전문지식에 기반을 두어 개인적인 책임을 수반하는 지적인 활동을 하며, 자율적인 통제와 책임감을 느낀다. 또한 장기간의 교육을 통해 높은 수준의 실무표준을 갖추고 개인의 이익보다는 헌신과 봉사를 더욱 중시하며 자율적인 통제와 공동체 의식을 포함한 윤리지침 등을 갖추도록 한다.

2 간호전문직 특성

1) 간호전문직의 개념

오늘날 간호사는 보건의료체계 내에서 전문적 지식과 판단하에 간호서비스 제공 및 상담자, 교육자, 변화 촉진자 등의 다양한 역할을 수행하도록 요구되고 있으며 이러한 근거에 의해 간호사 자신도 전문직이라는 자부심을 가지고 업무에 임하고 있다. 전문직으로서의 간호사는 간호이론과 근거기반에 따른 행위와 체계적인 접근을 통해 간호대상자의 건강요구도에 부응하는 간호수행 능력을 갖추도록 요구되고 있다.

또한 최근 보건의료환경의 변화로 간호영역이 확장됨에 따라 간호직은 양질의 의료서비스를 제공할 수 있는 선도적인 역할을 수행하는 전문직으로써(Fry, Ketteridge, & Marshall, 2003/2006; Rich & Nugent, 2010), 임상실무에서 직면하게 되는 복잡하고 윤리적인 딜레마를 자율적으로 해결할 수 있는 능력을 갖춘 전문간호사를 요구하고 있다(Horton, Tschudin, & Forget, 2007; Kimball & O'Neil, 2002; Martin, Yarbrough, & Alfred, 2003).

여러 학자들에 의해 연구된 전문직 특성들은 책임감, 자율성, 체계적인 교육과정, 전문적인 봉사와 윤리적인 기반이 수반되어야 하며 조직체의 결성에 필요한 강한 결속력과 자격규제 등을 들 수 있다. 이러한 전문직 특성은 간호전문직으로서 간호직에서도 반드시 갖추어야 할 요소임을 확인할 수 있다.

구체적으로 우리나라의 간호직이 전문직의 특성을 충족시키고 있는 근거들을 살펴보면 대한간호협회에서 제정하는 한국간호사 윤리강령 보유와 의료법에 입각한 간호사의 면허취득과 관련된 자격규제, 고유한 이론과 전문지식 및 높은 수준의 기술에 근거한 간호학, 정규간호교육기관을 통한 간호사 배출, 대한간호협회와 같은 전문단체의 조직 활동 등을 들 수 있다. 또한 자율성과 같은 행위자 수준의 측면에서는 간호가 전문직이기 때문에 전문직 활동을 통제하고 조절하는 행위들이 전제되어 왔다(박정호 외, 1989). 이와 관련한 구체적인 내용들은 다음과 같다.

(1) 전문지식 및 높은 수준의 기술

전문직은 실무수행의 기초가 되는 이론에 근거한 전문지식을 보유하여야 하며, 지속적인 연구를 통해 끊임없이 확장해야 한다. 숙련기능인과 전문가의 판별기준이 직무수행의 기초가 되는 확고한 이론적 전문지식체의 유무라고 할 수 있다. 간호가 전문직으로 더욱 발전하기 위해서는 간호수행의 이론적 기초가 되는 간호이론의 개발을 통한 전문지식의 개발과 적용을 위한 노력을 통해 이루어진다고 볼 수 있다. 또한 간호연구활동 등을 통해 전문지식의 확장을 위해 노력해야 하며 이를 근거로 하여 임상현장에 적용하기 위해 노력해야 한다. 존슨과 웨버(Betty Johnson & PamelaWebber, 2001)는 간호학이 전문직으로 인정되는지는 간호학 이론발달과도 관계가 있다고 하였다. 그러므로 간호사들은 이론개발 및 간호실무에 대한 노력을 통해 보건의료분야에서 간호실무 발전에 기여할 수 있으며 더 나아가 보건의료분야의 활동 또한 향상될 것이다.

(2) 전문교육

전문직은 고등교육(대학)을 통해 교육이 이루어지며 교육기간들은 다양하지만 대체로 교육기간은 길다. 간호사를 양성하기 위한 체계적인 교육은 19세기말 영국의 나이팅게일 학교에서 시작되었으며, 이를 시작으로 영국과 미국을 주축으로 간호교육이 활성화되고 발전하였다.

① 미국의 간호교육

ANA(American Nurse Association)에서는 1965년 전문직 간호는 최소한 4년제 학위과정을 이수하도록 권장하였으며 구체적인 미국의 간호교육은 2년제 준 학사 과정(Associate Degree Nursing Program)과 3년제 교육과정(Diploma Nursing Program), 4년제 간호학사 과정(Baccalaureate Nursing Program) 등으로 구분된다.

㉠ Associate Degree Nursing Program

전문대학이나 지역사회 대학에 개설되어 있는 준 학사 과정으로 교육기간은 2년이다. 유형은 A.D.N.(Associate Degree in Nursing)과 A.S.N.(Associate of Science in Nursing)과 A.A.S.(Associate of Applied Science)이다.

㉡ **Diploma Nursing Program**

주로 병원에서 자체 개설하여 이루어지는 간호사 준비과정이며, 교육과정은 3년이다.

㉢ **Baccalaureate Nursing Program**

종합대학과 단과대학에 개설되어 있는 학사과정이다. 졸업자의 학위는 B.S.N.(Bachelor of Science in Nursing)과 B.N.(Bachelor of Nursing)이다. 간호학사(Baccalaureate) 과정은 일반적으로 단과대학과 종합대학에서 개설되는 4년제 교육과정이며, 전문학사 과정(Diploma 또는 ADN)을 졸업한 간호사가 입학하여 학사학위를 받는 과정인 RN-BSN 과정도 있다.

② 우리나라 간호교육

우리나라는 1903년 보구여관 간호부 양성소에서 처음 시작되었으며 1955년 대학 내 4년제 학사과정이 개설되었고 우리나라의 정규 간호학부 교육은 4년제 대학과정과 3년제 전문대학과정으로 이원화되어 있다. 2011년 5월 19일 간호교육이 4년제로 일원화를 할 수 있는 법적 근거가 담긴 고등교육법 개정으로 전문대학에 '수업연한 4년제 간호과'가 도입되어 3년제 전문대학 간호과에서 4년제 교육과정을 운영할 수 있게 되었으며 이수한 사람은 학사학위를 수여받게 된다. 전문대학에 4년제 간호과의 운영을 위해서는 한국간호교육평가원에 신청하고 심사를 거쳐 4년제 간호과 대학으로 지정된다.

간호전문직에 대한 사회적인 책임과 기대가 증대되며 국민의 건강과 관련된 요구들 또한 점점 증대되고 있는 바 이에 걸맞은 간호전문직으로서의 위상에 맞는 간호교육제도 변화의 필요성이 계속 제기되었다. 이러한 노력으로 간호계의 오랜 숙원사업인 간호교육과정 4년제 일원화를 통해 간호교육기관도 점차 증가하고 있다.

또한 전문학사를 졸업한 간호사들의 학사학위취득을 위해 1991년 한국방송통신대학교에 간호학 전공과정을 설치하였고, 1992년 독학사제도, 1996년 간호사 학사학위 특별과정(RN-BSN), 2006년 학점인정제도, 2008년 전공심화과정 등이 다양하게 개설되어 간호사들이 학위를 취득할 방안들이 있다(표 4-3).

표 4-3 간호사 학사학위과정

분류	개요
방송통신대학교 간호학 전공과정	간호인의 전문성 고양을 목적으로 계속 교육을 원하는 전문대를 졸업한 간호사 자격 소지자를 대상으로 학사과정의 기회를 제공함. 1992년에 개설된 원격 특별 학사과정(RN-BSN)으로 간호학과 3학년으로 편입하여 학위취득을 하게 된다.
독학사 제도	독학사 제도는 고등교육 단계의 평생교육 요구를 충족시켜 주기 위하여 우리나라 최초로 도입된 제도로 「독학에 의한 학위취득에 관한 법률」이 1990년 4월에 제정 공포되었다. 독학에 의해서 학위를 취득하기 위해서는 국가기관이 실시하는 4단계의 시험절차를 거쳐야 한다. 1단계는 교양과정 인정시험, 2단계는 전공기초과정 인정시험, 3단계는 전공심화과정 인정시험, 마지막 4단계는 학위취득 종합시험의 절차로 진행된다.
간호사 학사학위 특별과정 (RN-BSN)	RN-BSN은 최초 미국에서 처음 실시 운영되어 왔으며 우리나라에는 1996년 연세대학교에서 처음으로 간호사를 위한 학사학위과정이 만들어져 운영되고 있다. 입학자격은 전문대학을 졸업한 간호사 면허증 소지자로 3학년에 편입하여 교육과정 후 학위를 취득하게 된다.
학점인정 제도	학점은행제는 「학점인정 등에 관한 법률」에 의거하여 학교에서 뿐만 아니라 학교 밖에서 이루어지는 다양한 형태의 학습과 자격을 학점으로 인정하고, 학점이 누적되어 일정 기준을 충족하면 학위취득을 가능하게 하는 제도로 2006년부터 간호학 학사학위를 취득하게 되었다.
전공심화과정	2007년 "고등교육법"이 개정되면서 1년 이하의 비학위과정으로 전문대학을 졸업한 자에게 실무와 연계된 직업심화교육을 받을 수 있는 기회를 보장하고, 계속교육(Work-to-School)을 활성화 및 평생학습 사회 구현에 기여를 통해 학사학위를 취득하는 과정이다.

③ 간호교육 인증평가제도

간호교육인증평가는 간호교육의 질적 성장과 간호학생의 성과를 지원하고 관리하기 위해 교육과정 운영과 교육여건과 교육성과 등이 국가, 사회, 간호전문직의 요구 수준에 부합하는지의 여부를 판단하여 공식적으로 확인하여 인정하는 제도이다(www.kabon.or.kr).

미국의 간호교육 인증평가기관은 National League for Nursing Accrediting Commission(NLNAC)인 간호교육연맹 인증평가위원회와 Commission on Collegiate Nursing Education(CCNE)인 간호대학 인증평가위원회 등이 있다. 이중 NLNAC는 간호교육 프로그램의 인증평가를 위해 기준과 표준을 설정하며, 평가 및 관련 연구를 통해 간호교육의 질적인 향상에 기여하고 있으며 CCNE는 주로 4년제 대학의 간호교육 프로그램을 인증하는 역할을 하고 있다. 이 기관들은 간호교육 프로그램 평가뿐만 아니라 지속적인 모니터링으로 엄격한 기준으로 관리하고 있다.

우리나라의 간호교육 인증평가기관인 한국간호교육평가원은 간호전문직의 자율조정기구로서 공정하고 타당성이 보장된 간호교육 프로그램에 대한 인증평가 사업, 전문간호사 교육기관의 지정 및 평가, 전문간호사 자격시험 및 민간자격시험 시행, 간호사 면허/자격 제도의 발전, 간호사 국가시험의 질적 향상 등을 위한 사업을 수행하고 있다.

간호교육인증평가의 목적은 간호교육 프로그램이 국내외 보건의료 현장에서 요구하는 간호사 역량을 갖춘 학생을 배출할 수 있도록 성과중심 교육체제를 바탕으로 지속적인 프로그램의 개선을 통해 간호교육의 질을 관리할 수 있도록 지원하는 데 있으며 구체적인 목적은 다음과 같다.

㉠ 간호교육의 질 제고를 위한 자율적인 질 관리 체제 구축

㉡ 국제수준의 간호인력 양성에 대한 간호교육 프로그램 책무성 제고

㉢ 간호교육 프로그램에 대한 신뢰성 있는 정보 제공

㉣ 국제적으로 통용되는 간호교육의 질 보장 체제 확보

간호교육평가 대상으로는 4년제 간호학 학사학위 프로그램, 3년제 간호학 전문학사 학위 프로그램, 간호사 학사학위 특별편입(RN-BSN) 프로그램, 대학원 전문간호사 교육 프로그램 등이 있다.

모든 항목과 영역에서 인증기준을 충족하거나 다소 보완할 사항이 있어도 프로그램의 질에 크게 영향을 끼치지 않은 경우는 5년 동안 인증 조건이 유지되며 보완이 필요하거나 미충족 항목이 있으나 일정 기간 내 시정하려고 하는 대학의 노력과 의지가 충분하며, 평가인증을 통해 이의 시정 결과를 판단할 필요가 있는 프로그램의 경우 조건부 인증으로 2년간 인증이 유지되며, 영역과 항목에서 교육의 질에 심각한 영향을 미칠 정도로 미충족한 부분이 다소 있으며, 단기간 내 시정이 어렵고 대학의 개선방향이나 노력이 확인되지 않은 경우에는 인증불가를 받게 되고 1년 후 다시 평가를 받기 위해 신청서를 제출할 수 있다.

간호교육인증평가를 통해 인증 받은 프로그램은 첫째, 프로그램 학습성과 중심의 교육체제를 통해 졸업학생이 학과가 설정한 능력과 자질을 갖추고 있으며, 둘째, 간호교육기관 운영과 교육을 구성하는 제 요소들이 간호교육의 질을 보장할 수 있는 최소한의 요건을 확보하고 있으며, 셋째, 지속적인 교육과정 개선을 위한 체계를 갖추고 간호교육의 질 개선을 위해 노력하고 있음을 의미한다.

(3) 윤리강령

전문직은 실무에 종사하는 자들에게 없어서는 안 될 행동의 책임과 결정을 위해 윤리강령을 필요로 하게 된다. 즉 사회에서 부여한 책임과 신뢰를 받아들이고 성실히 이행하기 위한 규약이기도 하다. 이를 바탕으로 전문직은 본인의 업무에 대해 의무를 다할 것을 공표함으로써 전문직으로서의 역할에 대한 책임을 다한다고 할 수 있겠다.

국제간호협의회(ICN)는 1953년 브라질 총회에서 처음으로 국제윤리 강령을 제정하였으며 총 3차의 개정을 거쳐 사용 중이다. 우리나라의 간호사 윤리강령은 1972년에 제정하여 1983년 1차 개정, 1995년 2차 개정, 2006년 3차 개정을 거쳐 2013년 총 4차의 개정과정을 거쳤고 이미 1893년 나이팅게일 선서(The Florence Nightingale Pledge)가 윤리강령 제정 전에 간호사들의 행동지침으로 사용되었다고 할 수 있다(표 4-4). 또한 한국간호사 윤리강령의 구체적인 행동지침인 '한국간호사 윤리지침'을 제정하여 국민의 건강증진 및 안녕과 인권 신장을 위해 노력하고 있다.

표 4-4 나이팅게일 선서

1. 나는 일생을 의롭게 살며 전문 간호직에 최선을 다할 것을 하느님과 여러분 앞에 선서합니다.
2. 나는 인간의 생명에 해로운 일은 어떤 상황에서도 하지 않겠습니다.
3. 나는 간호의 수준을 높이기 위하여 전력을 다하겠으며, 간호하면서 알게 된 개인이나 가족의 사정은 비밀로 하겠습니다.
4. 나는 성심으로 보건의료인과 협조하겠으며 나의 간호를 받는 사람들의 안녕을 위하여 헌신하겠습니다.

(4) 전문단체와 조직 활동

전문직은 실무표준의 유지와 발전을 위해 전문직 단체를 구성하여 발전을 위한 활동과 노력을 해야 하는 특성을 가지고 있다.

국제적인 간호전문단체로는 미국간호협회(ANA)와 국제간호협의회(ICN)가 조직되어 높은 수준의 간호실무 표준설정 및 간호사의 전문직으로서의 교육적인 측면에서의 발전과 위상 향상을 위해 많은 활동을 하고 있다.

우리나라의 대표적인 간호전문단체는 대한간호협회(korean Nurses Association, KNA)로 회원의 자질향상을 도모하고 직업윤리를 준수하며 회원의 권익옹호와 국민건강 및 사회복지 증진과 국제 교류를 통한 국가간호 사업발전에 기여함을 목적으로 한다.

(5) 자격규제

전문직은 자격규제를 위한 제도가 필요하며 그 방법으로는 면허제도가 있다. 간호사 면허제도의 시작은 1901년 뉴질랜드였으며 우리나라에서는 1914년 일제의 정치적 압력에서 간호사 면허제도가 도입되었으며, 1962년부터 국가시험을 거쳐 합격한 자에 한하여 면허증을 부여하고 있다.

간호사의 면허제도는 간호업무 수행 시 필요한 지식과 능력을 갖추고 있는지를 평가하는 제도로 면허시험인 간호사 국가고시에 합격한 자에게 면허가 부여된다. 간호사가 되려면 대학(4년제)이나 전문대학(4년제, 전문대학에 개설되어 있는 간호학(과) 중 2개교는 현재 3년제) 간호대학, 간호학부, 간호학과, 간호과를 졸업하고 한국보건의료인국가시험원에서 시행하는 간호사 국가고시에 합격한 후 국가가 부여한 간호사 면허증을 취득해야 한다. 즉 간호사 국가시험에 합격하여야 간호사라는 명칭을 사용하게 되며 면허 취득 및 간호사 자격규제는 의료법에 의해 합법적으로 운영이 되고 있다.

대한간호협회에서는 국민들의 요구에 부응하는 간호수준을 보장하고 간호사들의 국제경쟁력 강화를 위해 우리나라 보건의료계 최초로 간호전문직 자율규제기구인 한국간호교육평가원을 설립하였으며 '환자가 안전하고 간호사가 행복한 사회'라는 비전으로 보건의료계의 선구자적 역할을 하는 대표적 단체로서 간호사 국가시험의 질 향상을 위해 많은 노력을 하고 있다.

2012년부터 의료법 개정 · 공포로 「의료인 면허신고제」를 시행하도록 하였으며 그 목적은 의료인 자격관리 및 보수교육 내실화를 통한 의료서비스의 질 향상과 보건의료인에 대한 대국민 신뢰도 제고를 위해 실시하게 되었다. 모든 의료인이 3년마다 신고하도록 의무화하도록 하였다. 또한 의료법 시행규칙 제20조(보수교육)에 의거 의료기관에 종사하는 의료인은 보수교육 면제기준에 해당되는 자를 제외하고는 매년 보수교육을 받아야 자격을 유지할 수 있다.

표 4-5 간호사 자격 관련 의료법

제2조(의료인)

① 이 법에서 "의료인"이란 보건복지부장관의 면허를 받은 의사 · 치과의사 · 한의사 · 조산사 및 간호사를 말한다.

② 의료인은 종별에 따라 다음 각 호의 임무를 수행하여 국민보건 향상을 이루고 국민의 건강한 생활 확보에 이바지할 사명을 가진다.

5. 간호사는 다음 각 목의 업무를 임무로 한다.
 가. 환자의 간호요구에 대한 관찰, 자료수집, 간호판단 및 요양을 위한 간호
 나. 의사, 치과의사, 한의사의 지도하에 시행하는 진료의 보조
 다. 간호 요구자에 대한 교육 · 상담 및 건강증진을 위한 활동의 기획과 수행, 그 밖의 대통령령으로 정하는 보건활동
 라. 제80조에 따른 간호조무사가 수행하는 가목부터 다목까지의 업무보조에 대한 지도

제7조(간호사 면허)

① 간호사가 되려는 자는 다음 각 호의 어느 하나에 해당하는 자로서 제9조에 따른 간호사 국가시험에 합격한 후 보건복지부장관의 면허를 받아야 한다.
 1. 평가인증기구의 인증을 받은 간호학을 전공하는 대학이나 전문대학[구제(舊制) 전문학교와 간호학교를 포함한다]을 졸업한 자
 2. 외국의 제1호에 해당하는 학교(보건복지부장관이 정하여 고시하는 인정기준에 해당하는 학교를 말한다)를 졸업하고 외국의 간호사 면허를 받은 자

② 제1항에도 불구하고 입학 당시 평가인증기구의 인증을 받은 간호학을 전공하는 대학 또는 전문대학에 입학한 사람으로서 그 대학 또는 전문대학을 졸업하고 해당 학위를 받은 사람은 같은 항 제1호에 해당하는 사람으로 본다.

제9조(국가시험)

① 의사 · 치과의사 · 한의사 · 조산사 또는 간호사 국가시험과 의사 · 치과의사 · 한의사 예비시험(이하 "국가시험 등"이라 한다)은 매년 보건복지부장관이 시행한다.

② 보건복지부장관은 국가시험 등의 관리를 대통령령으로 정하는 바에 따라 「한국보건의료인국가시험원법」에 따른 한국보건의료인국가시험원에 맡길 수 있다.

③ 보건복지부장관은 제2항에 따라 국가시험 등의 관리를 맡긴 때에는 그 관리에 필요한 예산을 보조할 수 있다.

④ 국가시험 등에 필요한 사항은 대통령령으로 정한다.

제25조(신고)

① 의료인은 대통령령으로 정하는 바에 따라 최초로 면허를 받은 후부터 3년마다 그 실태와 취업상황 등을 보건 복지부장관에게 신고하여야 한다.

② 보건복지부장관은 제30조제3항의 보수교육을 이수하지 아니한 의료인에 대하여 제1항에 따른 신고를 반려할수 있다.

③ 보건복지부장관은 제1항에 따른 신고 수리 업무를 대통령령으로 정하는바에 따라 관련 단체 등에 위탁할 수 있다.

제27조(무면허 의료행위 등 금지)

① 의료인이 아니면 누구든지 의료행위를 할 수 없으며 의료인도 면허된 것 이외의 의료행위를 할 수 없다. 다만, 다음 각 호의 어느 하나에 해당하는 자는 보건복지부령으로 정하는 범위에서 의료행위를 할 수 있다.
 1. 외국의 의료인 면허를 가진 자로서 일정 기간 국내에 체류하는 자

2. 의과대학, 치과대학, 한의과대학, 의학전문대학원, 치의학전문대학원, 한의학전문대학원, 종합병원 또는 외국 의료원조기관의 의료봉사 또는 연구 및 시범사업을 위하여 의료행위를 하는 자
3. 의학 · 치과의학 · 한방의학 또는 간호학을 전공하는 학교의 학생

② 의료인이 아니면 의사 · 치과의사 · 한의사 · 조산사 또는 간호사 명칭이나 이와 비슷한 명칭을 사용하지 못한다.

③ 누구든지 「국민건강보험법」이나 「의료급여법」에 따른 본인부담금을 면제하거나 할인하는 행위, 금품 등을 제공하거나 불특정 다수인에게 교통편의를 제공하는 행위 등 영리를 목적으로 환자를 의료기관이나 의료인에게 소개 · 알선 · 유인하는 행위 및 이를 사주하는 행위를 하여서는 아니 된다. 다만, 다음 각 호의 어느 하나에 해당하는 행위는 할 수 있다.
1. 환자의 경제적 사정 등을 이유로 개별적으로 관할 시장 · 군수 · 구청장의 사전승인을 받아 환자를 유치하는 행위
2. 「국민건강보험법」 제109조에 따른 가입자나 피부양자가 아닌 외국인(보건복지부령으로 정하는 바에 따라 국내에 거주하는 외국인은 제외한다)환자를 유치하기 위한 행위

④ 제3항 제2호에도 불구하고 「보험업법」 제2조에 따른 보험회사, 상호회사, 보험설계사, 보험대리점 또는 보험중개사는 외국인환자를 유치하기 위한 행위를 하여서는 아니 된다.

⑤ 누구든지 의료인이 아닌 자에게 의료행위를 하게 하거나 의료인에게 면허 사항외의 의료행위를 하게 하여서는 아니 된다.

(6) 자율성

사전적 의미에서의 자율성은 '스스로의 의지로 자신의 행동을 규제함, 어떤 권위나 욕망에도 구애됨이 없이 실천 이성에 의해 세운 도덕률에 따르는 일'(The New Dictionary of Korean, 1990)이라고 하였다.

전문직은 업무를 수행함에 있어, 스스로 일에 대한 독점적 권한을 갖고 있다. 그리하여 업무의 내용이나 조건에 관해 외적인 간섭이나 통제를 받지 않는 특수한 직업의 범주로 인정되고 있기도 하다(심윤종, 유홍준, 박승희, 1992). 그러한 의미에서 자율성은 그 직업이 전문직인가 아닌가를 판단하는 주 특성이 되는 것이다. 따라서 자율성은 전문직 구성원들이 업무와 관련하여 스스로 통제하고 결정하면서 자신의 역할을 수행할 수 있음을 의미한다. 이와 같은 직업적인 자율성은 업무상의 의사결정과 판단에 필요한 전문적인 기술과 지식을 필수 요건으로 하며 장기간의 교육훈련을 통해 준비돼야만 얻을 수 있는 것이다(지성애, 유형숙, 2001).

미국간호협회나 대한간호협회 등에서도 간호사 활동 및 업무 시 자율성을 증진시키기 위해 간호사 업무 범위 및 역할과 기능에 대해 정의하며 간호사의 법적인 권한을 인정받기 위해 많은 노력들을 기울이고 있으며 간호사의 활동을 자율적으로 통제하며 조절하는 역할을

하고 있다. 오늘날 간호사들도 스스로 전문가라고 인식하고 있으나 간호직이 전문직으로서의 범위를 넓히기 위해서는 간호의 전문성 및 독자성을 확보하고 질적인 보장을 위하여 간호사 자신의 임상적 의사결정 관련 전문 간호 지식과 기술, 창의성과 자기통제, 협상 능력 등을 향상시키기 위한 각별한 노력이 필요하겠다.

(7) 사회봉사

전문직은 해당 직업 종사자들의 인정이 아니라 사회적 인정을 바탕으로 한다는 점에서 사회에 기여하는 바가 커야 할 것이다. 전문직으로서 간호사는 이론과 지식을 인류에게 헌신적으로 제공하며 간호학은 사회에 봉사하는 것이 중요하다고 하였다(Rogers, 1982). 간호직은 전문직으로서 그들에게 의뢰된 문제들을 특정 개인과 집단의 요구뿐만 아니라 사회의 공동선에 봉사하는 방식으로 다룰 것이 기대되며, 남을 돕고 실천하는 돌봄의 학문으로서 근본적으로 타인에게 도움을 주는 이타적인 학문이라고 할 수 있겠다(박지원 외, 2012). 간호사의 사회봉사는 직업의 특성상 타인을 돌보며, 그러한 돌봄이 전문직 간호의 기본요소가 되어 더욱 자발적인 의지로 봉사를 제공하며 지역사회 안녕 및 기여에 이바지할 수 있을 것이다.

(8) 간호전문직관

급변하는 변화 속에서 간호사는 인류의 건강권 옹호자로 국민의 건강을 유지증진, 질병예방, 치유와 돌봄, 재활 등 복잡한 업무를 수행하기 위해서는 확고한 자기신념과 가치관 정립을 통한 간호제공이 필요하며 간호전문직에 대한 자긍심 또한 필요하다고 하였다(고순희와 정복례, 2004).

권영미와 윤은자(2007)의 연구에 의하면 간호사들은 긍정적이고 확고한 간호전문직관을 가지고 있을 때 의료현장의 다양한 전문인과 조화를 이루며 양질의 간호 제공과 효율적인 간호업무를 수행할 수 있다고 하였다. 이렇듯 간호전문직관은 간호사가 지닌 간호관에 따라서 실제 간호가 이루어지고 실제 간호에 의해 전체 간호상이 형성되므로 간호행위에 있어서 간호전문직관이 중요하다고 할 수 있겠다.

전문직의 기본 가치는 간호사 자신의 개인적 발전과 간호실무 활동의 질적인 면뿐만 아니라 간호사가 아닌 타인이 보는 간호에 대한 인식에 직접 영향을 미치므로 간호전문직관에 대한 확고한 이념과 목표가 없이는 그 어떤 간호활동도 참다운 간호로 승화되기는 어려울 것이다. 간호사의 사고와 신념은 간호사의 이미지 결정에도 영향을 미치게 된다. 간호학생이 가지고 있는 간호사에 대한 긍정적인 이미지도 간호전문직관 형성에 긍정적인 영향을 미칠 수 있다. 조결자와 강현숙(1984)에 따르면 교육과정 중에 경험하는 임상실습에서의 불만족은 학생의 자존감에 손상을 주어 결과적으로는 간호에 대한 이미지를 부정적으로 만들 수 있기 때문에 스스로 간호에 대해 긍정적 이미지를 형성하도록 노력해야 한다. 이러한 과정들은 결국 스스로의 정체성을 확고하게 정립하는 데 기여할 뿐 아니라 간호사에 대한 긍정적인 이미지를 통해 간호전문직관 형성에 긍정적인 영향을 미칠 수 있을 것이다.

① 전문간호사의 정의

전문간호사는 일 전공영역에서 확대된 역할을 수행하는 자로서 장애인, 가족, 지역사회를 대상으로 한다고 하였으며(미국간호협회, 1996) 또한 전문간호사란 대학교육 수준 이상의 교육을 받고 간호 분야 중 특별한 분야에 대해 높은 수준의 전문성을 가지고 업무를 수행할 권한을 위임받은 간호사(미국간호협회, 1992)라 하였다.

테일러(Talor, 1968)는 전문직의 기준을 전문가, 권한, 책임감, 자율성을 제시하기도 하였으며 간호사 전문직으로 이러한 조건들을 모두 포함할 수 있는 방법은 전문간호사 제도라고 하였다.

또한 미국간호협회(1996)에서는 전문간호사를 자율적인 치료처방(self-initiated treatment regimen)을 수행하는 탁월한 임상전문가라고도 하였다(김소선, 2003).

② 전문간호사 역할

대한간호협회(2004)에서는 전문간호사의 역할은 전문가적 간호실무 제공자, 교육자, 연구자, 지도자, 자문 및 협동자로서의 역할을 수행한다고 하였다.

㉠ 전문가적 간호실무 제공자

자신의 실무분야에서 간호와 관련 학문에 대한 폭넓은 지식과 기술을 토대로 기술을 기초로 대상자에게 우수한 간호서비스를 제공한다.

㉡ 교육자

환자, 가족, 일반간호사, 간호학생, 타 보건의료인을 대상으로 교육을 실시하고, 보수교육 또는 실무교육 프로그램 개발에 참여한다.

㉢ **연구자**

기존의 연구결과를 적용하여 간호업무를 수행하며, 실무에서 간호문제를 발견하고 연구문제로 제시하며, 연구를 직접 수행하거나 연구과정에 참여한다.

㉣ **지도자**

대상자에게 제공하는 간호의 질과 간호실무의 수준을 향상시키기 위해 임상적 리더십을 발휘하여 변화 촉진가, 역할모델 및 옹호자로서의 역할을 수행한다.

㉤ **자문 및 협동자**

대상자의 간호의 질을 향상시키고 효과를 극대화 하기 위해 일반간호사 및 타 보건의료인과의 협조체계를 구축하며 필요시 자문 및 조정자의 역할을 수행한다.

③ 전문간호사 제도

우리나라의 전문간호사는 1973년 의료법 제56조에 '분야별 간호사'라는 조항을 신설하여 보건, 마취, 정신간호사를 명시하였다. 그 후 1990년 분야별 간호사에 가정간호사가 추가되었으며 2000년 분야별 간호사가 전문간호사로 명칭이 바뀌며 시행되었다. 전문간호사(Advanced Practice Nurse, APN)는 보건복지부장관이 인증하는 전문간호사 자격을 갖고 해당 분야에 대한 높은 수준의 지식과 기술을 가지고 의료기관이나 지역사회 내에서 간호대상자(개인, 가족, 지역사회)에게 상급수준의 전문가적 간호를 자율적으로 제공한다. 또한, 환자, 가족, 일반간호사, 간호학생, 타 보건의료 인력 등을 교육하고 보수교육이나 실무 교육프로그램 개발 등에 참여한다.

National League for Nursing(1991)에 의하면 미국의 전문간호사는 간호사로서 일차건강관리를 수행할 수 있도록 준비된 사람으로 정의하였으며, APN(Advanced Practice Nurse)은 모든 간호사에 요구되는 2-4년의 기본적인 간호교육 이상의 고등교육을 습득하고 임상실무 조건을 만족시킨 광범위한 용어(조원정 외, 2002)로 미국의 전문간호사를 지칭한다. 미국에서의 전문간호사제도는 간호직의 발전과 의료소비자의 요구를 만족시키는 제도로 평가받고 있으며 급성의료기관 외의 모든 간호부서에 있는 간호사를 일차건강관리요원으로 규정하고 있고 전문간호사들은 클리닉, 간호요양원, 전문병원 등에서 일하고 있다(홍경자 외, 1998).

1978년부터 1990년까지 점차적으로 전문간호사 교육이 간호대학의 석사과정에서 이루어지게 되었고, 대학원 간호교육에서의 전문간호사 교육 프로그램은 매우 중요한 부분으로 자리 잡기 시작하였다.

미국의 전문간호사는 일반간호사와 구별하여 상급간호실무자(Advanced practice Registered Nurse, APRN)라는 용어가 상용되며 이는 마취전문간호사(Certified Registered Nurse Anesthetist, CRNA), 조산사(Certified Nurse-Midwife, CNM), CNS(Clinical Nurse Specialist), NP(Nurse Practitioner)로 분류한다.

㉠ CNS(Clinical Nurse Specialist, 임상전문가)

1950년대 정신간호학 분야에서 시작하여 전문간호사를 배출하였다. CNS는 주로 병원에서 활동하며 숙련된 지식과 기술로 상급간호 실무를 제공하며 교육자, 연구자, 멘토, 상담자 등의 업무를 담당하고 있다.

㉡ NP(Nurse Practitioner)

1965년 아동간호분야에서 시작하여 진단과 처방을 할 수 있도록 독립적인 권한을 주었으며 주마다 허용범위는 다소 차이가 있다. 주로 신체사정 및 건강력 체크, 급·만 성질환에 대한 진단 및 치료, 건강교육 및 상담업무를 담당하고 있다.

㉢ CRNA(Certified Registered Nurse Anesthetist, 마취전문간호사)

1909년 마취 관련 사망률을 줄이기 위해 외과 의사들의 요구에 의해 교육과정이 처음 시작되었다. 외래 수술센터 및 병원의 수술실에서 활발히 활동하며, 미국에서는 마취가 이루어지는 전체 환자의 65%를 마취전문간호사가 담당하고 있다.

㉣ CNM(Certified Nurse-Midwife, 조산사)

1925년 처음 시작되었으며 영유아 사망률을 현저히 줄이는데 많은 기여를 하였다. 특히 저소득층 주민들을 위해 큰 역할을 하며 부인과적 사정과 검진, 가족계획 상담, 산전, 산후관리, 정상 분만 유도, 신생아 관리 등을 담당하고 있다.

④ 전문간호사 교육과정

전문간호사 교육과정은 보건복지부장관이 지정하는 전문간호사 교육기관(대학원 수준)에서 2년 이상 실시하며, 10년 이내에 해당 분야에서 3년 이상 간호사로 근무한 경험이 있어야 교육과정을 신청할 수 있다. 전문간호사 교육과정의 교육생은 보건복지부에서 인원을 정하며 총 87개의 교육기관이 운영되고 있다(표 4-6).

⑤ 전문간호사 분야 전문간호사 자격

「의료법」 제78조에 따라 전문간호사의 자격 구분, 자격 기준, 자격증, 그 밖에 자격인정에 관하여 필요한 사항을 규정하며 전문간호사 자격은 보건, 마취, 정신, 가정, 감염관리, 산업, 응급, 노인, 중환자, 호스피스, 종양, 임상, 아동 등 총 13개로 구분한다.

표 4-6 전문간호사 교육기관(2023년말 현재)

전문간호사	교육기관명
가정 전문간호사	가톨릭대학교, 남서울대학교, 대전대학교, 백석대학교, 성균관대학교, 우석대학교 (총 6개)
감염관리 전문간호사	가천대학교, 가톨릭대학교, 건양대학교, 계명대학교, 동아대학교, 부산대학교, 연세대학교, 울산대학교, 충북대학교, 한림대학교 (총 10개)
노인 전문간호사	가천대학교, 건양대학교, 경북대학교, 경상대학교, 경희대학교, 계명대학교, 고려대학교, 고신대학교, 대구가톨릭대학교, 단국대학교, 동의대학교, 부산가톨릭대학교, 부산대학교, 삼육대학교, 성신여자대학교, 아주대학교, 연세대학교, 을지대학교, 이화여자대학교, 인제대학교, 인하대학교, 중앙대학교, 충남대학교, 한림대학교, 한양대학교 (총 25개)
마취 전문간호사	없음
산업 전문간호사	가톨릭대학교 (총 1개)
아동 전문간호사	연세대학교 (총 1개)
응급 전문간호사	가천대학교, 아주대학교, 인제대학교 (총 3개)
임상 전문간호사	고려대학교, 아주대학교, 연세대학교, 이화여자대학교, 한림대학교 (총 5개)
정신 전문간호사	경북대학교, 경희대학교, 계명대학교, 대구가톨릭대학교, 부산대학교, 을지대학교, 이화여자대학교, 인제대학교, 충남대학교 (총 9개)
종양 전문간호사	가천대학교, 가톨릭대학교, 건양대학교, 계명대학교, 고신대학교, 삼육대학교, 서울대학교, 성균관대학교, 연세대학교, 울산대학교, 중앙대학교 (총 11개)
중환자 전문간호사	동아대학교, 부산대학교, 서울대학교, 성균관대학교, 연세대학교, 울산대학교, 인제대학교, 충남대학교 (총 8개)

호스피스 전문간호사	가톨릭대학교, 경북대학교, 계명대학교, 고신대학교, 대구가톨릭대학교, 부산가톨릭대학교, 이화여자대학교, 창신대학교, 충남대학교 (총 9개)
총	88개

* 출처: www.koreanurse.or.kr

표 4-7 전문간호사 분야

전문간호사	업무내용
가정 전문간호사	• 의료기관 가정간호사업은 병원 퇴원환자를 포함해 거동이 불편한 만성질환자 및 노인, 장애인의 가정을 방문하여 전문적인 의료서비스를 제공
감염관리 전문간호사	• 병원 내 감염을 예방하고 관리하기 위해 감염 여부를 조사하고 예방계획을 수립·실시하며 감염관리 규정, 지침, 정책 등을 마련 • 감염 유행 시, 직원의 감염원 노출 시, 병원 환경관리 시 역학조사를 실시
노인 전문간호사	• 노인전문병원, 의료복지기관, 요양원 등에서 노인의 건강관리와 병세호전을 위해 간호계획을 수립하고 각종 프로그램을 진행하며 노인을 간호 • 노인의 응급처치 및 건강관리, 질병예방 등을 담당
마취 전문간호사	• 마취 간호진단에 근거하여 응급 상황을 고려한 마취계획을 수립하고 마취를 준비 • 환자의 반응에 대처하며 적절한 마취간호를 제공
보건 전문간호사	• 지역사회 주민과 기관을 대상으로 질병예방, 보건교육, 건강증진을 위한 사업을 계획하고 실시하며 평가
산업 전문간호사	• 사업장 건강관리실에서 근무하며, 근로자의 건강관리와 보건교육, 작업환경 및 위생관리, 사업장 안전보건체계 수립 등을 담당
아동 전문간호사	• 유아, 아동, 청소년에 이르기까지 의료서비스에 대한 거부감을 없애고 최상의 진료를 받을 수 있도록 역할 수행
응급 전문간호사	• 응급환자를 대상으로 환자의 상태에 따라 응급시술 및 처치를 시행
임상 전문간호사	• 임상 문제와 관련하여 신체검진을 진행하며 검사결과를 해석하고 지속적으로 주시하며 임상적 문제를 판단
정신 전문간호사	• 여러 가지 방법을 활용하여 정신간호 대상자의 스트레스를 완화시키고 관리하며 약물 및 심리치료법을 이용하여 환자를 간호
종양 전문간호사	• 암 예방 및 관리 정책 관련 교육을 진행 • 암환자에게 필요한 상담과 교육을 담당하며 간호가 필요한 환자에게 간호서비스를 제공

중환자 전문간호사	• 중환자를 대상으로 간호를 제공하고 신체검진 및 진단 결과를 해석하여 적정한 간호 계획을 수립하고 간호를 수행
호스피스 전문간호사	• 임종을 앞둔 말기 환자의 삶의 질을 향상시키기 위해 신체적, 정서적 안정을 도모하고 통증조절 및 증상완화를 위한 간호를 수행

* 출처: www.koreanurse.or.kr

3 간호전문직 성장을 위한 방향

간호전문직관이란 간호사의 기본이라 할 수 있는 인간 돌봄의 가치에 공감하는 전문직으로서의 활동과 역할을 포함하는 총체적인 신념을 뜻한다. 이것은 간호사가 전문직으로서 가져야 할 이념과 가치, 본질, 목적과 대상자 등에 대한 가치관을 직업관과 연결하는 것이다.

간호전문직관은 간호사 개인에게 긍정적인 사고와 신념을 가지게 하며 전문직 자아개념 및 전문직 이미지를 형성하고, 행동의 기준을 제공하고 행동을 평가하기 위한 개념 틀을 제공한다.

간호사의 바람직한 간호전문직관의 개발은 간호대상자에게 양질의 간호를 제공하여 이를 통해 간호사의 만족와 조직몰입이 향상되며 더 나아가 환자안전활동에 긍정적 영향을 미친다. 특히, 임상 현장에서 갈등 문제를 수월하게 대응하고 의사결정과정에 영향력을 미쳐 원활한 문제해결을 할 수 있도록 한다.

따라서 간호전문직으로 발전하는 데 저해요인을 살펴보고 간호전문성 신장을 위한 전략을 강조하여 간호전문직 성장에 방향을 제시하고자 한다.

1) 간호전문직 성장저해요인

간호가 전문직으로 성장하기 위해서는 간호사 자신이 간호전문직에 대한 올바른 직업관을 가질 필요가 있다. 그러나 간호가 전문직임에도 불구하고 간호수행역할에 비해 불충분한 급여, 간호 배치인력 부족으로 인한 업무과중에 따른 높은 이직률, 유휴 간호사의 재취업을 위한 다양한 제도 부족, 간호사가 의사의 보조역할만을 수행한다는 사회의 왜곡된 인식, 간호법 부재로 인한 임상실무에서의 제한된 자율성, 지역사회에서 활동하는 간호사의 역할보장에 어려움 등은 간호전문직 성장을 방해하는 요소이다.

2) 간호전문성 신장을 위한 전략

간호전문직 사회화 과정으로 간호전문직관이 처음 형성되는 간호대학생에게 간호사 이미지, 학과선택 동기, 교육환경, 임상실습만족, 전공만족, 자기효능감 등이 간호전문직관 형성과 밀접한 관계가 있다. 또한 전문직관이 긍정적인 간호사는 직무만족도, 조직몰입, 간호업무성과, 환자안전활동 실천율 등이 높다. 하지만 신규간호사가 임상현장에서 사회화 과정에 동화되지 못해 적응하지 못하고 정체성 혼란을 느끼면 간호전문직관을 긍정적으로 형성하기 어려워질 수 있다. 따라서 간호대학생, 신규간호사, 경력간호사의 간호전문직관에 관심을 가지고 관리할 필요가 있다. 특히 간호대학생과 간호사가 인식하는 간호사의 이미지는 간호전문직관 형성에 영향을 미치므로 간호사 개인도 긍정적 이미지를 갖도록 전략적으로 접근할 필요가 있다.

4 간호전문직의 사회화 과정

1) 간호전문직의 사회화

간호의 역할은 다양하고 복잡하므로 전문직으로써 책임감, 주의, 그리고 집중이 필요하다. 사회화란 개인이 사회적 작업을 수행하는데 필요한 가치, 규범, 기술을 습득하여 자신의 업무를 효율적으로 수행하고 자아를 획득해 나가는 과정이다. 사회화란 간호의 기본 개념으로 개인의, 개인 간, 그리고 조직기능적 관계 사이에서의 상호작용으로 발생한다. 이런 관계 사이에서 자원을 동원하여 자신의 문제를 해결할 기회를 준다. 즉, 전문직의 사회화는 전문직의 역할을 배우는 과정이다.

간호전문직관을 형성하기 위해서는 행위를 통한 행위과정에서 자신의 사고와 신념을 바탕으로 사회화 과정을 거치게 된다. 사회성은 사회화 과정에서 사회적 행동이 내재화된 것으로 간호대학생의 사회화(社會化, socialization)는 이론학습과 임상현장학습 등의 교육과정을 통해 간호에 대한 지식, 기술, 태도, 신념, 가치, 윤리적 표준 등을 내면화하고 이를 자기 이미지와 행동의 일부로 받아들인다. 이와 같이 직업의 정체성을 내면화하고 발달시키는 과정이 전문직 사회화이다(Chitty, 2001).

그러므로 간호대학생 시기부터 간호사로서의 정체 의식을 고취하는 것은 간호사로서 조직 사회화를 성공적으로 이루어낼 수 있는 중요한 요소라 할 수 있겠다. 이러한 노력이 전문직으로서 간호직에 이상을 가지고 성숙한 간호사로 성장하게 하는 요소이기도 하며 이런 과정을 거쳐 성장한 간호대학생은 간호사가 되어서도 자신이 속해 있는 간호조직의 설립방침을 수용하고 규범과 가치를 내면화하며 조직이 필요로 하는 업무지식과 기술의 습득 및 지지적인 상호관계를 통해 직업적 정체성을 형성하고 생산성 있는 일원으로 변화된다고 할 수 있다(김문실, 최순옥, 2003). 간호대학생이 전문직 사회화 과정을 성공적으로 경험하게 되면, 간호사로서의 직무와 역할을 수행하는데 필요한 기술과 지식을 습득하여 간호전문직에 대한 소속과 확신을 얻게 되어 간호전문직과 관련된 일을 능숙하게 수행할 수 있다는 자신감이 증가하게 된다(Secrest, Norwood, & Keatley, 2003). 따라서 간호대학생 스스로 각자의 간호전문직관을 확립할 수 있도록 다양한 노력이 필요하다고 할 수 있겠다.

2) 간호전문직 사회화 과정의 모델

(1) 코헨의 모델

코헨(Helen A Cohen, 1981)은 에릭슨(Erikson)의 발달단계와 관련하여 4단계를 발견하였다. 간호대학생들이 간호전문직 역할에 대한 안정감을 느끼기 위해 일방적 의존단계, 부정단계, 의존단계, 그리고 상호의존 단계를 경험하게 된다고 하였으며 만족스러운 사회화가 일어나기 위해서는 각 단계에서 긍정적 결과가 나타나야 하며 성공적으로 사회화된 학생들은 전문직 역할의 정체성을 포함한 자아개념도 완성할 수 있다고 하였다.

① 1단계 : 일방적인 의존단계(unilateral dependence)

일방적인 의존단계(unilateral dependence)는 학생이 기본 개념을 배우기 시작하는 것으로부터 간호학생은 지식과 경험이 아직 없어 교수의 감독하에 제한된 방법으로 실습을 하는 단계이다.

② 2단계 : 부정－독립단계(negative－independence)

부정－독립단계(negative－independence)는 학생이 비판적 사고가 가능하며 기본 지식을 개발하는 단계이다. 인지적 반란(cognitive rebellion) 단계라고 알려진 이 단계의 특징은 학생이 간호에 대한 제한된 지식을 가지고 교수에게 질문하기 시작한다.

③ 3단계 : 의존-상호단계(dependence-mutuality)

의존-상호단계(dependence-mutuality)에서는 학생이 타인과의 공감과 관계를 형성하기 시작한다. 학생은 좀 더 현실적으로 환경을 관찰할 수 있으며 비판적 사고가 가능하다. 논리적 판단 능력이 증가하여 아이디어를 논리적으로 표현할 수 있다. 학생은 현실적인 판단을 하고 개념, 아이디어, 그리고 모델을 객관적으로 평가하는 방법을 배운다.

④ 4단계 : 상호의존단계(interdependence)

상호의존단계(interdependence)에 있는 학생은 다른 이를 통해 학습하며 독립적 판단을 하는 단계이다. 학생은 독립성과 협력을 동시에 필요로 하며 의사결정과정에서 타인과의 협력을 위해 노력해야 한다. 학생은 정규교육과정을 마치기 전에 전문직에 대한 정체성을 가지고 자신의 지식 역량을 최대화하기 위해 노력해야 한다.

(2) 크래머의 모델

크래머(Marlene Kramer, 1975)는 신규간호사가 몇 년간 교육과정을 통해 준비해온 현실이 자신이 예상한 업무환경과 맞지 않을 때 오는 갈등을 "현실충격(reality schock)"이라고 정의하였다. 신규간호사는 업무장소에서 효과적인 업무수행에 대한 준비가 되지 않았을 때 현실충격이 발생하며 무력감과 비효과성을 경험한다. 일부 신규간호사는 자신이 배운 가치, 태도, 그리고 행동을 업무에 적용하기 쉽지 않아 현실충격을 해결하기 위한 조치를 취하기 전에 간호사를 그만둔다. 크래머는 신규간호사가 업무에 적응하기 위해 전이하는 단계를 4단계로 서술하였다.

① 1단계 : 기술과 일상적인 것의 습득(skills and routine mastery)

이 시기의 신규간호사는 업무환경에 대한 기대를 가진다. 신규간호사는 환자에게 순서에 맞는 술기와 일상적인 것을 습득하기 위해 집중을 하며 역량을 높이기 위해 노력한다.

② 2단계 : 사회적 통합(social integration)

이 단계는 동료간호사와 통합하는 단계로 간호사로서 일하는 방식과 행동을 배우는 단계이다. 이 시기에 신규간호사가 여전히 1단계에 머물러 있으면 동료들의 인정을 받고 있지 않을 수 있다. 교육환경에서 배운 전문 개념을 적용하는데 비협조적인 경우 동료들로부터 소외감을 느낄 수 있다.

③ 3단계 : 도덕적 회의(moral outrage)

이 단계는 신규간호사들이 간호 상황과 부조화되는 것을 깨닫고 교수와 상사에게 분노와 배신감을 느끼는 단계이다. 학교에서 배운 대로 간호수행을 하고 있지 않고 아무도 이런 상황이 될 것이라고 얘기해주지 않은 것에 분노를 느끼는 단계이다.

④ 4단계 : 갈등 해결(conflict resolution)

신규간호사가 환경에 적응하고 갈등을 해결하기 위해 다음과 같은 방법을 선택한다. 자신들의 가치를 보존하면서 간호행동을 변화시킨다. 본인의 가치를 변화하고 관료주의적인 가치를 수용하여 시스템에 적응한다. 전문직 가치와 관료적 가치를 동시에 수용한다.

(3) 베너의 모델-novice to expert

베너(Patricia Benner, 1984)의 모델은 어떻게 전문기술이 부족한 초심자가 5단계를 통해 고도의 기술을 사용하는 전문가가 되는지를 설명하고 있다. 베너는 간호직의 전문성 개발에 있어서 경험을 강조하였다. 이 모델은 멘토 또는 전문간호사의 전문성을 성장시키는데 많이 적용되므로 학생뿐만 아니라 간호경력간호사에게도 적용할 수 있다.

① 1단계 : 초보자(novice)

초보자는 지식과 기술이 없어 규칙과 제한에 의존한다. 베너는 간호학생이 간호교육과정을 처음 시작하는 시점이 1단계에 해당한다고 하였다. 이 단계의 간호학생은 제한적인 업무를 수행하고 융통성이 없다.

② 2단계 : 상급초보자(advance beginner)

경험을 가지고 이론을 적용할 수 있으나 좁은 범위의 임상실무를 수행하므로 지지가 필요한 단계에 해당하는 1년 미만의 신규간호사가 이 단계에 속한다.

③ 3단계 : 적임자(competent)

간호사는 환자를 간호하는 데에 우선순위 설정, 의사결정, 계획 그리고 조정을 동시에 할 수 있다. 이 단계의 간호사는 조직능력과 기획능력을 발휘할 수 있는 역량과 능률을 가진 것이 특징으로 2-3년차 간호사가 이 단계에 속한다.

④ 4단계 : 숙련가(proficient)

숙련된 실무가는 환자의 전체적인 상황을 이해하고 우선순위를 결정하여 장기적인 목표를 세워 환자를 간호한다. 풍부한 임상경험으로 조직에 대한 몰입이 높다. 3-5년차 간호사가 이 단계에 속한다.

⑤ 5단계 : 전문가(expert)

이 단계에 있는 간호사는 직관을 이용하여 간호중재를 수행한다. 따라서 매우 능숙하고 융통성 있는 업무를 수행할 수 있는 다년간의 경험을 가진 간호사가 이 단계에 해당된다.

(4) 달튼의 모델

달튼(Dalton C., 1977)은 중심활동 초기관계 및 중요한 심리문제를 4단계별로 연결한 longitudinal model을 제시하였다. 직업인 중 일부만이 4번째 단계에 도달하며 이 단계에서는 조직이 나아갈 방향을 제시해 준다. 간호사는 임상현장에서 4번째 단계의 지위에 성공하기에는 큰 노력이 필요하다.

① 1단계 : 도제, 종속관계(apprenticeship)

이 단계는 멘토의 밀접한 지휘와 지도하에 업무를 수행하는 단계로 간호사는 심리적으로 의존 상태이다.

② 2단계 : 동료관계(independence)

1단계에 비해 업무수행에 스스로 만족하는 단계로 간호사는 유능하고 독립적으로 업무수행이 가능한 단계이다.

③ 3단계 : 롤 모델(mentoring)

이 단계부터 간호사는 책임감을 가지고 다른 간호사의 간호기술 개발을 위해 지도하며 영향력을 행사한다.

④ 4단계 : 후원자(strategic)

조직에 전략적 영향력을 행사하는 단계이다. 관리자, 내부기업가, 아이디어 혁신가 등의 역할을 수행하는 것으로 심리적 파워를 행사하는 단계이다.

<table>
<tr><th>단계</th><th>코헨</th><th>크래머</th><th>베너</th><th>달튼</th></tr>
<tr><td>1</td><td>일방적인 의존단계</td><td>기술과 일상적인 것의 습득</td><td>초보자</td><td>도제, 종속관계</td></tr>
<tr><td>2</td><td>부정 – 독립단계</td><td>사회적 통합</td><td>상급초보자</td><td>동료관계</td></tr>
<tr><td>3</td><td>의존 – 상호단계</td><td>도덕적 회의</td><td>적임자</td><td>롤 모델</td></tr>
<tr><td>4</td><td rowspan="2">상호의존단계</td><td rowspan="2">갈등 해결</td><td>숙련가</td><td rowspan="2">후원자</td></tr>
<tr><td>5</td><td>전문가</td></tr>
</table>

간호전문직에서의 사회화 과정은 학생의 초보자 역할에서 간호사의 상급 간호를 수행하는 역할로 전이하는 중요한 과정이다. 간호사가 경험하는 역할 갈등의 정도가 높으면 직무 만족도를 떨어뜨리고 결국 이직으로 이어진다. 1년 이하의 신규간호사는 역할 갈등으로 인해 70%가 이직의도를 가지고 있다고 보고되고 있다. 따라서 신규간호사의 사회화 과정을 이해하고 역할 갈등을 최소화하여 조직으로의 이행을 돕는 것은 병원조직과 간호조직의 의무이자 책임이다.

활동 과제

✔ 전문직의 특성에 대해 설명해 봅시다.
✔ 전문직으로서의 간호사의 활동에 대해 의견을 나누어 봅시다.
✔ 크래머 모델을 근거로 신규간호사가 경험하는 현실충격에 대해 의견을 나누어 봅시다.
✔ 베너의 재사회화에 대해 설명해 봅시다.

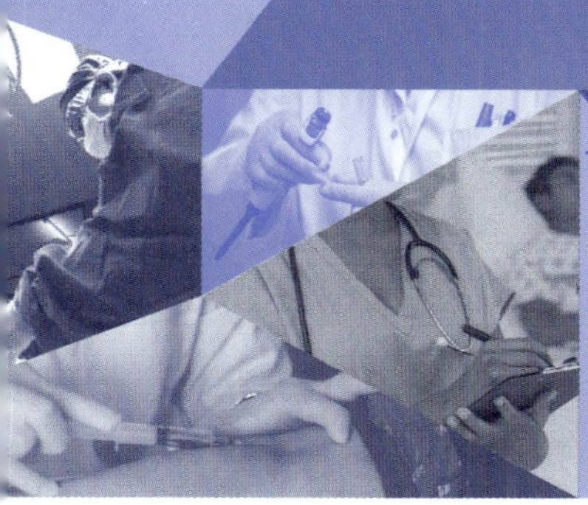

INTRODUCTION to NURSING

제5장

간호전문직과 간호조직체계

학습목표

1. 간호조직의 목적을 이해할 수 있다.
2. 간호 관련 국제 조직을 설명할 수 있다.
3. 간호 관련 국내 조직을 설명할 수 있다.

1 간호조직의 목적

간호조직이 전문직으로 자리 잡기 위해서는 사회적 승인이 필요하며 이는 전문직으로서 높은 사회적 지위를 누리게 하는 배경이 된다(송진욱, 1994). 이를 위해 세계 간호사들은 국제조직을 이루어 단합하고 함께 나아가고 있다. 또한 우리나라에서도 국내조직을 중심으로 간호가 나아갈 방향과 간호사 자질 향상에 힘쓰고, 다양한 간호 영역을 개척하며, 보건의료정책 결정자로서 간호사 파워를 구축해 나가고 있다. 간호의 국제 및 국내 조직 이해를 바탕으로 효율적인 간호조직을 관리하기 위한 노력은 중요하겠다.

2 국제 조직

1) 국제간호협의회(International Council of Nurses, ICN)

(1) 설립목적

국제간호협의회는 1899년 펜위크와 영국 간호사들의 국제적인 간호사 조직의 필요성을 인식하면서 준비되었다. 1900년 6월 발기총회를 열고 펜위크를 초대회장으로 선출하였다.

그림 5-1 ICN 상징

이 조직은 국제적으로 가장 오랜 역사를 가지는 동시에 가장 큰 직업여성단체로 간호사 조직을 세계적인 체제로 묶어서 전 세계 간호전문직과 간호사의 사회 경제적 상태를 향상시키며, 국내외 보건정책에 영향을 주기 위해 설립되었다.

전 세계 130개국 이상의 정회원국이 있으며, 회원국의 모든 회원들은 자동으로 ICN회원이 된다. ICN의 최고 의결기관은 회원국가 대표자회의(the council of national representative, CNR)이며 정회원국의 회장으로 구성되며 2년마다 회의를 개최하여 주요사업 계획들을 심의 결정하며 4년마다 총회에서 회장을 선출한다. 우리나라는 1949년에 정식 회원국으로 가입하였고 1989년 제19차 총회를 서울에서 개최하였으며 김모임 박사가 1989년에서 1993년까지 회장을 역임한 바 있다.

(2) 국제간호협의회 기능

국제간호협의회 기능은 한 국가단위로는 할 성격이 못되거나 혹은 하지 못하는 일들을 하며, 회원국의 커다란 문제에 대해 연구 협조한다. 간호사업의 국제통계 및 정보를 장악하고 있으며 국제적인 정치, 경제, 의료 및 보건단체들과 횡적인 교류를 하고 있다. 또한 국제간호협의회는 간호전문직의 국제적 발전을 지원하고, 간호실무의 범위를 이해하며, 간호리더십 기술을 강화하며, 간호, 보건, 인권분야의 동향과 이슈를 알리도록 디자인된 International Nursing Review를 비롯하여 폭넓은 출판물을 만들어 내고 있다.

1953년 브라질 총회에서 국제간호사윤리강령을 채택 선포한 후 변화하는 사회에 맞춘 의료서비스와 간호제공이 될 수 있도록 주기적으로 검토, 수정하고 있다.

2) 세계보건기구(World Health Organization, WHO)

(1) 설립목적

세계보건기구인 WHO는 1948년 61개국이 세계보건기구헌장에 서명한 후 1948년 26개 회원국의 비준을 거쳐 국제연합의 전문기구로 정식 발족되었다. 국제연합(UN)의 특별기구로 보건 분야 국제협력을 도모하고 촉진함으로써 국제 보건 분야에서 주도적 역할을 한다. 설립목적은 '세계의 모든 사람들이 가능한 한 최고의 건강수준에 도달하는 것(the highest attainable health)'이다. 스위스 제네바에 본부를 두고 있으며 194개의 가맹국이 있다.

세계보건기구는 설립 직후부터 전 세계를 6개 지역으로 구분하여 각 지역에 지역위원회와 지역사무국을 두고 있다. 6개 지부는 아프리카 지부(브라자빌, 콩고), 아메리카 지부(워싱턴 D.C., 미국), 중동 지부(카이로, 이집트), 유럽 지부(코펜하겐, 덴마크), 동남아 지부(뉴델리, 인도), 서태평양 지부(마닐라, 필리핀)이다. 이 구분에 의해 우리나라(남한)는 1949년 제2차 로마총회에서 서태평양 지역 회원국으로 가입했고 북한은 1973년 우리나라를 피해 동남아시아 지역 회원국으로 가입하였다.

(2) 세계보건기구 기능

세계보건기구는 국제보건사업의 지도적, 조정적 기구의 성격을 띠며, 주요사업으로 본부사무국을 중심으로 한 중앙기술사업과 각 지역 사무국을 중심으로 한 각국에 대한 기술원조로 나누어진다. 주요 기능은 다음과 같다.

- 보건의료 강화를 위한 정부지원
- 질병역할, 통계서비스를 포함한 기술적 및 행정상의 서비스 제공
- 향상된 영양, 주거, 위생, 근무 환경과 그 외 환경위생상태 개선 장려
- 건강증진에 기여하는 과학적, 전문적 모임 간 협조 증진
- 보건 관련 국제회의, 협정 및 협약을 제의
- 보건 분야의 연구 추진과 지휘
- 식품, 화약품, 약품에 대한 국제적 기준 개발
- 보건 문제에 있어서 일반적인 견해 개발에 대한 지원

3) 국제적십자사(International Red Cross)

(1) 설립목적

스위스의 은행가였던 앙리뒤낭은 1859년 이탈리아 통일전쟁 당시 무고한 사상자들을 목격하면서 인도주의적인 전사자 구호를 호소하였다. 나이팅게일의 도움을 받아 국제적십자 · 적신월운동(이하 적십자운동)을 시작하면서 1863년, 어떤 차별도 없이 인간의 고통을 예방하고 경감하기 위해 노력하며 인간의 존엄성을 보호하는 목표 하에 국제적십자위원회(International Committee of Red Cross: ICRC)를 창설하였다. 그 후 1864년 12개국의 승인으로 제네바 조약이 성립되어 국제적십자사(International Committee of Red Cross: ICRC)를 창건하는 기본이 되었다. 제네바 조약은 '전쟁 지역에 있는 군대의 부상자 및 병자의 상태 개선에 관한 조약', '해상에 있는 군대의 부상자, 병자, 난선자의 상태 개선에 관한 조약', '포로의 대우에 관한 조약', '전쟁 시 민간인 보호에 관한 조약'의 인도주의에 기반한 조약이다.

국제적십자사의 설립목적은 전시나 사변 시에는 상병자, 어린이, 허약자, 임산부에 대한 보호와 관련 활동 및 병원, 의료요원, 수송 포로 등에 대한 중립적인 대우와 의료, 간호 및 구호사업을 수행한다. 또한 평화 시에는 재해 방지, 안전, 구호 및 예방을 하는 국제협력 조직체로 인간 고통이 있는 곳이면 어디든지 개입하여 생명을 보호한다.

(2) 국제적십자사 기능

적십자운동은 국제적십자위원회, 국제적십자사 · 적신월사연맹(International Federation of Red Cross and Red Crescent Societies; IFRC) 및 각국 적십자사 혹은 적신월사로 구성되어 있다.

국제적십자위원회는 국제적 · 비국제적 무력충돌과 긴장 상황에서 피해자들을 지원하며 이들의 생명과 존엄성을 보호하며 무력 충돌 시에 국제적십자사 · 적신월사연맹과 각국 적십자사 · 적신월사의 국제적 지원 활동을 지휘하고 조정자 역할을 한다. 더 나아가 피억류자, 부상자, 환자, 민간인에 대한 중립적 지원에 대한 항구적인 책임을 진다.

국제적십자사 · 적신월사연맹은 1919년에 설립되어 국제적십자위원회와 각국의 적십자사가 참가하는 기구이다. 주요 업무 및 기능은 교육활동, 구호활동, 지원활동 및 기타활동으로 구체적으로는 청소년을 대상으로 인도주의 교육활동과 재난대비 및 대응 활동, 회원사 간 지원활동 등이다.

각국 적십자사 · 적신월사는 현재 총 191국의 적십자사 · 적신월사가 활동하며, 자국 정부의 인도적 활동에 대한 보조적 역할을 담당하고 있다. 국내 재해구호와 보건 및 사회복지 프로그램을 포함한 다양한 활동을 수행하며, 전시 상황에는 민간인 피해자를 지원하고, 필요한 경우 군 의료구호활동을 지원한다. 대한적십자협회는 1903년 1월 8일에 제네바협약에 가입하였고 상해임시정부 하에서도 독립군과 거주 동포를 위한 인도적 활동을 수행하였으며 6 · 25전쟁 시에도 피난민을 대상으로 구호활동을 전개하였다.

(3) 간호사업과의 관련성

국제적십자운동의 7가지 기본원칙은 인도(Humanity), 공평(Impartiality), 중립(Neutrality), 독립(Independence), 자발적 봉사(Voluntary Service), 단일(Unity), 보편(Universality) 이다. 전쟁터에서 부상자를 차별 없이 돌보려는 인도주의 정신에 의한 적십자 활동은 인간 존중을 보장하기 위한 것이며 나아가 이것은 인류가 처한 고난을 예방하고 생명과 건강을 보호하며 상호이해와 협력으로 항구적 평화 증진을 위한 것이다. 따라서 국제적십자의 정신은 간호의 차별 없는 돌봄의 정신과 일맥상통하고 있다. 국제간호사윤리강령에서도 이러한 적십자 정신에 대한 이해와 업무의 책임 보편성을 강조하고 있다.

4) 미국간호협회(American Nurse Association, ANA)

미국간호협회는 등록 간호사를 위한 전문적 단체로 간호실무 수준을 유지하고, 간호사의 복지를 향상하며, 일반적인 근로조건을 개선함을 설립목표로 하고 있다. 주요 기능 및 역할로는 간호에 대한 사명감을 높이고 간호교육의 수준을 높이며, 간호사업의 가치와 간호사의 명예, 권익, 기타 수준을 향상시키고 있다. 미국간호협회는 간호사들의 전국적인 자치단체로 국제간호협의회(ICN)의 회원국 단체로 활동하면서 미국 간호연맹(National League for Nursing, NLN)과 유기적인 관계를 맺고 있다.

3 국내 조직

1) 대한간호협회(Korea Nurse Association, KNA)

(1) 설립목적 및 조직도

대한간호협회는 의료법에 의하여 설립된 전국적 조직을 두는 간호사회로서 한국 간호사를 대표하는 단체이다. 또한 회원의 자질향상을 도모하고 직업윤리를 준수하며 회원의 권익옹호와 국민건강 및 사회복지 증진과 국제 교류를 통한 국가 간호사업 발전에 기여함을 목적으로 하고 있다.

대한간호협회는 회장 1명, 부회장은 선출직 부회장 2명, 당연직 부회장과 상임 부회장 1명을 두고 있으며 이사 10명(선출직 이사 8명, 당연직 이사 2명)과 지부장 및 산하단체장과 감사 2명으로 구성하고 있다. 협회 사업의 효율적인 수행을 위하여 간호사업자문위원회, 상임위원회 및 특별사업위원회를 두고 있으며, 협회 목적달성을 위하여 필요한 경우 특별위원회를 둘 수 있다. 위원회로는 협회의 정책, 간호교육 및 사회 · 경제 · 복지에 관한 문제를 자문하기 위한 간호사업자문위원회가 있으며, 사업수행을 위하여 운영위원회, 정책위원회, 법제위원회, 교육위원회, 재무위원회, 출판위원회, 홍보위원회, 복지위원회 등 총 8개의 상임위원회를 두며, 특별사업위원회, 대의원총회, 대표자회의 및 이사회에서 위임된 사항과 협회의 목적 달성을 위하여 필요한 경우에는 특별위원회를 두며 이사회의 결정에 따라 전문위원을 둘 수 있다. 2013년 6월에는 윤리위원회가 신설되어 회원의 윤리향상을 위하여 의료법 제66조의2에 따른 자격정지 처분 요구에 관한 사항, 회원의 자격심사에 관한 사항, 회원의 징계에 관한 사항과 그 밖에 회원의 윤리 확립을 위해 필요한 사항 등을 결정하고 있다.

대한간호협회의 17개의 지부를 두고 있으며 지부의 명칭은 사단법인 대한간호협회 각 시 · 도 · 특별자치도 간호사회 및 군진간호사회라 칭하며, 분회의 명칭은 각 시 · 구 · 군 간호사회라 칭한다. 또한 10개의 산하단체를 두고 있으며 산하단체의 명칭은 사단법인 대한간호협회 보건간호사회, 병원간호사회, 마취간호사회, 보건진료소장회, 보건교사회, 산업간호사회, 보험심사간호사회, 가정간호사회, 정신간호사회, 노인간호사회가 활동 중이다(그림 5-2).

그림 5-2 **대한간호협회 조직도**

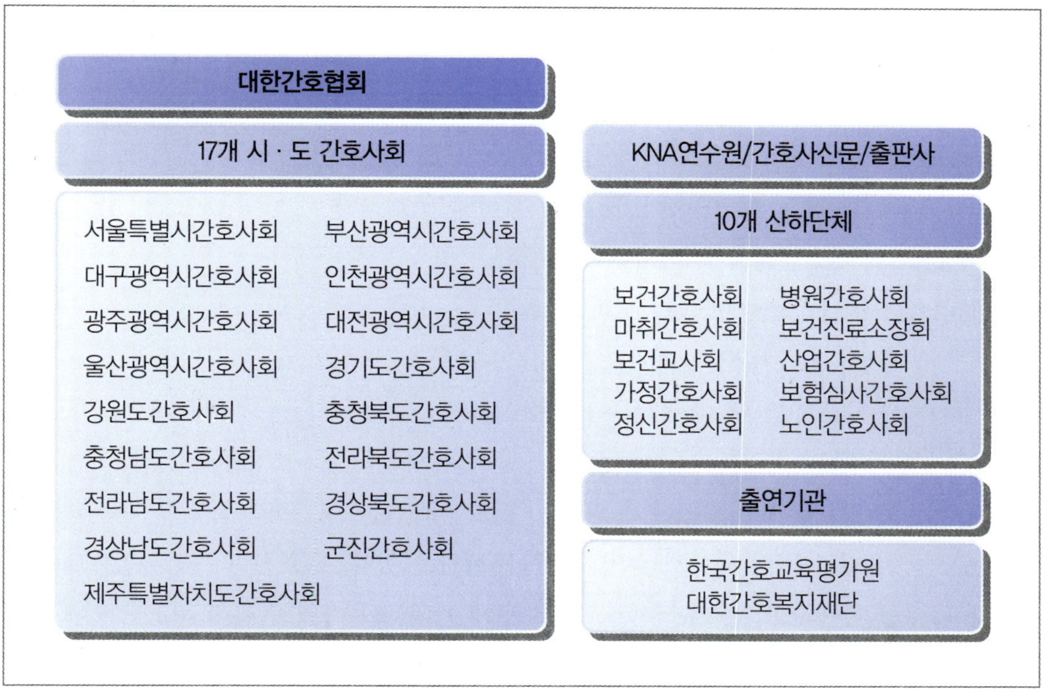

(2) 대한간호협회 활동 및 주요사업

대한간호협회의 비전은 '환자가 안전하고 간호사가 행복한 사회'로 국민의 건강을 책임지는 전문 의료인으로서의 역할에 충실하며 간호사를 회원으로 하는 단체로서 협력과 회원의 권익 증진에 앞장서며 간호사의 복지증진 및 전문직 발전을 위한 활동이 이루어지고 있으며 구체적인 활동으로는 회원 중심의 조직역량 강화, 법 제도 개선을 위한 대정부활동, 회원복지 및 홍보역량강화, 보수교육 내실화 및 간호사업 전문성 강화, 대국민 간호이미지와 한국간호의 국제적 위상 제고 등이 있다.

또한 대한간호협회는 협회의 설립 목적을 위해 다음과 같은 사업을 유지 진행하고 있다.

- 국민건강증진에 관한 사항
- 간호윤리 및 저작권 관리에 관한 사항
- 보건의료제도의 조사연구 및 간호업무와 개선에 관한 사항
- 간호학 연구 및 학술발전에 관한 사항
- 간호교육발전 및 교육제도 개선에 관한 사항
- 간호사 보수교육에 관한 사항

- 간호사의 권익옹호와 복지 및 취업알선에 관한 사항
- 기관지(회지, 신문) 및 간호학 관계 서적 발간에 관한 사항
- 대한간호협회(KNA) 연수원 운영에 관한 사항
- 보건 및 사회복지사업에 관한 사항
- 한국간호교육평가원 지원에 관한 사항
- 간호사업에 대한 관계 부처와의 협의 및 건의에 관한 사항
- 간호업무의 국제교류에 관한 사항
- 제 단체와의 상호협조 및 교류에 관한 사항
- 간호사국가시험 및 면허 · 자격관리에 관한 사항
- 기타 본회의 목적달성을 위하여 필요한 사업

주요사업 외에도 목적을 달성하기 위하여 필요한 때에는 이사회의 의결을 거쳐 협회의 본질에 반하지 않는 범위 내에서 수익사업을 진행하고 있다. 대표적인 수익사업으로는 신규출판 분야를 확대하고, 간호학 전문교육교재 개발 및 교육사업 연계 교육교재 출판 등이 있으며 온라인 쇼핑몰을 운영 및 KNA 연수원을 설립하여 운영 중이며 이를 통한 연수원 고객 유치 활동 및 간호대학 대상 프로그램 유치 · 운영을 통해 경영전문성을 유지하고자 활동하고 있다.

또한 앞에서도 언급하였듯이 대한간호협회에서는 간호사 국가시험 개선 및 면허신고제 체계 내실화에 앞장서서 국가시험 개선을 위한 장 · 단기 발전계획 수립, 국가시험과목 개선 및 발전방안 마련, 실기시험제도 도입을 위한 타당성을 검토하는 활동을 계획 및 진행하고 있으며 면허신고시스템 개선 및 운영, 면허신고 통계 DB 구축 및 결과보고, 신고체계 개선을 위한 면허신고 관련 정부예산 확보, 보수교육 유예 · 면제자의 관리방안 수립, 면허신고 관련 홍보 활동을 유지, 진행하고 있다.

또한 국제간호와의 유대강화 활동으로는 2015년 서울 세계간호사대회(ICN Conference and CNR 2015 Seoul)를 성공적으로 개최하여 전 세계 간호학 전문가들이 제공하는 최신 지식과 동향, 그리고 선진국 간 정보 등을 한 곳에서 만날 수 있는 기회를 마련하여 한국 간호 분야의 발전된 모습과 연구성과를 전 세계에 홍보하는 좋은 기회를 가진 바 있다.

2) 대한간호정우회(Korean Political Society)

(1) 설립 목적 및 조직도

대한간호정우회는 간호정치인을 발굴하여 육성하고, 간호사의 정치의식 함양 및 국민건강 증진 관련 사업과 간호의 발전을 위한 정책 및 정치활동에 관한 사업을 설립목적으로 한다.

회장 1명, 수석부회장 1명, 부회장 4명과 감사 및 자문단을 두며 기획분과위원회, 섭외홍보분과위원회, 재정분과위원회, 교육연구위원회 등 총 4개의 분과위원회와 제주를 포함한 총 18개의 권역지회가 활동하고 있다(그림 5-3).

그림 5-3 대한간호정우회 조직도

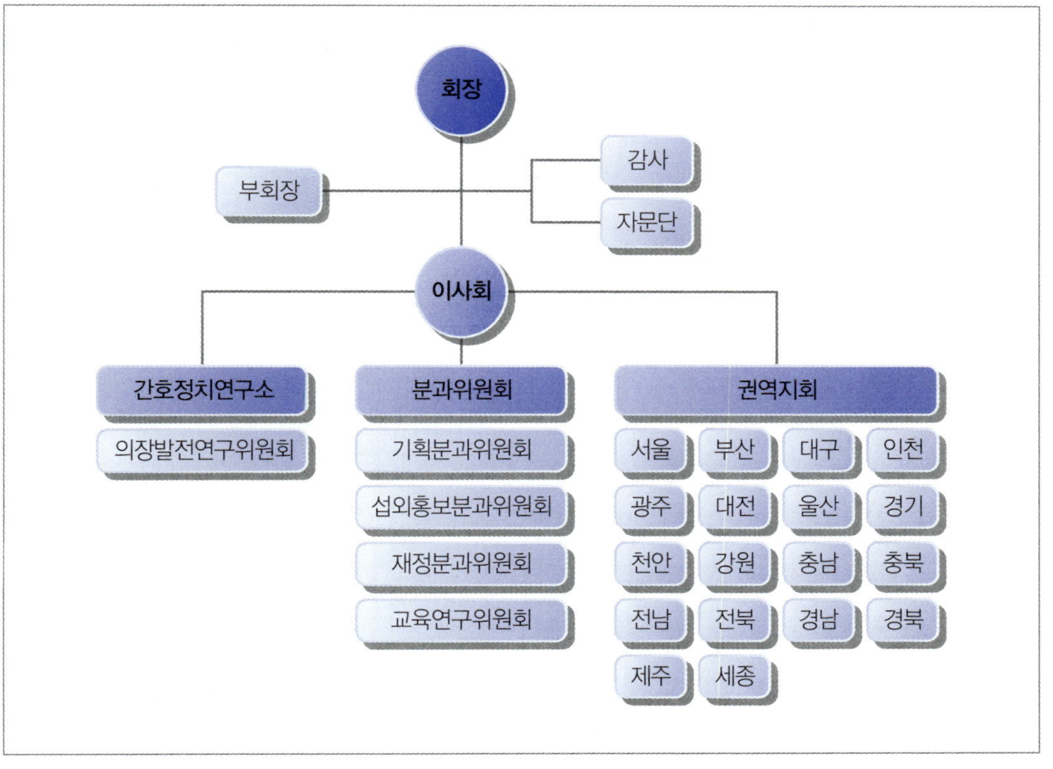

(2) 대한정우회 활동

1986년 간호협회 제53회 대의원 총회에서 간호계 인물의 정치참여가 안건으로 상정하여 간협 사업계획에 포함되었다. 이에 1991년 '간호정우회'가 창립총회를 거쳐 창립되었으며 초대 회장으로 전산초가 취임하였다. 창립 이후 1991년 광주광역시 의회의원으로 안성례의원이, 2000년에는 최영희, 김화중 전 회장이 국회의원으로 당선되었다. 또한 1998년 김모임 연세대 보건대학원장과 2003년 김화중 국회의원이 간호사로서 보건복지부장관에 임명되어 활동하였다. 이후에도 많은 국회의원이 선출되어 활발한 의정활동을 하고 있다.

3) 병원간호사회(Hospital Nurse Association, HNA)

(1) 설립 목적

병원간호사회는 병원간호사업 향상을 위한 연구와 새로운 지식의 보급, 회원의 권익옹호 및 상호간의 친목을 도모하며 국민보건향상에 기여함을 목적으로 의료법에 의하여 설립

그림 5-4 병원간호사회 조직도

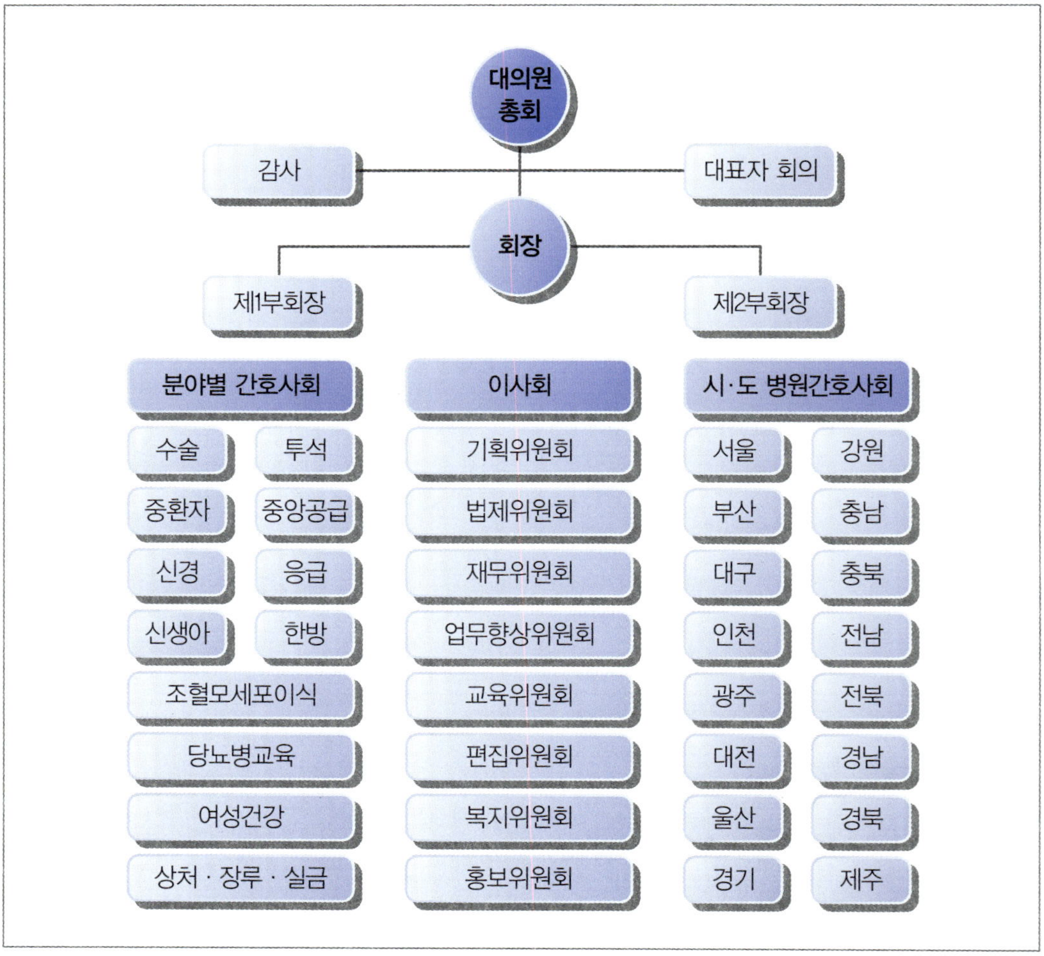

된 사단법인 대한간호협회의 산하단체이다.

간호의 전문성 강화와 생산성 향상으로 병원간호사의 위상을 높이고, 회원의 신뢰와 화합을 도모하며 국민건강에 이바지하고자 하는 미션 아래 병원간호 발전을 위한 지원 활동, 병원간호사 역량강화 사업, 병원간호 실무 향상, 병원간호사의 권익옹호와 복지증진과 간호사 이미지 향상과 홍보를 위해 지속적으로 노력하고 있다.

(2) 조직도

회장과 2명의 부회장이 있으며 12개의 분야별 간호사회와 8개의 이사회에 총 10명의 이사, 16개의 시, 도 병원간호사회를 산하단체로 두고 있다(그림 5-4).

4) 한국간호과학회(Korean Society of Nursing Science)

(1) 설립목적 및 조직도

한국간호과학회는 현재 3,400명의 간호학자들이 활동하고 있는 연구단체로 간호의 학문적 발전과 연구에 관한 활동, 국내외 학회와의 교류 및 회원의 학술활동지원을 목적으로 하고 있다. 회원의 구성은 133개 간호교육기관 및 간호학 관련 연구소에 재직 중인 교수, 연구원, 간호계 지도자로 되어 있다.

한국간호과학회의 조직 구성은 회장 1명, 부회장 1명, 이사 20명 이내(회장, 부회장 포함), 감사 2명으로 되어 있으며 기획법제위원회, 재정위원회, 학술위원회, JKAN 편집위원회, ANR 편집위원회, 교육위원회, 대외협력위원회 등 총 7개의 상임위원회가 활동 중이며 실행 이사회가 위촉한 사항 등을 포함한 각 위원회별 주요활동 사항은 다음과 같다(표 5-1). 또한 성인간호학회, 아동간호학회, 여성건강간호학회, 지역사회간호학회, 기초간호학회, 간호행정학회, 기본간호학회 등 총 8개의 회원학회를 두고 있다(그림 5-5).

표 5-1 한국간호과학회 위원회 활동

위원회 명	주요 활동	
기획법제위원회	• 학회발전을 위한 장단기 업무계획수립 • 회원 및 회원학회의 자격 심의	• 정관과 제반 규정의 제정 및 개정 • 주요 관련 정책의 기획
재정위원회	• 재원확보 • 법인 중점사업 재정지원	• 예산편성 및 결산

학술위원회	• 국내 및 국제학술대회 개최 • 국내외 학술교류	• 우수 및 신진 간호과학자 수상자 선정
JKAN 편집위원회	• JKAN 발간	• 학회지 질 향상을 위한 사항
ANR 편집위원회	• ANR 발간	• ANR 학회지 질 향상을 위한 사항
교육위원회	• 간호교육의 주요정책 연구 • 간호교육과 관련된 업무수행	• 간호교육자의 교육
대외협력위원회	• 국내·외 학회홍보 및 교류 • 홍보자료 제작 • 회원확보	• 대외매체 홍보 • 홈페이지 관리 • 뉴스레터 제작

그림 5-5 한국간호과학회 조직도

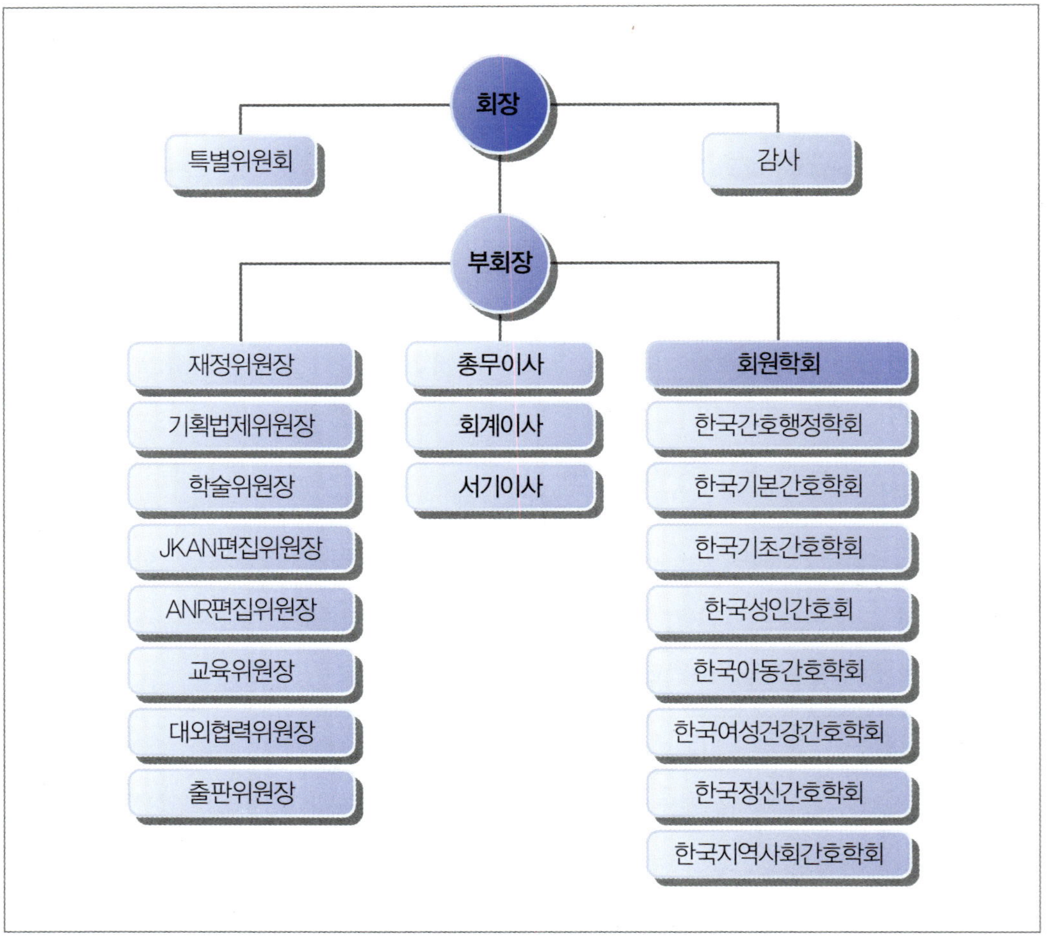

(2) 주요 활동

한국간호과학회의 기본목표는 간호학 연구와 국내, 외적 학술활동을 통해 간호학문의 발전을 위해 노력하고 이를 통해 국민건강증진을 위한 신기술개발 및 정책수립에 이바지하여 타 학회와의 교류를 활성화하는 데 있다. 주요활동으로는 간호학의 연구 활동, 국내 · 외 학술유관기관과의 교류, 8개의 회원학회 활동지원 및 간호실무 발전을 위한 이론개발, 간호학자의 연구 활동 지원, 간호교육의 발전을 위한 활동, 학회지 발간 및 출판사업 등을 진행하며 활발히 활동하고 있다. 한국간호과학회의 활동 중 JKAN(Journal of Korean Academy of Nursing)인 대한간호학회지는 2008년 국제학술지(SCI-Expended, SSCI)로 공인받게 되어 우리나라 간호연구자의 역량을 국제적인 수준으로 이끄는데 큰 역할을 하였으며 매우 의미 있는 성과임을 알 수 있다. 또한 ANR(Asian Nursing Research)을 2007년 창간하여 영문학회지를 통한 회원의 연구역량 및 간호학문의 발전에 많은 기여를 하고 있다.

활동 과제

- ✔ 국제간호협의회의 역할에 대해 의견을 나누어 봅시다.
- ✔ 세계보건기구와 국제간호협의회의 협력관계에 대해 의견을 나누어 봅시다.
- ✔ 간호와 국제적십자사와의 관련성에 대해 의견을 나누어 봅시다.
- ✔ 대한민국 간호조직의 활동에 대해 설명해 봅시다.

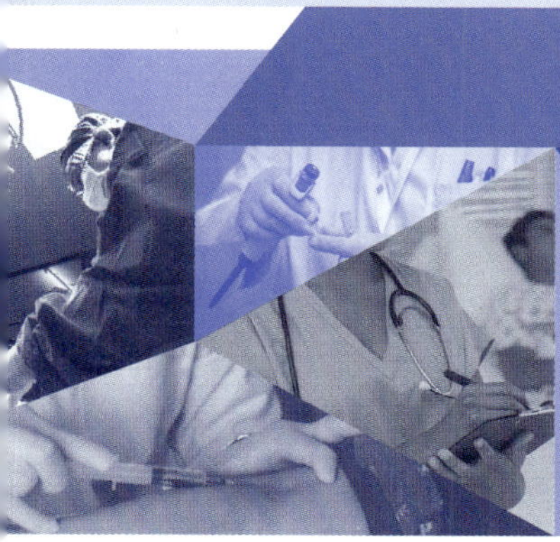

INTRODUCTION to NURSING

제6장

보건의료체계의 이해

학습목표

1. 보건의료체계의 정의와 유형을 설명할 수 있다.
2. 우리나라 보건의료체계의 특성을 설명할 수 있다.
3. 의료재원 조달방법을 이해할 수 있다.
4. 의료비 지불보상방법의 유형을 구분할 수 있다.
5. 우리나라 국민건강보험제도와 노인장기요양보험제도의 특성을 설명할 수 있다.

1 보건의료체계 특성

보건의료체계를 이해하기 위해서 우선 보건의료 환경의 특징에 대해 이해해야 한다. 보건의료는 시장의 상품을 사고파는 것이나 서비스를 주고받는 것과는 다른 특징을 가지고 있다. 그 특징은 다음과 같다.

1) **정보의 비대칭성** : 일반적으로 물건을 구매할 때 소비자는 온 · 오프라인에서 다양한 정보와 경험을 가지고 구매를 결정한다. 하지만 보건의료는 질병의 원인, 치료방법, 의약품 등에 관한 정보가 매우 전문적이고 특수한 지식이 요구되며, 소비자는 이를 거의 알지 못한다. 이를 '소비자의 무지'라고 하며, 상대적으로 정보를 많이 소유하고 있는 공급자인 의료제공자의 영향력이 매우 크다. 예를 들어, 같은 질병에 대하여 병원 방문 횟수를 증가시키거나, 다양한 수술 방법 중 공급자가 원하는 방법을 유도할 수 있다.

2) **면허제도를 통한 법적 독점** : 보건의료 관련 종사자가 되기 위해서는 장기간의 전문교육을 대학 수준에서 받아야 하며, 대개 시험을 통해 해당 직종 면허 또는 자격을 취득한 후 업무를 수행할 수 있다. 즉, 해당 직업에 종사하기 위한 진입장벽이 매우 높다. 의료공급자의 질 관리를 위하여 필요한 제도이나, 면허제도는 공급을 줄이고 경쟁을 저하시켜 일종의 독점시장을 형성하게 된다는 점에서 비판받는다.

3) **수요와 치료의 불확실성** : 일반 상품의 구매는 소비자의 구매 욕구에 의해 결정되지만 보건의료에 대한 수요는 질병 발생에 있다. 하지만, 질병의 발생은 매우 불확실하고, 의료서비스에 대한 수요 역시 불확실한 특징을 가지고 있다. 또한, 동일한 질병에 있어서 경과 역시 불확실한 특징을 가지고 있다.

4) **우량재(merit goods)** : 인간의 생존에 필수적인 의식주와 같은 재화를 우량재라고 한다. 보건의료 역시 인간다운 생활을 유지하기 위해 반드시 필요한 필수적인 존재이다. 필수적인 재화는 개인의 구매능력에 따라 맡겨둘 수 없다. 따라서 우리나라는 보건의료에서 인간의 건강해야 하는 권리를 헌법에서 '건강권'으로 규정하고 소외되는 계층이 없도록 국가의 개입 아래 건강 형평성을 유지하기 위해 노력하고 있다.

5) **외부효과(external effect) 존재** : 한 사람의 행동이 다른 사람 혹은 다른 집단에게 일방적으로 이익 혹은 손해를 줄 때 우리는 외부효과가 있다고 한다. 보건의료에서는 흔하지는 않지만 발생 시 영향력이 매우 크다. 실제 예제로 감염병 등을 생각해보자. 이 경우에도 발생한 외부효과의 관리를 위해 자유시장에 완전히 맡겨둘 수 없고 정부의 개입이 요구된다.

6) **독점시장** : 만약 커피를 사고자 한다면 무수한 공급자인 커피숍이 있고, 제공하는 상품은 거의 동일한 재화이며 공급자와 수요자가 완전한 정보를 서로 공유하고 있다. 반면 의료시장은 다수의 공급자가 차별화된 상품을 공급하는 독점적 경쟁시장이라고 할 수 있다. 예를 들어 중증질환의 수술에 대해 상급종합병원이 중소병원이나 동네의원에 비해 독점적 위치에 있다고 설명할 수 있다.

이제 보건의료체계의 폭을 병원으로 좁혀서 병원조직의 특징을 살펴보자. 병원조직은 일반조직과 다른 특징을 보인다. 병원의 업무는 흔히 '인간의 생명을 다룬다'고 한다. 즉 업무의 중요도가 높고, 환자의 질병 양상을 예측하기 어려워 업무의 불확실성이 높으며, 실수가 용납되지 않는다. 이러한 사항은 병원의 규모가 크고 대상자의 중증도가 높은 기관일수록 커질 수밖에 없다.

오늘날의 병원은 질병의 치료만 담당하는 곳이 아니다. 대상자의 건강문제를 질병이라고 한다면 이에 대한 예방과 치료를 포함하는 의료서비스를 제공할 뿐 아니라 보건의료인력의 훈련기관, 연구기관으로 포괄적 역할을 하고 있다. 즉 병원의 기능은 대상자의 질병진단, 치료 및 재활, 질병예방, 건강유지 및 건강증진이라는 포괄적 의료서비스를 제공하는 것이다.

병원은 인력이 매우 중요한 노동집약적이며 자본집약적 특성을 가지고 있다. 병원 인력의 중심에는 누가 있다고 생각하는가? 의사가 중심이 되는 것일까? 답은 '아니다'라고 단호히 말할 수 있다. 병원조직에서는 각자의 전문적 역량을 갖춘 의료인과 의료 종사자들이 대상자를 중심으로 팀(team)을 구성하여 대상자의 건강이라는 하나의 목표를 위하여 노력하고 있다. 병원의 구성원은 업무에 따라 다양하며 과거에 비하여 매우 세분화되어 있다. 의료인, 의료기사 이외에도 약무직, 사무직, 전산직, 의공직 등 많은 의료종사자가 있으며 각자의 업무가 유기적으로 연결되어 있으며 상호의존성이 높으므로 함께 팀으로 일한다는 사고가 요구된다. 이러한 의료종사자는 일반 직업에 비하여 수련기간이 길며, 업무 간 직무순환이 어렵고, 실수가 용납되지 않으며, 전문적 지식과 동시에 대상자를 대면한다는 서비스적인 특성을 가지고 있다.

2 보건의료체계

WHO(World Health Organization)는 보건의료체계(health care system)를 건강의 유지, 회복, 증진시킨다는 일차적인 목적을 달성하기 위한 모든 활동을 의미한다고 하였다. 따라서 일차적 목적을 달성하기 위해 필요한 조직, 인력, 활동 등을 모두 포함하고 있으며 이를 관리할 보건의료정책과 관련이 깊다. 우리나라 보건의료기본법에 따르면 국민의 건강을 보호, 증진하기 위해 국가, 지방자치단체, 보건의료기관 또는 보건의료인 등이 행하는 모든 활동을 보건의료라고 말한다.

1) 보건의료체계의 정의와 유형

보건의료체계는 국가나 사회가 그 구성원들의 보건의료 요구를 충족시키고 나아가 전체적 건강수준을 향상시키기 위해 정한 보건의료, 관련 제도 및 법을 의미한다. 의료서비스를 체계적으로 수요자인 구성원들에게 전달하기 위하여 서비스 제공자인 보건의료 전문인으로 구성된 인력, 의료시설, 예산 등을 포함한 재원, 장비, 정보 및 조직의 체계적 관리능력 등을 보건의료의 자원으로 포함하고 있다. 보건의료체계의 목표는 보건의료서비스를 필요로 하는 대상자들에게 보건의료체계 구성요소를 활용하여 질병치료 및 재활, 질병예방 및 건강증진을 실천하기 위한 서비스를 제공하는 것이다. 따라서 보건의료와 관련한 자원을 만들고 전달하는 정책이 보건의료에서 매우 중요한 사항이다.

WHO는 국가 보건의료체계의 5대 구성요소로 보건의료자원 개발, 자원의 조직적 배치, 보건의료 전달체계, 경제적 지원, 경영관리라고 언급하였다. 5대 구성요소는 국가의 보건의료체계의 하위체계로서 상위체계인 물리적, 사회적 환경에 살고 있는 전 국민을 대상으로 기능적, 구조적 상호관계를 유지하며 전 국민의 건강을 위해 계속적으로 노력하고 있다. 쉽게 말하면 필요한 의료서비스를 제공하기 위하여 보건의료자원을 개발하고 적재적소에 배치하는 것을 의미한다. 대부분 국가에서 보건의료의 수요가 공급을 초과한다. 따라서 달성해야 하는 목표 중 우선순위를 정해야 한다. 가용 자원 내에서 국민의 건강이 최고 수준에 도달할 수 있도록 하며 국민이 부담해야 하는 경제적 부담을 최소화 하는 것이 보건의료체계의 목표가 될 것이다.

세계의 모든 나라는 각자의 고유한 문화와 사회 · 경제적 환경을 가지고 있어, 각 사회의 요구와 국가의 정책 방향에 따라 고유의 보건의료체계를 마련하고 있다. 국가 내 다른 제도와 마찬가지로 보건의료체계도 각 국가의 정치, 경제, 사회 제도에 따라 그 유형이 결정되며, 고정되는 것이 아니라 사회의 요구와 정책 결정 방향에 따라 계속적으로 변화되는 것이다. 보건의료체계를 구성하는 자원들은 모두 '유한'하다는 특징이 있으므로 이 자원을 효율적으로 활용할 수 있는 형태를 결정한다. 보건의료체계를 구분하는 방법은 여러 가지 방법이 있으나 여기에서는 프라이(John Fry)의 분류방법에 따라 자유방임형, 사회보장형, 사회주의형 보건의료체계로 구분하고자 한다. 각 유형의 특징과 장단점에 대해 이해하고 있어야 한다.

그림 6-1 국가보건의료체계의 구성요소와 하위개념

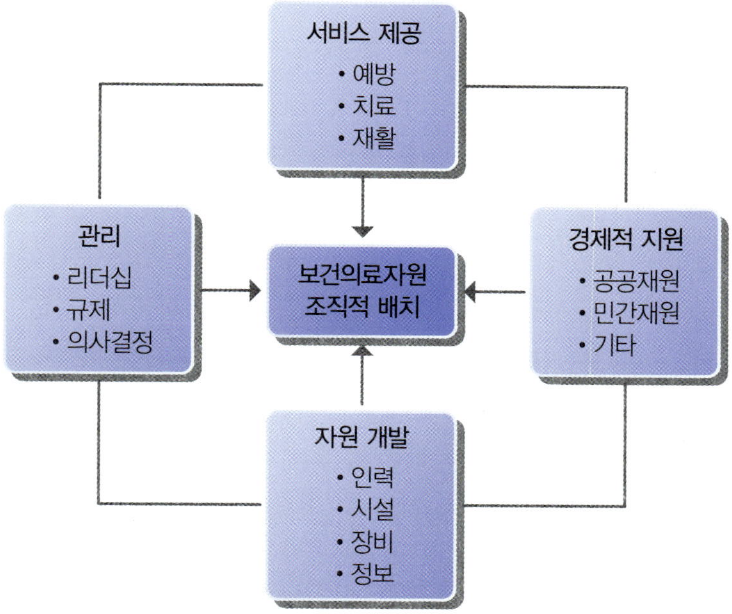

출처: Klecxkowski BM. et al. National health systems and their reorientation towards health for all -Guidance for policy-making, World Health Organization: 1984.

(1) 자유방임형(자유기업형, Free enterprise, Laissez faire system)

자유방임형은 자유경쟁 체제의 특징을 가지고 있다. 대표적인 국가는 미국이며 우리나라도 크게 보면 이 형태에 속한다. 특징은 개인의 자유를 최대한 보장하며 정부의 개입을 최소화한다. 재원은 민간 주도의 민간 보험료와 환자 본인부담금이며, 제공되는 의료기관의 형태는 민간의료기관이다. 개개인 국민은 의료상품의 소비자로 의료기관 선택의 자유가 최대한 보장된다는 점에서 의료서비스의 질이 우수하다. 반면 과다한 의료행위를 제공, 고가의 의료행위 실시 등 의료비 상승이 우려된다. 무엇보다 경제적으로 가난하여 의료비 지불능력이 없는 사람들은 아파도 병원에 찾아가기 어려워진다는 문제점이 있다. 또한, 지역적으로 의료의 수요가 많은 지역에 의료시설이 불균형적으로 설치되고 궁극적으로 의료비 상승이 우려된다. 대표국가인 미국은 민간의료보험에 가입하거나 무보험상태이다. 가난한 사람들에게 병원 찾아가기 어려운 곳이며 고가의 의료비를 지불한다는 뉴스를 접한 경험이 있을 것이다. 즉 의료의 포괄성에 문제점을 제기하게 된다. 재정지원, 세제혜택, 공공부조

확대 등 정부의 관여와 통제가 필요하다는 의견도 있으며 공공의료기관의 필요성을 보완책으로 마련할 수 있다. 미국은 이를 통제할 방안으로 medicare와 medicaid라는 공적부조제도를 마련하여 보완하고 있다.

(2) 사회보장형(social security system)

사회보장형은 의료서비스의 소외된 계층이 없는 포괄성을 그 목표로 하고 있다. 대표적인 국가는 영국과 영국 연방 국가들 및 스칸디나비아 국가들이다. 정부 주도의 보건의료서비스를 총괄하는 기구가 있으며 조세를 기반으로 하여 정부 주도의 보건의료계획과 전 국민의 동등한 의료서비스를 무료로 제공하고자 한다. 이 제도 아래의 국민은 건강권을 가진 건강권자이며 의료인은 사실상 공무원 신분으로 근무하며 개업의는 국가와 계약체결에 의해 일차의료를 제공한다. 이들이 일한 보수는 등록된 환자 수에 따라 보수를 받기 때문에 의료인은 최소한의 의료만 제공하고자 하여 다른 제도보다 건강 예방이 강조된다. 재원은 조세와 의료보험으로 조달하며, 의료수가는 원칙적으로 무상이며 의약품과 치과 등에 소액 본인부담하게 된다. 영국의 경우 초진은 자신이 정한 의사에게 등록하며 1차 진료를 받게 된다. 등록의사는 가족단위로 등록하게 되며 등록의사가 해결할 수 없는 의료문제는 등록의사의 의뢰에 의해 타 병원으로 후송되어 진료 받을 수 있다. 사회보장형은 국민 전체에게 정부 주도의 조직적 의료서비스를 무료로 동등하게 제공받는다는 것이다. 반면, 의료체계의 관료화 및 행정체계의 복잡성으로 의료제공의 비효율성을 보일 수 있다. 의료인의 인센티브가 미약하여 일률적인 의료 제공으로 제공되는 의료서비스의 질적 하락과 의료인의 열의 부족을 단점으로 지적할 수 있다.

(3) 사회주의형(socialistic system)

사회주의형은 러시아 등 공산국가에서 실시하고 있는 형태이다. 의료는 국가의 프로그램으로 기획되며 누구나 필요할 때 무료로 제공받는다. 즉 의료서비스의 균등한 분포와 균등한 기회가 특징이다. 개인은 의료기관이나 의료진의 선택의 자유가 없으며 예방이 가장 중요한 의료의 목적이다. 하지만 의료진에 대한 인센티브의 결여로 의료의 질적 하락과 관료조직으로서의 의료기관의 경직성 등이 단점이다.

3 우리나라 보건의료전달체계

우리나라의 현대 의학은 구한말 서양 선교사에 의한 전파를 시작점이라 할 수 있다. 일제 강점기 이후 미국의 보건의료체제의 도입으로 국가의 통제가 적은 자유방임형의 민간 주도의 의료체계가 우리나라의 중심을 이루었다. 1978년부터 건강관리체계를 정비하고자 하는 정부의 정책들이 만들고자 하는 노력을 기울여 현재는 자본주의 체계 범위 안에서 보건의료체계를 갖추고, 국가가 전체적 정책의 계획을 통제하고 있다.

1) 우리나라 보건의료조직

보건의료조직은 보건의료자원을 조직하고 배분하는데 매우 중요하며 국민의 건강수준을 결정하는데 영향을 주게 된다. 우리나라의 보건의료조직은 공공보건조직과 민간의료조직으로 구분할 수 있다. 공공보건조직의 중앙조직으로는 보건복지부가 자리하고 있고 지방조직으로는 보건소, 보건지소, 건강생활지원센터, 보건진료소 및 병원 기능을 담당하는 보건의료원으로 구성되어 있다. 우리나라 공공보건조직의 특이점은 보건의료와 관련한 사항은 보건복지부가 재정 및 행정은 행정안전부가 담당하는 이원적 구조라는 것이다. 중앙의 보건복지부는 전 국민의 건강과 사회복지를 그 목적으로 하며 현재 4실 5국 16관을 두고 있다. 지방보건행정조직으로서 주민과 직접 접촉이 많은 보건소는 1956년 보건소법 제정 이래 전국의 시 · 도의 구 · 군별로 조직되어 있으며 현재 보건의료원 포함 총 258개가 있다. 보건소는 지역주민의 건강증진 등 일차보건을 담당하고 있다.

민간의료조직으로 외래진료 중심의 의료를 담당하는 의원, 입원과 외래진료를 담당하는 병원, 종합병원 및 상급종합병원으로 구분할 수 있다. 우리나라의 의료조직은 의료인력, 병원 시설 등 민간 주도의 민간의료기관에 의존하고 있다. 따라서 대도시에는 의료시설이 집중되고 농촌 지역 등 의료의 수요가 낮은 지역에는 의료자원이 부족한 의료 불균형 현상을 겪고 있다.

대상자의 보건의료서비스에 대한 요구도를 해결하기 위하여 의료전달체계(health delivery system)를 갖추고 있는데 의료기관은 진료과목과 병상 수 등 규모, 서비스의 난이도와 환자의 접촉 등에 따라 1차, 2차, 3차 건강관리체계로 구분하고 있다. 1차 건강관리체계로서의 의료기관은 대상자의 경증질환 및 만성질환의 외래진료로서 기초적 건강문제를 해결하기 위해 방문하는 가장 쉽게 접근 가능한 의료기관을 의미한다. 의원, 보건소, 보

그림 6-2 보건복지부 조직도(2024년 1월 기준)

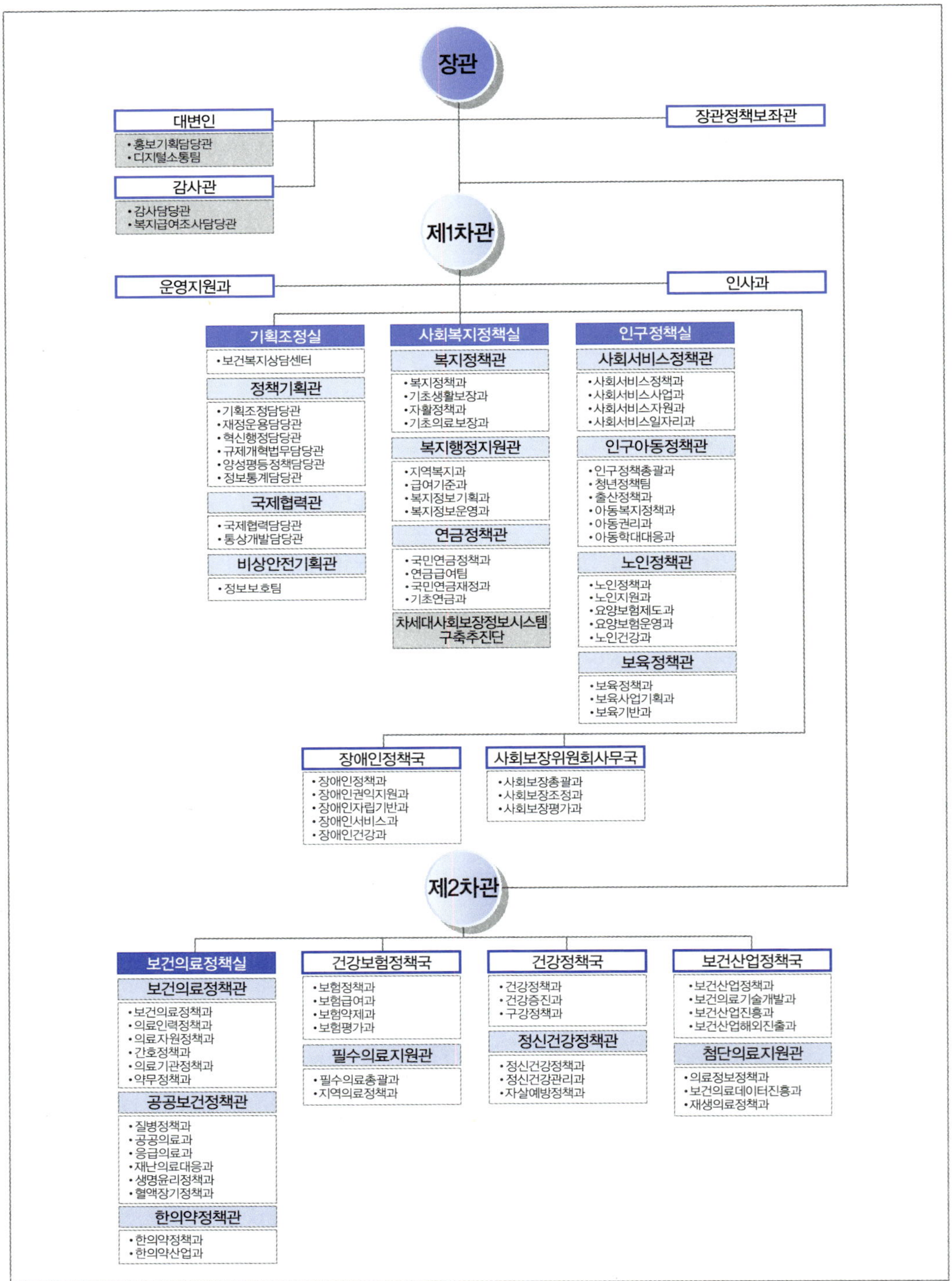

출처 : 보건복지부. https://www.mohw.go.kr/kor/

건지소, 보건진료소, 조산원 등이 포함된다. 2차 건강관리체계는 1차 건강관리에서 해결하기 어려운 건강문제를 해결하기 위하여 의뢰된 대상자의 건강문제 및 치료를 위하여 지역사회에 있는 병원 및 종합병원을 포함한다. 3차 건강관리체계는 2차 건강관리체계의 병원에서 해결할 수 없으며 전문적 진단과 집중적 치료가 요구되는 경우에 2차 건강관리체계에서 의뢰된다. 주로 고난이도의 치료기술, 특수 시설과 장비의 활용이 필요한 중증 질환 및 희귀난치성 질환의 치료를 담당하고 있다. 의료법에서 이들 병원을 상급종합병원이라 명명하고 종합병원 중에서 보건복지부장관이 지정하게 된다. 대상자가 건강문제로 의료기관 이용 시 1차 의료기관, 2차 의료기관 및 3차 의료기관으로 구분되어 있으며, 1차, 2차 의료기관 이용 시 별도의 의뢰 장치 없이 이용할 수 있다. 다만 3차 의료기관을 이용할 경우 상급의료기관에서 진료 및 치료를 받을 필요성이 있다고 판단되는 경우에 한하며 1차, 2차 의료기관의 의료진은 대상자에게 '요양급여의뢰서'를 발급하고 의뢰하게 된다. 즉, 1차 진료는 일상적인 질환이며 가장 먼저 접하는 의료체계이며 2차, 3차 의료기관으로 갈수록 고난도의 기술을 요한다.

2) 우리나라 보건의료자원

보건의료자원에는 사람, 시설, 돈이 포함된다.

(1) 보건의료인력

간호사와 의사 등 의료인이 되기 위해서는 '면허'가 필요하다. 그 이유는 무엇일까? 인간의 생명과 직결되는 중요한 책임이 요구되는 보건의료인력은 다른 직업과 비교하여 엄격한 자격요건을 법으로 정하고 있다. 우리나라 간호사에 대한 규정은 의료법에서 규정한 의료인이며 의료인에는 간호사, 의사, 조산사, 치과의사, 한의사를 포함하고 있으며 이들 직업은 전문직으로 이론적 지식체, 전문기술을 포함하고 있고 전문직 윤리를 규정하고 있으며 업무의 자율성이 높다(의료법 제2조). 우리나라에서 간호사 면허를 가진 사람의 수는 증가하고 있지만 우리는 실제 활동하고 있는 간호사의 수를 다른 국가와 비교해봐야 한다. OECD 국가별 간호사수(인구 천명당)를 비교해보면 2023년 한국의 간호사 수는 8.8명으로 독일(12.0명), 일본(12.1명), 노르웨이(18.3명) 등 국가보다 낮고 OECD 평균 9.8명과 비교해 낮은 수준에 머물고 있다. 이는 한국의 병원 병상 수 인구 천명당 12.8개로 OECD 평균 병원의 병상 수 4.3개의 약 3배로 많은 것과 비교된다.

의료인 이외에 임상병리사, 방사선사, 물리치료사, 작업치료사, 치과기공사, 치과위생사를 포함하여 의료기사법에 따라 의료기사로 구분하고 있으며 약사법에 따라 약사가 있다. 이 외 간호조무사, 안마사, 접골사, 침사, 구사, 안경사, 보건의료정보관리사, 응급구조사, 한약사, 영양사 등의 보건의료관련 인력으로 구분하고 있다.

(2) 보건의료시설

보건의료시설은 보건의료 전반의 시설들을 모두 포함하나 좁은 범위에서 병원에 대해 설명하고자 한다. 우리나라의 현대적 병원의 시작점은 크게 선교사에 의한 서양의료의 도입으로 볼 수 있다. 구한말 시대에는 지금처럼 많은 병원들이 우리의 생활 가까이에 자리하고 있지 않았을 것이다. 그러면 언제부터 양적으로 병원의 숫자가 증대하였을까? 이는 1970년대 이후 경제성장과 의료보장의 확대로 여러 시설을 갖춘 종합병원이 현저하게 증가하였다.

우리나라의 병원의 종류는 설립 주체에 따라 국 · 공립병원, 민간사립병원으로 구분한다. 진료의 내용과 규모에 따라 의원, 조산원, 병원급 의료기관으로 구분한다. 의료법에서 제시한 의료기관의 기준을 살펴보자. 의원은 의사, 치과의사 또는 한의사가 주로 외래환자를 대상으로 의료행위를 하는 의료기관으로 의원, 치과의원, 한의원이 포함된다. 조산원은 조산사가 조산과 임산부 및 신생아를 대상으로 보건활동과 교육 및 상담을 하는 의료기관이다. 병원급 의료기관은 의사, 치과의사 또는 한의사가 주로 입원환자를 대상으로 의료행위를 하는 의료기관으로 다음과 같다.

① **병원** : 30개 이상의 병상을 갖춘 의료기관
② **치과병원** : 입원시설 제한 없음
③ **한방병원** : 30개 이상의 병상을 갖춘 의료기관
④ **요양병원** : 30개 이상의 요양병상을 갖춘 의료기관
⑤ **정신병원**
⑥ **종합병원**

종합병원은 100개 이상의 병상을 갖춘 의료기관을 의미하며 100개 이상 300개 이하의 병상규모의 의료기관은 내과, 외과, 소아청소년과, 산부인과 중 3개 진료과목 및 영상의학과, 마취통증의학과, 진단검사의학과 또는 병리과를 포함한 7개 이상의 진료과목을 갖추고 각 진료과목마다 전속하는 전문의를 두어야 한다. 300병상을 초과하는 종합병원은 내과, 외과, 소아청소년과, 산부인과, 영상의학과, 마취통증의학과, 진단검사의학과 또는 병리

과, 정신건강의학과 및 치과를 포함한 9개 이상의 진료과목을 갖추고 각 진료과목마다 전문의를 두어야 한다. 종합병원 중 중증질환에 대해 난이도가 높은 의료행위를 전문적으로 담당하는 종합병원을 보건복지부장관이 상급종합병원으로 지정할 수 있다. 지정요건은 보건복지부령으로 정하는 20개 이상의 진료과목을 갖추고 각 진료과목마다 전속하는 전문의를 두어야 한다. 뿐만 아니라 전문의가 되려는 자를 수련시키는 의료기관이어야 하며 보건복지부령으로 정하는 인력, 시설 및 장비 등을 갖추어야 한다. 또한, 질병군별 환자구성 비율이 보건복지부령으로 정하는 기준에 해당해야 한다. 한번 정해진 상급종합병원은 영원한 것은 아니고 보건복지부장관이 3년마다 평가를 실시하여 재지정하거나 취소할 수 있다. 현재 우리나라는 총 45개의 상급종합병원이 있다. 또한, 보건복지부장관은 병원급 의료기관 중에서 특정 진료과목이나 특정 질환 등에 대하여 난이도가 높은 의료행위를 하는 병원을 전문병원으로 지정할 수 있다.

한국의 병원의 수는 양적으로 팽창하였으나 몇 가지 문제점을 반드시 생각해보아야 한다. 우선 의료기관의 지역적 편중이 심각하다. 농어촌 지역의 인구의 감소로 의료수요 역시 감소하였고 이에 따라 농어촌 지역에는 병원 및 병상이 매우 부족한 현실이다. 반면, 도시 지역에는 의료기관의 공급이 수요보다 많아 의료기관이 경쟁을 해야 하는 상황이다. 의료기관의 지역적 편중 뿐 아니라 민간의료기관에 의존하고 공공의료기관이 제 기능을 하지 못하는 것 역시 큰 문제이다. 이것은 우리나라의 의료의 사각지대가 존재하고 불평등이 존재한다는 것을 의미할 수 있다. 또한, 국가 정책으로 보건의료전달체계를 만들었지만 많은 의료 소비자들은 대형 병원을 선호한다. 따라서 중소 병원의 이용과 역할이 점차 줄어들게 되었다. 중소 병원은 경쟁 속에 경쟁적으로 고가의 장비를 도입하고 있다.

그림 6-3 보건의료시설 구분

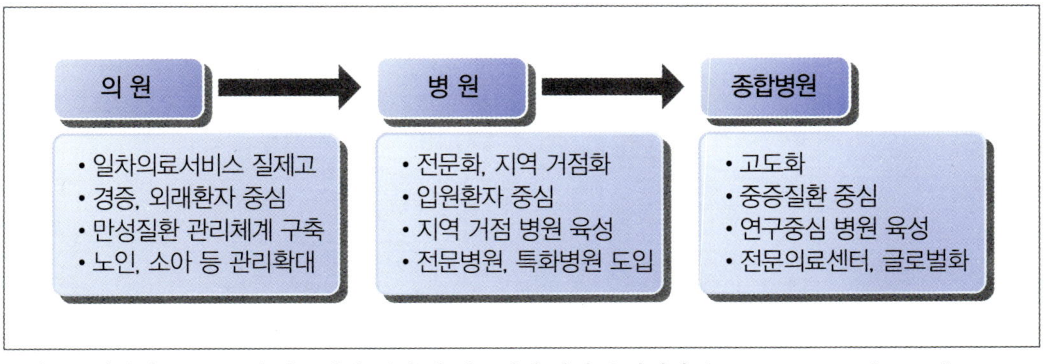

출처 : 보건복지부. 2019년 의료기관 개설 및 의료법인 설립 운영편람. http://www.mohw.go.kr

3) 보건의료재원

보건의료조직, 보건의료서비스의 전달 등 보건의료체계를 운영하기 위해서는 이에 따르는 재원이 필요하다. 보건의료의 특성상 수요의 예측이 매우 어렵고 국민의 기본권으로 '건강권'은 보호 받아야 하는 권리이므로 건강에 대한 요구를 충족하기 위해서는 단순히 서비스를 사고파는 시장식 경쟁체제를 적용하기에는 무리가 있다.

(1) 의료재원 조달방법

의료재원의 조달방법 역시 나라마다 다양한 방법을 선택하고 있다. 하나의 방법으로 폭넓은 국가의 보건의료의 목적을 달성하기 어렵기 때문에 여러 가지 재원조달 방법을 채택하고 있다. 공공 재원으로서 가장 폭 넓게 활용하는 것은 일반조세수입이다. 국가마다 총국민소득에서 세금의 비율이 다르고, 보건의료재원으로 쓰이는 일반조세수입의 비율을 비교해보아야 한다. 대개 국가 재원이 열약한 개발도상국이나 저개발의 경우 그 비율이 낮다.

또 하나의 의료재원 조달방법은 사회보험에 의한 조달방법이다. 우리나라의 경우 '국민건강보험'이라는 단어로 이미 익숙하게 들어본 경험이 있을 것이다. 사회보험이란 근로자와 고용주를 통해 임금의 일정 비율을 보험료로 강제 납부하도록 하여 근로자의 보건의료를 위한 재원을 마련하는 것이다. 그 밖에 민간재원으로 민간의료보험을 통한 의료재원을 꼽

그림 6-4 우리나라 국민의료비 규모의 추이

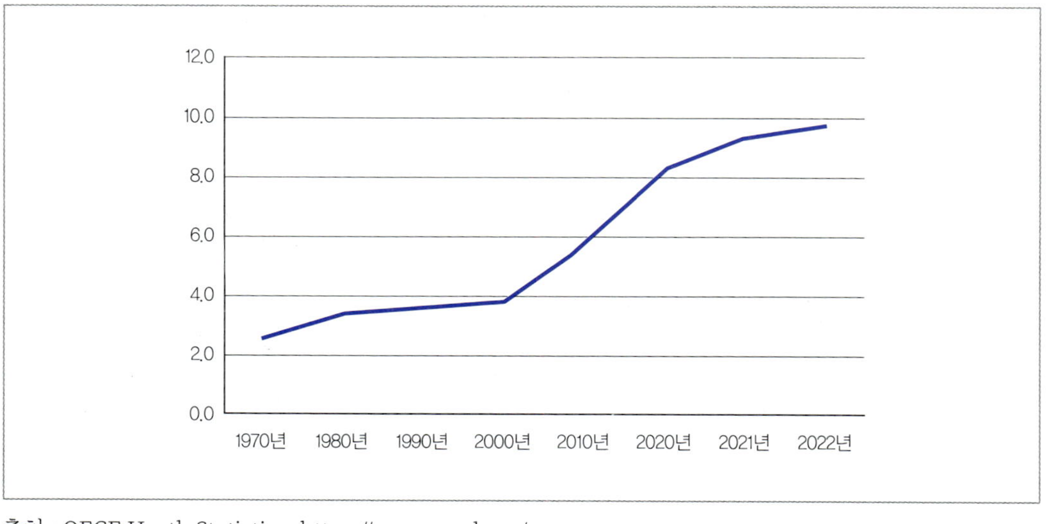

출처 : OECE Heath Statistics. https://www.oecd.org/

을 수 있다. 위에서 언급한 방법 중 하나를 선택하는 국가는 찾기가 힘들며 많은 국가들은 자신들의 상황에 맞추어 다양하게 조정하기에 국가 간 차이가 크다. 우리나라의 경우 건강보험료와 일반조세수입 양측으로 의료재원을 충당하고 있으며 가장 큰 특징은 1989년 7월부터 실시된 전 국민 의료보장제도이다. 2022년 기준 경상의료비는 209조원이며, GDP 대비 국민의료비(민간 및 정부 의무가입제도 포함)는 9.7%이다. OECD 국가인 영국(11.3%), 미국(16.6%)과 비교하여 한국의 수치는 낮아보일 수 있지만 증가 폭이 크다는 점은 고민해보아야 하는 문제이다. 해당 내용은 국민건강보험제도에서 추가적으로 다루도록 하겠다.

(2) 의료비 지불보상방법

보건의료제도가 잘 정착하기 위해서는 의료 소비자는 적정한 양의 의료서비스를 제공 받고 과도한 지출이 없어야 할 것이다. 반대로 의료서비스의 공급자는 제공한 서비스에 대해 의료비를 보상받아야 할 것이다. 나라마다 역사적 배경, 선호도에 따라 다양한 진료비 보장제도를 정하고 있고 경우에 따라 하나 이상의 유형을 복합적으로 선택하기도 한다. 의료비 지불보상제도는 의료행위당 수가제(fee-for-service), 포괄수가제(case payment), 인두제(capitation), 봉급제(salary) 등으로 나뉜다. 간호사는 각 제도의 특성, 장 · 단점에 대해 이해해야 한다.

의료행위당 수가제(fee-for-service)는 개개 의료행위마다 가격이 설정되어 있다. 따라서 의료기관이 보상받는 범위는 의료서비스단위당 가격 × 서비스의 양이 된다. 의료의 질 향상, 생산성의 향상이라는 장점이 있지만, 서비스의 양에 따라 가격이 부과되므로 불필요한 진료를 하는 등 전체 의료비 인상의 요인이 될 수 있다.

인두제(capitation)의 두(頭)는 한자의 머리두자로 대상자의 수에 따라 보상받는 제도이다. 이 방식 아래 의사는 개인 또는 의료기관 소속으로 미리 결정된 대상자의 수에 따라 수입을 보장받고 등록된 대상자에게 의료서비스를 제공하게 된다. 진료의 비용을 최소화하려는 노력을 하고 행정상 관리가 용이하다는 장점이 있지만 공급자는 고위험 환자를 거절할 수 있으며 의료서비스의 과소공급과 질적 하락이 우려된다. 봉급제(salary)는 공산국가에서 일반적으로 채택되고 있다. 의료인은 제공한 서비스의 양이나 사람의 수에 상관없이 월급의 형태로 보수가 지급된다.

포괄수가제(case payment)는 진료의 case에 기초한 보장제도이다. 포괄수가제의 종류는 case를 설정하는 방법에 따라 외래포괄수가제, 일당수가제, 진단별 포괄수가제 등으로 구분한다. 이 중 우리가 알아야 하는 것은 진단별 포괄수가제(Diagnosis related groups,

DRG)로 입원환자의 진단명 혹은 수술명에 따라 분류하는 입원환자분류체계이다. 이 방법은 의료기관의 효율성 향상 및 동기부여 측면에서 큰 장점이 있다.

우리나라는 기본적으로 의료행위당 수가제를 채택하고 있지만, 2001년부터 행위별수가제의 문제점으로 꾸준히 지적되어온 의료비 상승, 수가관리의 어려움 등을 해결하고자 포괄수가제를 겸하고 있다. 총 7개의 질병군을 대상으로 실시하고 있으며 아래와 같다.

① **산부인과** : 제왕절개분만, 자궁 및 자궁 부속기 수술(악성종양 제외)
② **안과** : 백내장 수술
③ **외과** : 항문수술, 탈장수술, 맹장수술
④ **이비인후과** : 편도수술 및 아데노이드수술

현재의 제도 역시 완벽한 제도는 아니며 지속적으로 한국사회에 적합한 모형을 개발 중에 있다. 대표적 사례로 보건복지부는 신포괄수가제 시범사업을 실시하고 있다. 이는 입원기간 동안 발생한 진료에 대해 기본서비스는 포괄수가로 묶고, 의사가 직접하는 수술 · 시술 등은 별도로 계산하는 지불제도이다.

표 6-1 진료비 지불보상제도의 장단점

지불방식	장점	단점
의료행위당 수가제	양질의 의료서비스 제공 새로운 기술 개발 등에 기여 의료의 다양성 반영	과잉진료, 과잉 검사 초래 우려 국민 의료비 증가 우려 수가 구조의 복잡성, 관리의 어려움
포괄수가제	과잉진료, 의료서비스 오남용 억제 환자 치료의 효율성 증대 진료비 절감 진료비 청구방법 간소화 진료비 계산의 투명성	의료서비스 제공 최소화 우려 의료의 다양성 반영되지 않음
봉급제	관리의 유용성 높음 의료서비스 제공의 직접 비용 적음	의료인의 동기부족 관료화, 형식주의화 진료의 질적 수준 저하
인두제	지출 비용의 예측 가능 국민의료비 억제 예방의료 극대화 진료비 지불 관리 운영 편리	의료인 과소진료 우려 신의료 기술 적용 지연 고위험 환자 등록 기피 우려

출처: 건강보험심사평가원. http://hira.or.kr

4 우리나라 사회보장제도와 건강보험제도

사회보장(social security)은 자본주의체제 아래 국가가 모든 국민의 인간으로서의 존엄성인 최저생활의 보장을 책임지는 것이다. 소득이 서로 다른 계층 간에 소득의 재분배를 통해 형평성을 달성하고자 하는 국가적 보호조치이다. 보건의료 측면에서 국가 또는 공공 단체가 국민에게 강제로 보험을 가입하게 하고 보험료를 부과하게 하는 사회보험(social insurance)과 저소득층처럼 스스로 생계유지가 어려운 사람들에게 제공하는 공공부조(public assistance)로 구분된다. 우리나라의 사회보장제도는 사회보험, 공공부조, 사회서비스로 구성되어 있으며 이 중 의료보험제도는 사회보험인 건강보험과 공공부조인 의료급여로 나뉜다.

그림 6-5 우리나라 사회보장제도

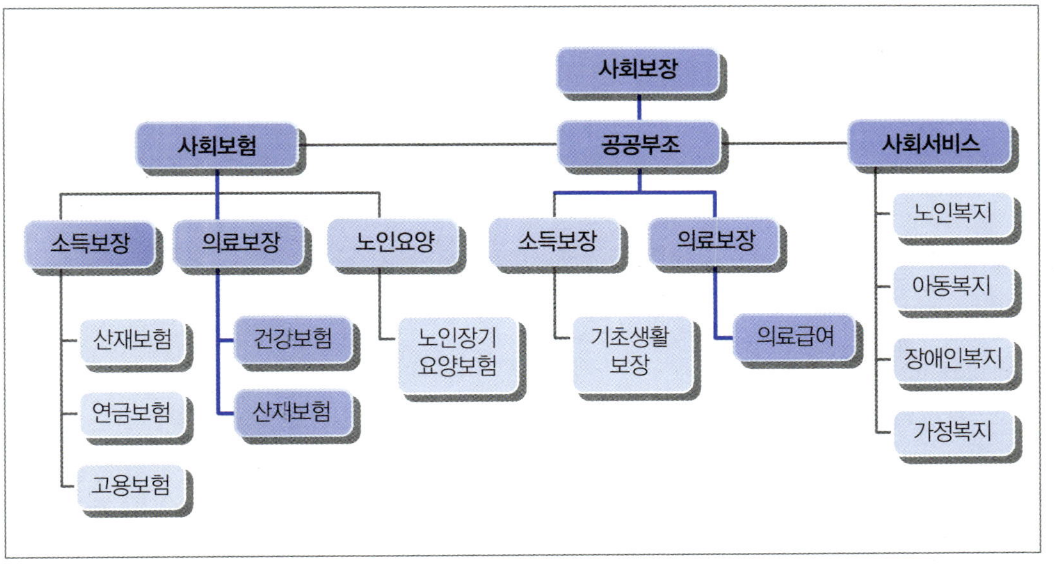

출처 : 4대 사회보험 정보연계센터. https://www.4insure.or.kr/

1) 국민건강보험제도

건강보험제도는 헌법에서 정한 국민의 건강권을 수호하기 위하여 질병에 대한 예방, 진단 및 치료, 재활과 출산, 사망 및 건강증진에 대하여 보험급여를 적용하여 전 국민의 건강을 향상시키는 일종의 사회보험이다. 우리나라 정부는 의료보험 통합작업을 통해 227개의 지역의료보험과 공무원 및 사립학교 교원 의료보험공단을 통합하고 1989년부터 전 국민은 의료보험 혜택을 받을 수 있게 되었다. 이 후 국민의료보험법을 1997년 제정하였고 2000년부터 '건강보험'이라는 이름으로 의료보험 통합정책을 실시하게 되었다. 국민건강보험제도는 국민의 질병, 부상에 대한 예방, 진단, 치료, 재활, 출산, 사망 및 건강증진에 대하여 보험급여를 실시함으로써 국민보건을 향상시키고 사회보장을 증진함을 목적으로 국민건강보험법에 따라 생활유지능력이 있는 국민을 대상으로 실시하고 있다. 이 제도의 목적은 보험료의 공평한 부과와 차별 없는 의료보장, 소득의 재분배 극대화, 국민 건강권 보장의 내실화, 의료보험관리 업무의 효율성을 추구하는 것이다. 국내에 거주하는 국민 중 약 2.9%의 의료급여 대상자(2021년 기준)를 제외한 97%의 국민은 건강보험의 대상자가 된다. 구분은 가입에 따라 직장가입자 및 지역가입자로 구분한다. 요양급여비용은 1년을 계약기간으로 하여 지역가입자의 월별 보험료는 세대 단위로 보험료부과점수에 보험료부과점수당 금액을 곱한 금액을 부과하게 된다. 직장가입자는 가입자와 정부가 각각 보험료의 50%씩 부담하며 그 총 금액은 월 보수액의 건강보험료율을 곱하여 산정하게 된다. 즉 건강보험에 소요되는 재원은 가입자로부터 받는 보험료와 정부의 국고지원금으로 운영되고 있다. 건강보험을 통해 일상생활에서 발생한 질병이나 부상으로 고액의 진료를 한 번에 지불하기에 부담이 되므로 민간의료보험에 가입하는 원리와 유사하게 평소에 국민이 매달 내는 보험료를 국민건강관리공단이 운영 · 관리하다가 국민이 의료를 이용하는 경우 보험급여를 제공하여 국민의 의료비 부담을 낮추는 제도이다. 건강보험에 적용되는 요양급여는 진료, 검사, 약제, 처치, 수술 등의 재료대 및 치료대, 예방, 재활, 입원, 간호, 이송 등이 포함된다. 우리나라 건강보험은 저부담-저수가-저급여로 저효율적 구조를 가지고 있다는 문제점이 있다. 보건의료체계의 개선이 없다면 생산성의 하락과 재원낭비가 이어지게 된다. 또한, 우리나라는 '비급여' 항목이 많아 개인의 본인부담금이 지속적으로 증가한다는 문제점이 있다는 것을 인식하고 개선하도록 노력해야 한다.

2) 의료급여제도

앞선 국민건강보험제도는 개인 또는 가계가 소득이 일정 수준 이상 있을 때 그 대상이 된다. 이 제도만 있다면 생활유지 능력이 없거나 일정 수준 이하의 저소득층은 적정한 의료를 제공 받을 수 없게 된다. 이에 따라 이들 저소득층을 대상으로 국가 재정으로 개인의 질병, 부상, 출산 등에 대해 의료서비스(진찰, 검사, 치료 등)를 지원해주는 공적부조제도를 '의료급여'라 일컫는다. 급여비용은 대통령령이 정하는 범위 안에서 전부 또는 일부를 의료급여기금에서 부담한다. 의료수급권자 1종, 2종으로 구분한다. 1종 수급권자는 의료급여기관 이용 시 입원의 경우 본인부담률이 없으며, 외래의 경우 1차(의원) 1,000원, 2차(병원, 종합병원) 1,500원, 3차(상급종합병원) 2,000원의 본인부담금이 발생한다. 2종 수급권자는 입원료의 10%, 외래진료는 1차(의원)은 1,000원, 2,3차 의료기관은 15%, 약국은 처방전 당 500원의 본인부담금이 발생한다.

표 6-2 의료급여 수급권자 선정기준

구분	대상
1종 수급권자	• 국민기초생활보장 수급자 – 근로무능력가구, 시설수급자, 등록결핵질환자, 희귀질환자, 중증난치질환자, 중증질환(암, 중증화상) 등록자 • 타법적용자 – 이재민, 노숙인 – 타법적용자 중 근로무능력자(의상자 및 의사자의 유족, 입양아동(18세미만), 국가유공자, 국가무형문화재의 보유자, 북한이탈주민, 5 · 18 민주화운동 관련자) • 행려환자
2종 수급권자	• 국민기초생활보장 수급자 중 1종 수급권자 기준에 해당되지 않는 자

출처: 보건복지부. https://www.mohw.go.kr/

3) 노인장기요양보험제도

의료의 발전과 경제발전으로 인구구조는 급변하고 있다. 인구의 고령화, 핵가족화, 여성의 사회활동 증가로 노년 인구의 부양 부담은 사회적 문제가 되고 있다. 우선 사회의 고령화 정도는 고령화 사회, 고령사회, 초고령 사회로 구분할 수 있다. 고령화 사회(aging society)는 총인구 중에 65세 이상의 인구가 총인구를 차지하는 비율이 7% 이상인 사회, 고령사회(aged society)는 총인구 중에 65세 이상의 인구가 총인구를 차지하는 비율이 14% 이상인 사회이며 초고령 사회는 총인구 중에 65세 이상의 인구가 총인구를 차지하는 비율이 20% 이상인 사회를 의미한다. 우리나라는 2023년 기준 65세 이상 고령 인구 비중이 18.4%로 고령화 사회에서 고령사회로 진입하고 있으며 2026년에 초고령 사회로 진입할 것으로 예측한다. 따라서 노인 인구의 생활습관 개선 및 예방 정책 및 노인장기요양에 대한 대책 마련이 필요하다.

노인장기요양보험은 노후의 건강증진과 생활의 안정 및 부양가족의 부담을 덜어주어 궁극적으로 전 국민의 삶의 질 향상을 목표로 한다. 우리나라는 OECD 국가 중 다섯 번째로 장기요양보험제도를 도입하였다. 구체적으로 노인장기요양법의 내용을 살펴보면 '노인장기요양보험은 고령이나 치매, 뇌혈관성질환 등 노인성 질병 등의 사유로 6개월 이상 일상생활을 혼자서 수행하기 어려운 노인 등(65세 이상의 노인 또는 65세 미만의 자로서 치매, 뇌혈관성질환 등 노인성 질병을 가진자)에게 제공하는 신체활동 또는 가사활동 지원 또는 간병 등의 서비스나 이에 갈음하여 지급하는 현금 등 장기요양 급여에 관한 사항을 규정하여 노후의 건강증진 및 생활안정을 도모하고 그 가족의 부담을 덜어줌으로써 국민 삶의 질을 향상하도록 함'을 목적으로 하여 2007년에 제정, 2008년부터 시행되었다. 기존 노인복지법 상의 노인 요양은 주로 특정 저소득층을 대상으로 하였지만 노인장기요양보험제도는 소득과 관계없이 심신 기능 상태 등 요양의 필요도에 따른 보편적 체계라고 할 수 있다. 국민건강보험과의 차이점은 국민건강보험은 질환의 진단, 입원, 외래 치료, 재활 등을 주목적으로 하여 의원, 병원 및 약국에서 서비스를 제공한다면 노인장기요양보험법에서는 일상생활을 혼자 영위하기 어려운 대상자에게 요양시설이나 재가기관을 통해 신체활동 또는 가사지원 등의 서비스를 제공한다.

노인장기요양보험의 재원은 가입자가 납부하는 장기요양보험료 및 국가 지방자치단체의 부담금, 장기요양급여 이용자가 부담하는 본인 일부 부담금으로 조달된다. 노인장기요양보험료는 국민건강보험료의 12.81%(2023년 기준)로 산정한다. 국민건강보험 적용 전체 대상자가 급여대상이며 이 중 65세 이상의 노인성 질병을 가진 자를 대상으로 한다. 6개월 이상 혼자 일상생활 수행이 어려운 경우 요양급여 서비스를 신청하고 등급판정위원회의 등급판정을 거치게 된다. 장기요양인정서가 도달한 날부터 급여를 받을 수 있다. 등급은 1등급부터 5등급 및 인지지원등급으로 구분한다. 급여의 종류 및 내용은 노인요양시설, 재가노인복지시설, 재가급여(방문요양, 인지활동형 방문요양, 주야간보호, 방문목욕, 단기보호, 기타재가급여 등 포함), 시설급여(노인요양시설, 노인요양공동생활가정), 복지용구 및 특별현금급여(가족요양비)로 구분한다.

표 6-3 장기요양 등급

장기요양 등급	심신의 기능상태
1등급	심신의 기능상태 장애로 일상생활에서 전적으로 다른 사람의 도움이 필요한 자로서 장기요양인정 점수가 95점 이상인 자
2등급	심신의 기능상태 장애로 일상생활에서 상당 부분 다른 사람의 도움이 필요한 자로서 장기요양인정 점수가 75점 이상 95점 미만인 자
3등급	심신의 기능상태 장애로 일상생활에서 부분적으로 다른 사람의 도움이 필요한 자로서 장기요양인정 점수가 60점 이상 75점 미만인 자
4등급	심신의 기능상태 장애로 일상생활에서 일정 부분 다른 사람의 도움이 필요한 자로서 장기요양인정 점수가 51점 이상 60점 미만인 자
5등급	치매환자로서(노인장기 요양보험법 시행령 제2조에 따른 노인성 질병으로 한정) 장기요양인정 점수가 45점 이상 51점 미만인 자
인지지원등급	치매환자르서(노인장기 요양보험법 시행령 제2조에 따른 노인성 질병으로 한정) 장기요양인정 점수가 45점 미만인 자

출처 : 노인장기요양보험. http://longtermcare.or.kr

그림 6-6 장기요양 등급판정 절차

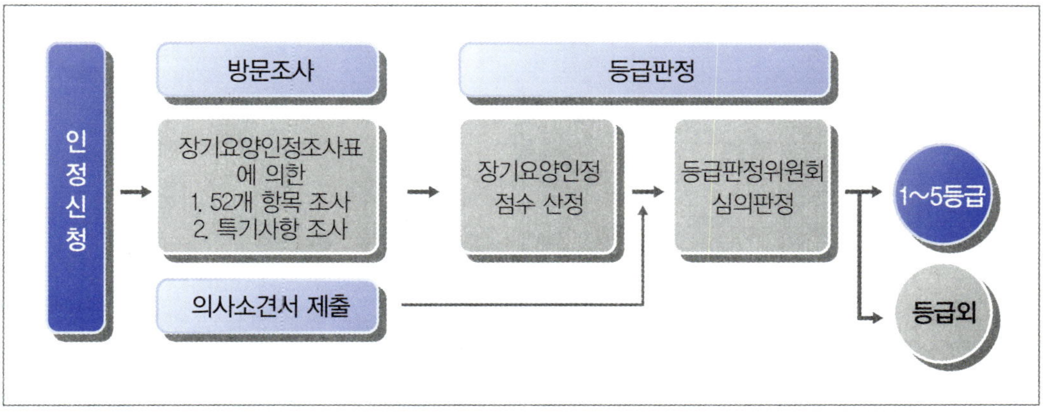

출처 : 노인장기요양보험. http://longtermcare.or.kr

활동 과제

- ✔ 진료비 지불보상방법들의 차이점을 설명해 봅시다.
- ✔ 보건산업통계에서 우리나라의 현재 의료기관종별 기관수를 찾아봅시다.

PART

간호의 역사 03

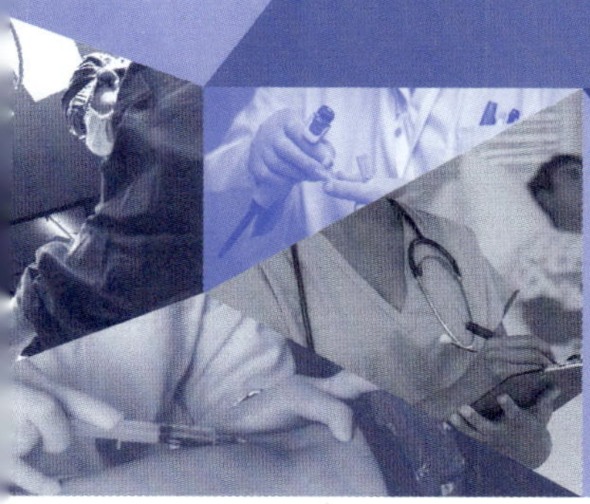

INTRODUCTION to NURSING

제7장

역사 속 간호이해

학습목표

1. 간호역사 학습의 필요성을 설명할 수 있다.
2. 시대적으로 간호의 특성을 구분할 수 있다.

간호의 역사는 간호의 개념과 역사의 개념이 함께 전제된 기술이다. 간호의 역사는 인류의 역사 속 하나의 부류이고 인류의 역사는 간호의 역사를 포함하므로 분리하여 이해하는 것이 쉽지 않고 그렇게 하는 것 역시 타당하지 않다.

그렇다면 역사란 무엇인가? 블로크(Marc Bloch, 1886–1944)의 유작 『역사를 위한 변명』에 "역사는 과거를 연구하는 죽은 학문이 아니라 현재를 이해하고 미래를 전망하는 데 도움을 주는 유용하고도 실용적인 학문이다. 역사의 대상은 인간이다."라고 기술되어 있다. 이로써 역사란 인간학임을 알 수 있다.

간호란 무엇인가? 에 대한 질문은 간호의 본질에 대한 것인지, 간호학의 학문 정체성인지는 구별하기 매우 어렵다. 왜냐하면 간호의 학문은 근대 이후의 것으로 여겨지기 때문에 살펴야 할 범위가 다르게 된다. 그러나 간호의 대상도 인간이고 간호의 학문에 대한 중심개념에 대한 정립 역시 오래된 과거 인류의 삶과 분리되어 생각할 수 없으므로 간호에 대한 이해는 결국 전체 역사 속 흔적을 통한 간호의 본질에 대한 탐구로부터 시작함이 마땅할 것이다.

역사 속 간호의 본질은 간호하는 자와 간호 받는 자 간에 필요한 보살핌과 도움을 주는 것이다. 그러므로 오랜 옛날부터 현대에 이르기까지 사람들이 건강문제에 관해 서로 보살피고 돌보고 위로하고 도우면서 살아온 모든 것이 간호의 역사가 되는 것이다(김문실 외, 2009). 이러한 간호의 본질에 대한 탐구는 간호를 필요로 하는 자를 포함한 모든 인간 이해의 역사가 되기도 한다.

역사 속 인간 이해는 이들이 생각하고 대처했던 건강문제 또한 무엇인지 고려해야 한다. 건강문제는 이름을 지닌 질병 뿐 아니라 통증, 장애, 불편감 등으로 표현되며 역사 속 시대와 사회상이 반영된 사람들의 신념에 따라 관리되었다. 먼 옛날 초자연적인 신념에서 현대 과학적 판단에 이르기까지 역사 속에서 사람들의 생각은 변화해 왔다. 현대에 이르러 과거보다 많은 건강문제를 해결하였지만 여전히 어떤 이는 현대 의학적 관점에서, 어떤 이는 초자연주의적 관점에서 건강문제를 이해하고 있다. 따라서 간호는 이러한 다양한 신념을 가진 인간을 이해하고 보살피는 것이기도 하며 이는 인간의 존재론적 특성과 맞닿아 있다. 인류는 초기부터 아픈 타자에 대한 배려라는 덕목을 끊임없이 실천해온 존재이기 때문이다.

역사 속 간호이해는 오늘날 현대적인 최첨단 간호기술을 사용하고 있는 우리들에게 과거의 역사 속에서 재발견해야 할 과제도 부여한다. 과거의 간호가 소박하기는 하지만 현대 간호에 보탬이 될 만한 가치가 있는 것은 살려야 할 것이다. 1893년 시카고에서 열린 미국, 캐나다의 간호사들이 참가한 국제회의에 보낸 나이팅게일의 편지는 현대를 살아가는 간호사에게 간호의 본질에 대해 다시 숙고하게 한다.

> "간호사를 훈련시키는 것은 환자가 살아갈 수 있도록 도와주는 행위를 교육하는 것이다. 간호는 예술(Art)이며 이 예술은 조직적(organized), 실무적(practical), 과학적(scientific) 훈련이 필요하다."

결과적으로 역사 속 간호를 이해해야 하는 필요성은 다음과 같이 요약할 수 있다. 첫째, 간호의 본질을 알기 위함이다. 둘째, 현대사회 속에 정립된 간호전문직의 정체성을 알기 위함이다. 셋째, 과거를 돌아보고 현재 시점에서 미래지향적인 간호의 방향을 설정하기 위함이다.

본 저서는 역사 속에서 알 수 있는 간호의 본질, 건강문제의 규정, 건강문제의 관리방법에 초점을 두고 역사 속에서 간호를 이해하고자 하였다. 간호의 전반적인 변천을 의료와 그에 기반이 되는 건강문제의 규정방법 또는 질병관의 변화를 중심으로 보고자 한 까닭은 질병관에 따라 적합한 치료방침이 뒤따르고 질병과 그것을 가진 환자에 대한 사회적 시선도

달라지며 오늘날 국가의 자원배분 결정에 많은 영향을 미치기 때문이다(황상익, 1995).

원시사회는 가족 내 여성이 자신의 종족을 보살피고 양육하며 아픈 이를 돌보는 책임이 있었고 아픈 이를 돌보는 방법은 경험적 측면과 제한된 경험으로 일반화가 되지 않았을 경우 물활론적 사고에 따른 주술적 관리방법을 사용하였을 것으로 추정한다.

문명의 기록이 나타나는 고대사회가 아픈 이의 건강문제를 관리했던 방법은 이전 시대의 방법이거나 다양한 신을 모신 신전에서 신에게 의지하였다. 이 시기 대부분은 건강문제를 징벌로 여기며 초자연주의적으로 생각하였다. 한편 고대 그리스 시기의 히포크라테스는 이전 문명의 질병관과 매우 다르게 합리적으로 생각하였다.

표 7-1 간호와 의료의 변천과정

시기	간호의 변천	의료의 변천	건강문제규정에 대한 주요 사고 체계
원시	가족을 위한 모성적 돌봄	경험적, 주술적 의료	초자연주의적 사고
고대	가족에서 이웃으로 확대됨	경험적, 주술적, 신전의료	히포크라테스의 자연주의적, 합리적 사고–체액병리론
중세	종교적 자선활동 및 돌봄	종교적 의료(사변적 의료)	히포크라테스와 갈레노스 전통에 근거한 스콜라철학적 사고
르네상스	종교적 자선활동에서 인본주의적 자선활동으로 분화, 직업간호	과학적 의료	과학적 사고 : 체액병리론에서 본체론으로 대체되어 가는 과정
16–18세기(계몽주의)			
19세기(산업혁명)	나이팅게일 간호개혁		의 · 과학적 지식 기반의 현대 의료
20세기 이후	전문직 간호		

기독교 초기 시기는 기독교적 종교 이념인 박애주의와 이타주의에 따른 실천정신을 가지고 아픈 이에 대한 돌봄이 가족에서 이웃으로 확대되기 시작하였다.

박해를 받던 기독교가 국가 공인 종교가 되었고 급기야 중세는 모든 사회적 구조 및 질서 유지가 종교 중심으로 바뀌었다. 따라서 간호는 종교적 자선활동과 돌봄으로 지속되었으며 의료는 히포크라테스와 갈레노스가 확립한 의학이론에 중세적 사고체계인 스콜라철학이 융합되면서 대학에서 사변적으로 논의되고 있었다. 여전히 대부분의 사람들은 질병에 대해 초자연적이며 종교적으로 생각하였다.

르네상스와 종교개혁으로 시작된 근대는 종교적 간호활동을 하던 교회가 그 역할을 내놓아야 했다. 그로 인해 전통적인 종교적 간호사업에 어둠이 드려졌고 한편, 르네상스운동과 인본주의, 계몽주의 등의 등장에 따른 사회개혁과 함께 이전 시기까지의 종교적 간호활동으로부터 인본주의적 자선활동으로의 분화의 조짐이 나타나기 시작하였다. 건강문제 규정에 대한 비약적인 발전은 근대부터 시작되었다. 이전 시기의 히포크라테스와 갈레노스의 전통, 사변적 논의가 직접 관찰하고 경험하고 실험에 근거한 지식으로 대체되면서 사람들이 궁금해 했던 건강문제에 대한 많은 부분이 이 시기를 지나면서 해결되어 나갔다.

19세기 중반 나이팅게일은 이전까지의 간호를 새로운 시각으로 볼 수 있도록 다양한 개혁적인 활동을 하였다. 미래지향적 안목을 지녔던 펜위크는 간호단체를 조직화하기 시작하였다. 이러한 개혁적 간호활동의 영향은 미국대륙에서 이어져 나타났다. 20세기 초반 직업적 간호활동은 미국의 개척과 도전정신, 전쟁과 간호지도력, 경제성장, 과학기술의 진보 등과 함께 발달하면서 현대의 전문직으로 비약적 발전을 이루게 되었다. 이 시기 건강문제에 대한 시각은 이전 시기까지의 초자연주의적 신념의 영향이 점차 줄어들었다. 하지만 자취를 감춘 건 아니었다.

활동 과제

- ✔ 전문화되고 세분화되어 가는 지금의 의료현실 속에서 우리는 아픈 이를 진정으로 돌보고 있는지 생각해 봅시다.
- ✔ 히포크라테스나 나이팅게일 그 밖의 많은 선구자들이 우리에게 잊지 말라고 당부하는 것은 무엇인지 생각해 봅시다.

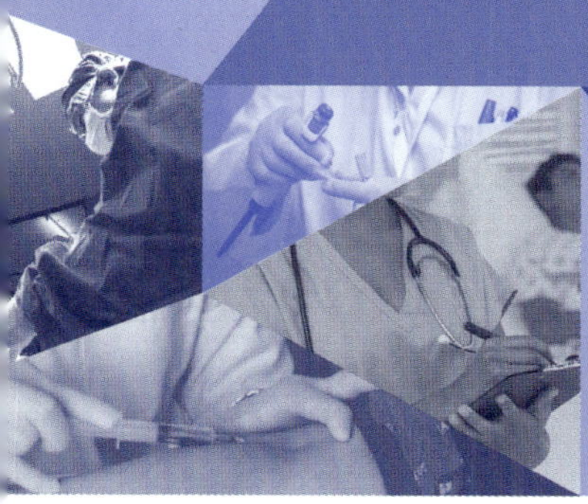

INTRODUCTION to NURSING

제 8 장 세계 간호 역사

학습목표

1. 초기 기독교 정신이 간호에 미친 영향을 설명할 수 있다.
2. 중세 후기 십자군 전쟁에서의 간호를 설명할 수 있다.
3. 종교개혁이 간호에 미친 영향을 분석할 수 있다.
4. 나이팅게일의 간호학교 설립의 원칙을 열거할 수 있다.
5. 미국이 현대 간호사업을 주도하게 된 요인을 분석할 수 있다.
6. 20세기 미국 간호교육제도의 발전과정을 설명할 수 있다.
7. 1, 2차 세계대전이 미국간호에 미친 영향을 분석할 수 있다.
8. 국제간호협의회의 설립목적을 기술할 수 있다.
9. 세계보건기구의 기능을 열거할 수 있다.
10. 국제적십자사 활동과 간호사업과의 관련성을 설명할 수 있다.

1 원시시대

초기 인류의 건강문제 해결에 대한 직접적인 증거자료는 매우 제한적이다. 그러나 현재를 살고 있는 원시종족이 건강문제의 원인과 특성에 대해 나름의 해석을 하고 있는 점을 들어 일부 조심스럽게 얻을 수 있다. “어느 한 아파치가 병에 걸렸다. 그는 기분이 불쾌한 상태의 특질과 원인을 거의 생각하지 않고 휴식을 취하고 가정약을 사용한다. 전혀 나아지지 않으면 비로소 그는 질병에 대해 생각하게 된다. 병든 아파치는 자기가 앓고 있는 질병이 초자연적인 영향력에 의해 일어났다고 믿으며 의사가 아닌 마법사, 마법 의술자를 부른다.”(아커크네히트, 1987).

이 장면에서 아파치의 불편감에 대한 대처방법은 가족 중 어머니나 부인이 해주던 간호방법으로 휴식과 간단한 가정약으로 나은 적이 있는 경험에 의한 것이었음을 상상할 수 있다. 이렇듯 원시종족의 건강문제해결과 관련된 대안 중 몇 가지는 관찰을 통한 경험이었다. 그것은 동물이 자신의 상처를 핥아서 깨끗하게 한다거나, 풀이나 나뭇잎을 구토제나 하제로 먹거나, 염증이 생긴 상처부위를 물속에 담그거나 혹은 자신에게 효과적인 방법을 다른 곳에 적용해 보는 등이었다. 하지만 관찰을 통한 경험의 방법만으로는 모든 건강문제를 해결하는 것은 가능하지 않았다. 가능한 해법을 찾아 기댄 곳은 모든 자연의 물체이었다. 산, 강, 나무, 암석, 바람 등은 정신이나 영혼을 가지고 모두 살아있는 것이라는 애니미즘(animism)에 대한 믿음으로 의지하였다. 이러한 초자연적 믿음은 경험으로 해결되지 않는 건강문제를 보이지 않는 세계와 관련된 원인으로 나누어 주술적인 건강관리 해법으로 제공되어야 하는 것으로 보았다. 그러므로 다양한 건강관리의 제공은 건강문제의 원인을 나쁜 영혼이나 악마에 의해 기인한 것이라는 믿음으로 이러한 영혼을 다룰 수 있는 마법 의술사가 담당하였다. 반복적인 두드림(pummeling, pounding), 배출(expulsion), 두개골 천공, 불, 냉수목욕, 굶기기, 나쁜 냄새, 땀내기, 기분 나쁜 소리 등은 건강문제를 해결하기 위한 의식 중 하나이었다. 결과적으로 원시시대 건강문제 대처방법은 경험에 의한 자연적인 방법과 마술적이고 종교적인 방법이 혼합된 것이었으며 치료자(medicine man, healer)는 두 가지 대처방법을 모두 할 수 있는 구별이 애매모호한 주술자이면서 치료자이었다.

활동 과제

✔ 현대를 살고 있는 원시종족의 건강관리법에 대해 논의해 봅시다.

2 고대

고대 도시의 형성은 지금부터 약 5천 년 전에 이루어졌다. 신석기 시대의 혁명인 농업을 바탕으로 농사짓기에 좋은 조건인 비옥한 농지와 물이 있는 곳에서 대체로 시작되었다. 나일강을 중심으로 한 이집트, 티그리스강과 유프라테스강이 지나는 메소포타미아 지역, 인도의 갠지즈강과 인더스강 계곡, 중국 북부의 황하지역, 잉카, 마야, 아즈텍 지역이 고대문명을 이룬 곳이다. 지금의 중앙아메리카나 남아메리카의 고대문명에 관한 문헌 연구는 타

그림 8-1 고대문명발상지 지도

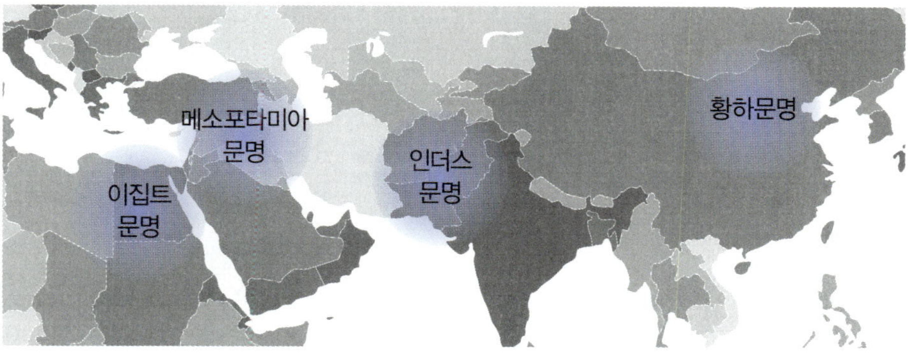

문명에 비해 희박한 편이라 연구가 축적되어 결과를 기술할 수 있는 추후 시기로 미루기로 한다.

고대 사회의 건강문제 규정은 대체로 초자연주의 사고를 하였고 자연철학적 사고는 인도, 중국, 그리스, 로마에서 발견된다. 따라서 건강문제 관리방법은 경험적이며 주술적인 접근이었다. 간호는 가족의 아픈 이를 돌보는 주로 여성과 모성적 역할이었다. 중세로 가기 전 초기 기독교 시기도 종교적인 질병관으로 간호는 교회의 종교적 자선활동이나 돌봄이었다.

1) 고대 이집트

기원전 3200년에서 기원전 332년까지 가장 오래 지속된 문명이다. 이 시기 이집트 인들은 신, 공동체 및 자연 등을 모두 신성한 우주의 구성요소로 보고 종교적인 것과 세속적인 것의 구분 없이 왕은 곧 신이고 국가였기 때문에 왕 이외 어떤 권위도 필요치 않았고 메소포타미아 문명처럼 법의 제정이 필요치 않았다.

이집트의 건강문제의 규정이나 관리방법은 기원전 2천년 경부터 쓰여진 파피루스에 기록된 내용을 통해 알 수 있다. 의사라는 직업이 존재했으나 질병의 본질에 관한 이론과 질병 치료의 이론에는 초자연적이며 특히 종교적 관점이 우세하였다. 부인과학, 수의학, 외과학, 조산학 등을 다룬 내용 뿐 아니라 의학편람으로 전체적으로 처방에 한정되어 있으며 마법적인 경향의 내용이 실려 있다. 또한 파피루스에는 500가지 이상의 물질을 사용하여 제조한 876종의 처방전도 기재되어 있다. 이집트 모든 문화권뿐 아니라 파피루스에서도 청결과 위생이 강조되었다. 이것은 종교적인 이유로 볼 수 있으며 신들의 눈에 들기 위해 청결을 지키려고 했던 것으로 추정하고 있다. 고도로 체계화한 이집트 의학에서는 초자연적인 관리방법과 함께 경험에 의한 것도 포함되어 있다.

기원전 2천 900년 경 파라오의 대신 임호텝(Imhotep)은 역사 속 실존 인물이면서 이름이 남아있는 의사 가운데 최초의 한 사람이다. 그는 건축가, 시인, 정치가이자 성공적인 의사였다. 그는 영웅적인 의사 역할로 사후에 의학의 신으로 떠받들어졌다.

그림 8-2 이집트 벽화

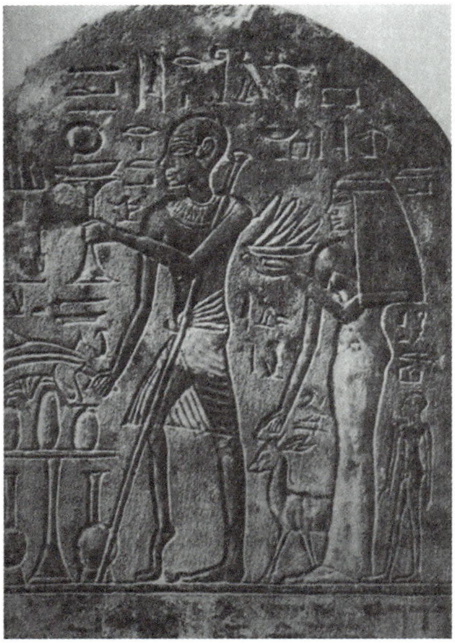

2) 고대 바빌로니아

티그리스 강과 유프라테스 강을 따라 형성된 메소포타미아 지역에서 번영했던 위대한 문명은 이집트처럼 오래된 것이다. 하지만 이집트와는 달리 정치적 통합이나 연속성을 볼 수 없다. 이 지역에서 발견되는 건강문제 관련 문헌은 이집트의 것보다 훨씬 많으나 내용면에서 체계적이지 않다. 그러한 점은 이집트의 파피루스와 달리 이 지역은 보존성이 높은 점토판에 기록하였으나 내용은 사람들의 말로 전해오는 광범위한 것을 기록하였기 때문이다.

그림 8-3 바빌로니아 함무라비법전

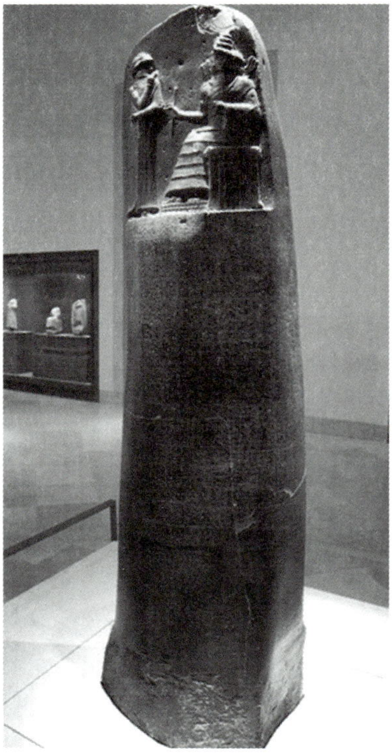

메소포타미아에서도 건강문제규정에 관한 이론은 종교적이어서 질병이란 불결한 상태를 야기시킨 죄에 대한 처벌로 보았다. 또한 천문학의 발달과 함께 점성술에 의한 의술이 행해졌다. 후대 고고학자들이 발견한 아주 정확한 간장 모형은 사제들이 수련사제에게 간장점술(Hepatoskopie)을 교육하는 도구로 제작된 것이었다. 이것은 제물로 바치는 동물간의 형태나 단단한 정도에 따라 신탁으로 읽어 점치는 것이었다. 하지만 메소포타미아의 건강문제관리도 마법적이고 종교적인 측면만 있었던 것은 아니었다. 몇몇 점토판에는 질병과 그의 진단 및 질병에 사용될 약제에 관한 내용이 간략하게 기술되어 있다.

인류사에서 현존하는 가장 오래된 법전은 기원전 약 2,250년 바빌로니아의 함무라비 대왕이 제정한 것이었다. 이 법전은 '눈에는 눈, 이에는 이'라는 동해(同害) 복수법에 기초한 형벌법이다. 의료행위에 대한 보수와 의료상 과오에 대해서도 다음과 같이 처벌 규정이 새겨져 있다. "의사가 어느 귀인을 치료하고 메스로 종양을 째고, 환자의 눈을 보존할 경우에 그는 은 10세켈(바빌로니아 화폐단위)을 받게 된다. 의사가 무딘 메스로 종양을 째다가 환자를 죽게 하거나 환자의 시력을 잃게 했을 때에는 의사의 손은 잘리게 된다."

4천 년 전 수세식 변소와 폐수처리 제도 등을 통해 볼 때 청결의 관념에 의한 것으로 추정되며 고대 유대인에게서 볼 수 있는 문둥병 환자의 격리, 정기휴일의 개념 등은 메소포타미아에서 기원된 것으로 추정하고 있다.

3) 고대 인도

고대 인도에서 건강관리는 크게 두 시대로 구분된다. 하나는 인더스 계곡에서 기원전 1500년에서 800년에 이르는 베다(Veda) 문화시기와 이후부터 기원후 1000년에 이르는 브라만(Brahman) 문화시기이다. 베다 시기의 건강관리의 주요 문헌은 리그-베다와 아타르바-베다이고, 브라만 시기는 아유르-베다이다. 베다 시기의 건강관리는 원시적이며 주술적이긴 하나 합리적인 외과치료의 기록도 있다. 브라만 시기는 베다 시기에 비해 학문적 체계가 발달되어 바빌로니아나 이집트와 달리 정리가 잘 되어 있다.

건강문제는 인체가 지닌 공기, 담즙, 점액 등 삼체액의 손실 또는 과다로 인해 증상을 나타낸다는 액체병리설로 규정하였다. 공간(우주)에서의 환자의 위치설정, 특정한 날, 바람, 6계절에 대한 점성술사의 의미부여는 건강관리에서 매우 중요하였다. 따라서 인도의 자연철학이나 점성학은 인도 의료의 사상적 배경으로 과학적 요소와 종교적 요소를 의료에 연계하고 있다. 문헌에 기록된 신에 대한 기도문이나 시구를 통해 볼 때 브라만 시기에도 초자연주의적인 병인설이 존재하고 있다. 수많은 질병에 대한 기록이 베다에서 나타나며 특히 열병들이 두드러진다. 고대 인도 의료에서는 해부학적 지식에 비해 진단은 고도로 발달했으며 질병의 예후를 중시하는 경향이 있다. 브라만 시대의 건강관리법에는 외과적 처치와 기도와 주문이 포함되어 있다.

브라만 시대의 위생관리는 양치질, 향유 바르기, 체조, 마사지, 목욕, 파리가 들끓는 음식물을 먹지 않도록 하는 것 등이 있다. 또한 예방차원의 천연두 예방법이 실시되기도 하였다. 마우리아 왕조의 아소카왕은 불교의 자비정신 아래 빈민의 구제활동을 활발히 하였고 세계 역사상 최초 병원을 세웠다. 고대 인도의 건강관리 방식은 다른 고대문명과 유사한 점이 있으나 훨씬 과학적이었으며 독창적이었다. 이러한 점은 그리스의 건강관리 방식에 영향을 준 것으로 추정되고 있다.

다른 고대 문화와 달리 고대 인도 의료 역사에는 간호원리, 간호실무에 대한 설명이 되어 있다. 대부분 간호사는 남자였고 드물게는 나이 많은 여성이었다.

그림 8-4 인도 베다

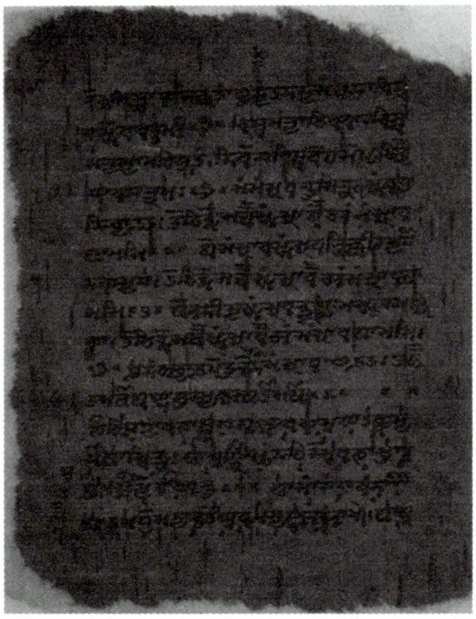

4) 고대 중국

고대 중국인이 생각하는 건강문제는 다른 고대문명과 유사하게 질병이 사람의 몸에 들어와 환자에게 아픔을 주는 것으로 믿었다. 갑골문화에 대한 자료는 고대 중국의 의료에 관한 기록으로 추정되지만 연대 확인이 어렵고 자료가 충분하지 않다. 고대 중국 의료의 기원은 전설적인 3황(三皇)을 언급하고 있다. 복희는 양과 음의 기본 철학을 창안하였고, 신농은 약초와 침술의 창시자였으며, 황제는 현존하는 중국 최고의 의서인 의학개론서 황제내경의 저자로 보고 있다.

고대 중국에서 근대에 이르기까지 중국의료의 기본원리가 된 철학은 음양과 오행설이었다. 이러한 철학적 체계는 기원전 5-6세기경 춘추전국시대에 나타난 것으로 보고 있다. 음양설은 자연현상의 기준으로 인간은 우주를 본 뜬 소우주이므로 그대로 인간에게 적용하여 의료의 원리로 삼았다. 오행 역시 소우주인 인간에게 대응하여 분류하였으며 그 부조화가 질병을 일으킨다고 보았다. 황제내경은 이러한 음양오행설에 입각하여 생리, 병리, 치료법을 기술하고 있어 춘추전국시대를 배경으로 중국 대륙의 각 지역에서 자연발생적인 경험의술을 집대성한 저술임을 짐작케 한다.

후한(後漢) 시대 장중경(張仲景, 150-219)은 위대한 의성(醫聖)으로 상한잡병론(傷寒雜病論)을 저술하였다. 이것은 상한과 잡병으로 구성되었으며 외부감염증에 대한 분류와 이에 따른 약물치료법을 체계화하였다.

또한 생기론(生氣論)적 생리관에 따르면 생명체의 기본은 기와 혈로 이루어지고 있어 기혈의 조화와 평형상태는 건강이라 하고 이 평형의 깨어짐이 병적 상태이며 정기(正氣)가 사기(邪氣)에 의해 침범된 상태를 말하고 있다.

건강문제를 알기 위한 진단은 네가지 방법으로 망(望)은 영양, 골격, 안색, 피부점막의 상태, 눈, 손톱, 머리카락, 입, 혀의 상태, 대소변 등의 분비물의 색을 보는 것이다. 문(聞)은 환자의 목소리, 호흡상태, 헛소리, 뱃속의 출렁이는 소리를 조사하는 것이다. 문(問)은 기왕력, 가족력, 현병력, 평소의 체질, 현재의 호소, 환자의 감정상태 등을 파악하는 것으로 비중이 매우 크다. 절(切)은 직접 손의 접촉으로 진찰하는 것이다. 이에 따른 많은 관찰의 결과를 가지고 있으며 인두접종을 통한 천연두 예방법과 쥐의 죽음과 페스트의 관계를 알았다.

건강문제의 관리방법으로 식이요법, 약물요법, 전신요법, 침구(針灸)요법 등이며 모든 건강문제관리에서 한결같이 강조되는 것은 마음의 안정과 생활상의 섭생을 들고 있다. 약물요법은 2,000종에 달하는 매우 다양한 약제를 처방하고 있었으며 철학적 관념과 경험적 요소에 따른 처방이지만 몇 가지는 현대의료에 사용하는데 전혀 문제가 없는 것이었다.

5) 고대 그리스

기원전 1000년 경의 저작이라 전해지는 호메로스(Homeros)의 작품에는 신 아폴론의 노여움으로 역병을 보내 사람들을 병들게 한다는 초자연적인 질병관이 기술되어 있다. 고대 그리스 문명 초기는 종교적으로 건강문제를 관리하는 것이 뚜렷하였으며 특히 빈곤층이나 불치병을 가진 환자에게는 유일한 관리방법이었다.

고대 그리스인에게는 아폴론의 아들이며 반인반수 켄타우로스로부터 신비한 의술을 전수 받은 아스클레피오스(Asklepios)가 숭배의 대상이었다. 환자는 아스클레피오스의 신전에서 신전수면(Tempelschlaf)을 통해 치료를 받았다. 아스클레피오스를 모시는 신전은 기원전 6세기말 경 세워지기 시작하여 그리스 각지에 총 320개의 신전이 있었으며 그 중 가장 유명한 곳이 소아시아의 페르가몬(Pergamon)과 펠로폰네소스 반도의 에피다우로스(Epidauros)의 신전이다.

그림 8-5 히포크라테스

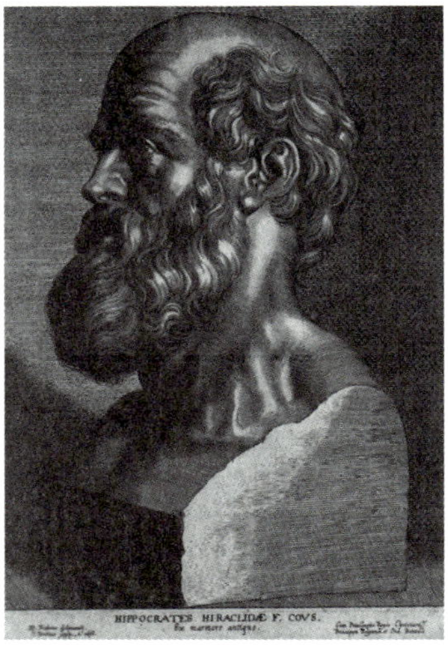

한편 종교적인 의사와는 다른 직업적인 의사도 있어 그들은 종교적 신앙과 의료 업무를 분리했던 자연주의자들이었다. 기원전 6세기가 끝날 무렵 경험적, 합리적 사고를 바탕으로 한의학의 분화를 지향하는 운동이 나타났다. 이러한 새로운 사고를 할 수 있게 한 것은 그리스에서 나타난 자연철학자들의 등장이었다. 자연철학자들은 사람들의 정신세계를 지배해온 초자연주의적 사고에서 벗어나 자연의 본질, 생성, 변화의 공통법칙을 탐구하는데 관심을 두었다.

탈레스(Thales)를 비롯한 자연철학자들 중 생명현상에 대한 다양한 주장이 있다. 피타고라스(Pythagoras)는 만물의 근원을 불로 보았으며 세계의 생성과 조화는 수(數)에 의해 결정된다고 하였다. 기원전 5세기 알크마이온(Alkmaion)은 동물 해부와 실험을 통해 뇌가 기억과 사유의 자리라는 그 당시로선 탁월한 견해와 질병은 신체의 건(乾), 습(濕), 한(寒), 온 (溫), 감(甘), 고(苦) 등의 성질의 균형이 깨진 상태라고 하였다. 엠페도클레스(Empedokles, BC 504-433)는 자연은 물, 불, 흙, 공기로 되어 온, 습, 건, 한의 기본 특성이 있으며 이러한 자연의 모습을 한 인체도 이러한 사원소로 구성되어 균형과 조화가 깨지면 병이 된다고 하였다. 이러한 엠페도클레스의 생각은 히포크라테스 학파가 주장하는 체액병리설의 기본이 되었다.

히포크라테스(Hippocrates, BC 460?-377?)는 코스학파의 부친으로부터 의학을 배웠고 그리스 각 지역을 여행하면서 다양한 질병을 보는 기회가 많았던 것으로 보인다. 의술은 경험과 관찰을 가장 중히 여겨야 한다는 주장과 함께 당시 철학자들이 탐구했던 인간의 근원, 원초적 물질, 생성의 비밀에 대해 관념적으로 되풀이하는 것은 의술과 관계없는 일이라고 보았다. 그의 이름으로 알려진 히포크라테스 전집(Corpus Hippocraticum)은 기원전 3세기 알렉산드리아 학자들에 의해 편찬된 것으로 보며 엄밀하게 어느 한사람이나 어느 한 학파의 저작이라기 보다는 많은 부분이 히포크라테스와 관련된 코스학파의 견해를 보여주고 있고 전집의 이름은 고대 의사들 가운데 가장 위대한 의사로 간주된 히포크라테스로 붙여진 것으로 보고 있다.

히포크라테스는 의사의 선천적 자질을 강조할 뿐 아니라 갖추어야 할 성격과 태도, 취해야 할 얼굴모습과 행동에 대한 기술을 통해 의사가 지켜야 할 도덕관념도 강조하였다. 히포크라테스의 생리와 병리론은 엠페도클레스의 사원소에 대응하는 혈액, 점액, 황담즙, 흑담즙의 사체액설로 건강이란 사체액의 조화이며 이것이 깨지면 병이라고 보았다. 『공기, 물, 장소에 대하여』라는 저서를 통해 이러한 병리현상은 그 지역의 계절 및 기후변화, 나쁜 물, 지질 등 환경의 여러 조건이 병의 발생 및 경과에 영향을 주어 나타난다고 하였다.

히포크라테스의 건강문제 관리는 여러 가지 원인을 제거하고 환자가 가지고 있는 자연치료 능력을 북돋우어 주고자 하였다. 그것은 개인을 치료하는 것이며 질병의 치료가 아니며, 신체 한 부분을 치료하기 보다는 전신을 치료하는 것이라 하였다. 진단과 예방분야는 이집트 의학을 훨씬 능가하였으나 해부학적 지식은 매우 제한적인 상태이었다. 전반적으로 히포크라테스 전집에 나타난 히포크라테스 학파의 특징은 임상관찰을 중요하게 여긴 합리적 사고로 접근한 분명한 진보였다.

고대 그리스 문헌에는 아동간호, 유모, 조산사에 대한 언급이 있다. 하지만 그리스 여자들은 무당이나 노예가 아니라면 가정 내에서 주로 활동하였기 때문에 간호사가 있었다면 아마 남자가 했을 것으로 추정하고 있다.

6) 고대 로마

고대 로마의 의술은 로마의 포로가 된 고대 그리스의 노예를 통해 유입된 것을 기반으로 하였다. 물론 문헌에 의하면 기원전 451년 역병 유행 시 의사가 있었다고 한다. 그리스 의학을 로마인에게 연결시키는 데는 아스클레피아데스(Asklepiades)의 공이 컸다.

고대 로마인들은 입법, 정치, 용병, 건축의 분야에서 커다란 성과를 거두지만 철학, 예술, 과학면에서는 독창성을 발휘하지 못했다. 그러므로 로마시대의 의료의 저작은 주로 편집한 것이었다. 가장 유명한 것이 기원 25년에서 35년 사이 저술된 것으로 히포크라테스의 사상에 영향을 받은 켈수스(Celsus)의 저술이며 이는 백과전서의 일부이었다. 켈수스는 외과 분야 특히, 결찰법의 사용, 갑상선종, 탈장, 내장 안의 수술 등 기술이 뛰어난 의사였다.

고대 그리스 시기 말 갈레노스(Galenos, 130-201)는 히포크라테스 이후 그리스에서 가장 위대한 의사이며 후에 로마인이 되었다. 갈레노스는 위대한 해부학자로 근육과 골격에 관한 커다란 발전을 가져왔다. 하지만 혈관, 신경, 내장의 지식에는 제한적이었다. 갈레노스의 의료이론의 접근은 플라톤과 아리스토텔레스의 사고를 융합한 바탕에서 나온 일종의 목적론에 근거를 두었다. 즉 신체는 정신의 기능을 활성화할 목적으로 존재한다고 믿었다. 히포크라테스의 사체액을 근간으로 병의 이론을 설명하였으며 사체액 중 어느 하나가 많아

지면 특수한 기질을 형성하여 다혈질(sanguine), 담즙질(choleric), 점액질(phlegmatic), 흑담즙질(melancholic) 등 4가지 기질로 구분하였다.

고대 로마인들은 고대 유럽에서 뿐 아니라 그들이 간 곳마다 도처에 유례없는 규모의 상수도, 하수도, 목욕시설 등을 건설하여 일찍이 공중위생 면에서 공헌을 하였다.

로마의 여성은 독립적이었고 가정 밖의 많은 활동에 참여하였다. 아픈 이에 대한 돌봄은 여주인이나 가정 내 남녀 노예에 의해 이뤄졌다. 아동을 돌보거나 조산업무는 여전히 여성에게 가장 중요한 역할이었다.

그림 8-6 갈레노스

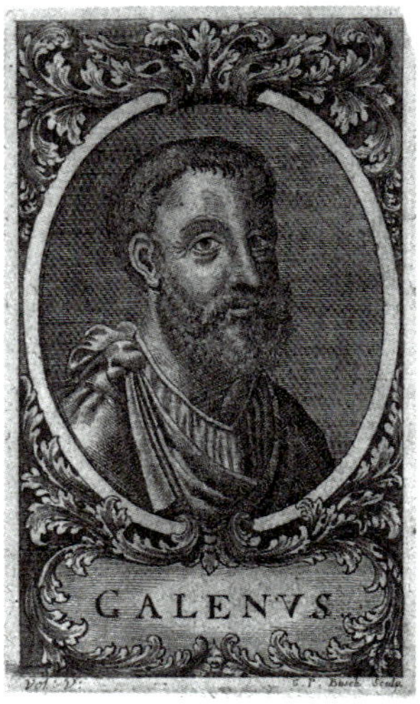

고대 로마는 마르쿠스 아우렐리우스 황제의 번영기를 거쳐 4-5세기에 발생한 감염병과 페스트, 게르만인의 잦은 침공 등으로 쇠락의 길로 접어들게 된다. 이 시기의 기독교(Christianity)는 박애주의, 이타주의, 계급타파의 새로운 이념으로 등장하여 로마제국 내 많은 사람들이 수용하게 되었다. 이후 콘스탄티누스 황제는 313년 고대 로마의 다신교적 이념과 함께 기독교에도 동등한 지위를 인정하였다. 따라서 이 시기는 이전의 간호가 주로 가족을 대상으로 하던 것에서 가족의 범위를 벗어나 이웃에게 기독교 신앙의 믿음에 따른 활동을 보여주는 일들이 많았다. 이러한 활동의 대표적 모습은 기독교를 믿는 여집사단(Deaconesses)과 로만 메이트론(Roman Matrons)에서 볼 수 있다. 기독교 성서에 기록된 첫 여집사로 푀베(Phoebe)는 사도바울이 로마로 보낸 여집사로서 첫 번째 방문간호사이다.

> 내가 겐그레아 교회의 일군으로 있는 우리 자매 뵈뵈를 너희에게 천거하노니 너희가 주 안에서 성도들의 합당한 예절로 그를 영접하고 무엇이든지 그에게 소용되는 바를 도와 줄찌니 이는 그가 여러 사람과 나의 보호자가 되었음이니라(로마서 16장 1절-2절)

고대 로마의 귀부인들 중 기독교로의 전환 이후 그들이 가진 재산을 병자간호 등 다양한 자선활동에 사용하고 헌신한 이들이 있다. 이들은 초대 교회의 교부인 제롬(St. Jerome)이 남긴 서적에 기록되어 있는 3인이다. 마르셀라(St. Marcella)는 로마 최초 여성만을 위한 수도원을 개설하고 병자와 고통받는 사람을 받아들였다. 화비올라(St. Fabiola)는 390년 자신의 궁전을 기독교 병원으로 개조하여 가난하고 병든 자를 찾아 직접 돌보았으며 부유한 로마인이 항상 이용하던 간호 처치법을 돌보는 환자에게 제공하였다. 파울라(St. Paula)는 기독교를 받아들이면서 기독교 성서를 라틴어로 번역하는 제롬의 일을 도왔다. 딸들과 함께 순례자의 숙박소, 환자의 수용시설을 세우는데 자신의 막대한 재산을 기증하고 여행객이나 환자를 돌보았다. 파울라는 간호를 가난한 이를 돌보는 단순한 봉사를 넘어선 하나의 체계적인 기술로 가르쳤던 최초의 사람이라 기록되어 있다. 이로써 초기 기독교회의 여집사단이나 로만 메이트론의 활동은 중세로 가는 문 앞에서 공식적이고 기록된 간호의 전형(典型)을 찾을 수 있는 예로 볼 수 있다.

그림 8-7 화비올라

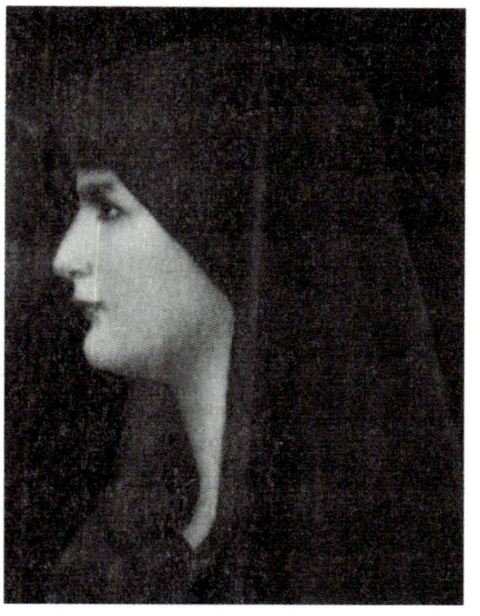

4세기경에 손님접대와 아픈 이를 돌보는 다이아코니아(Diakonia)라 불리는 곳이 마련되었다. 이곳은 보호소, 휴게소, 진료소의 역할을 하였고 오늘날 보건소, 병원의 외래의 기능을 하였다. 제노도키아(Xenodochia)는 다이아코니아 보다 규모가 큰 시설로 입원환자를 받을 수 있는 시설이며 오늘날의 병원과 다양한 형태의 자선기관의 원형이 되었다. 이 기관은 여집사단에 의해 운영되었고 과부들이 방문활동을 하였다. 부자 교인들과 교회의 재정적 지원으로 기관을 유지하였다. 이 시설에는 이방인을 위한 숙소, 나환자와 정신질환자를 위한 병원, 고아와 장애인을 위한 수용소, 의사와 간호사를 위한 숙박시설 등이 있었다.

활동 과제

✔ 초기 기독교시기의 종교적 이념과 이 시기 간호사업과의 관련성에 대해 논의해 봅시다.

3 중세

이 시기는 476년 서로마 제국의 멸망에서 1453년 동로마 제국이 멸망하기까지의 기간을 말한다. 중세시기를 출발했던 문명의 요소는 멸망한 로마제국의 고전적 전통, 침입해온 민족의 이교도적 전통, 오랜 박해의 늪에서 종교적인 세력을 확대해 가던 기독교라는 세 가지가 결합하여 만들어 낸 특징으로 나타나고 있다. 건강문제를 규정하는 질병관은 중세 이전 합리적인 색체를 보였던 히포크라테스, 갈레노스의 사상이 여러 곳에 산재한 수도원에서 이렇다 할 발전적 결실 없이 그대로 계승되고 있었다. 기독교 질병관은 역시 고대 문명의 종교들과 유사하게 죄에 대한 벌, 마귀 들림이라 보았고 이에 따라 기도, 참회, 마귀 쫓음의 의식 등을 치료방법으로 사용하고 있었다. 이 시기의 간호는 종교적 자선 및 간호활동이었다.

중세 시기는 1,000여년으로 크게 전후반기로 나눈다.

1) 중세 전반기

(1) 수도원 시대

바바리안(Barbarian)으로 부터 잦은 침입은 서유럽 사회를 현실에 대한 불안감을 갖게 하였고 종교적인 신앙생활로서 금욕과 고행이 요구되면서 번거로운 사회를 벗어나서 한적한 시골이나 전원에서 신앙생활을 하고자 하는 부유한 귀족계급의 로마인에게 수도원은 피난처이었다. 이러한 기독교 수도원(Christian monastery)이 중세 시기 첫 번째 특징이다.

기독교 수도원은 수도사들이 공동생활을 하면서 노동, 순종, 가난이라는 공동체적인 수도원의 삶을 살고자 한 것이었다. 수도원은 교회를 중심으로 보통 농장, 과수원, 목장, 공장, 집회소, 학교, 병원, 식당 등이 배치하고 있어 일종의 지역사회를 이루었다. 수도원들은 나그네에게 후한 대접과 안식처를 제공하였고 박해받는 이들을 위한 피난처이기도 하였다.

수도원은 모든 일에 앞서 모든 것에 우선하여 환자를 돌보아야 한다는 규칙에 따라 병든 수도사들이나 지역사회 가난한 이들을 위해 무료 진료소와 병원을 제공하였다. 이 시설은 치료보다는 보호와 안식을 위해 제공되었으므로 병원이라기보다는 구빈원에 해당하였다. 따라서 이 시기의 건강문제의 관리는 수도원의 남녀 수도사들이 맡아 행했던 것으로 보인다. 관리 방법으로는 당시 유행하던 민속적이거나 전승되는 약물, 신비주의, 기도, 참회, 성도들의 조력 등과 같은 종교적인 방법, 사혈, 식이요법, 목욕, 뜸술, 난절법, 관장법 등의 경험적 방법이 사용되었다.

이 시기 대표적인 수도원은 성 베네딕트(St. Benedict, 480-547)가 529년 몬테카시노에 세운 수도원이다. 베네딕트는 수도사들에게 환자의 구호에 힘쓰도록 이르고 스스로도 환자를 돌보았다고 한다. 수도사들은 약초와 약제로 치료하는 법을 익히고 가난한 사람을 돌보는데 힘을 썼다. 베네딕트가 제정한 수도원 규칙은 이후 모든 서유럽의 수도원을 규제하는 규칙으로 사용되기도 하였다. 하지만 수도원과 귀족계층이 서로 연합되어 만들어진 수도원은 사회적 명망 계층이 모인 장소가 되었고 수도사도 귀족계층으로 분류되었다.

수도원에 들어가는 여성들도 대부분 부유한 계층의 영향력 있는 사람들이었다. 6-7세기경에는 여자 수도원의 수가 증가하였고 의학지식과 정치적 통찰력이 뛰어난 사람도 있었고 병원간호와 의료활동에 종사하기도 하였다. 유명한 수도원 간호사들로는 성 라데군데(St. Radegunde, 519-587)와 성 브리지드(St. Brigid, 452-523)가 있다. 라데군데는 559년에 성십자 수도원을 설립하고 특히 나환자를 손수 돌보았다. 금욕주의 시대에 금기인 목욕실을 만들어 목욕을 시켰다. 브리지드는 아일랜드에 여자수도원을 세웠고 수녀원장으로 학자, 교육자, 상담자, 치유기술의 전문가로 존경받았다. 치유의 수호자로 불렸으며 나병치료에 힘썼다.

(2) 아라비아 왕국과 이슬람교

유럽, 아시아, 아프리카로 모두 갈 수 있는 곳에 자리 잡은 아라비아인은 다신교를 믿고 유목생활을 하고 있었다. 마호메트(Mahomet, 570-632)가 622년 유대교와 기독교의 교리를 종합 비판하여 알라신을 유일신으로 섬기는 교리를 완성하고 이슬람교를 창시하였다. 그는 무력으로 아라비아에서 신앙과 정치를 통일하였다. 이미 아라비아인들은 고대 그리스의 유산을 수용한 바 있고, 히포크라테스, 갈레노스 사상도 이슬람 종교권의 아라비아로 들어갔다. 아라비아인들은 이교문화라 할지라도 자기들 보다 높은 수준의 문화를 수용하는데 관대하였다. 의학을 비롯하여 철학, 수학, 천문학 등 여러 학문의 옛 문헌을 수집하고 아라비아어로 번역하였다.

규모가 큰 병원을 세우고 남자와 여자 병동이 따로 있었으며 남녀 간호사를 두었다. 잠을 못자는 사람에게 편안한 음악과 이야기를 제공하였으며 환자를 위한 환경미화, 정신적 위로와 불면증에 대한 치료 등이 있었다. 환자의 정서와 질병과의 관계를 알고 정신요법을 중시했다.

이 시기에 뛰어난 의사는 라제스(Rhazes, 850-932?), 아비센나(Avicenna, 980-1036), 메모니데(Maimonides, 1135-1204) 등이 있다. 라제스는 최초로 천연두와 홍역에 대한 논문 『De variolis et morbilis』을 기술하였고, 임상의사로서 의사-환자와의 관계에도 깊은 통찰을 가지고 정신요법의 의의를 잘 알고 있었다.

아비센나는 철학자, 의학자, 과학자, 시인이었으며 그는 아리스토텔레스의 신봉자였다.

대표적 저술은『의학의 정전(Canon of Medicine)』으로 의학적 이론과 임상에 관한 모든 분야를 체계적으로 정리한 획기적인 의학교재이었다. 철저히 아리스토텔레스와 갈레노스의 이론적 근거에 따랐기 때문에 갈레노스보다 나아진 새로운 것은 없다는 한계점을 안고 있었다. 이러한 아비센나의 영향력은 17세기까지 유럽 전역에 지속되었다. 메모니데는 유대인 의사로서 과학적 이성과 종교적 믿음을 조화시키려는 시도를 한 철학자로 탈무드를 편찬한 것으로 알려져 있다.

(3) 봉건제도

9세기 중엽부터 국가의 광대한 땅은 외부로부터 침입을 지켜내기에 무력하였기 때문에 작은 영역 단위로 상호항쟁이 필요하였고 이에 따라 보호-피보호 관계를 계약으로 설정한 주종관계인 봉건제도가 생겨났다. 이것은 땅을 가진 국왕, 제후, 기사로 이어지는 주종관계와 그 땅에서 농사를 짓는 농민을 농노로 하여 생산기반을 갖춘 장원제도의 특징을 갖고 있었다. 이 시기의 사회구조는 봉건제도의 피라미드 구조로 위계적 관계를 형성하였다.

이 제도 하에 대부분의 여자들은 어린 나이에 본인 동의 없이 결혼하도록 강요되었는데 이 시기에 사회 속에서 여자의 가치는 자녀양육과 집안 관리에 두었다. 영주의 부인이나 여자들의 삶은 고단하였다. 이들은 자녀 출산, 양육, 말 타고 사냥하는 것에도 책임이 있었다. 장원의 여주인이 장원의 질병자를 돌보았으며, 이러한 돌봄은 의사나 간호사 역할을 모두 겸비한 것이었다. 응급상황 시 응급조치와 모든 질병에 대한 민간요법 지식을 갖고 있었으며, 경험적 의료는 대부분 이러한 여자의 손에서 다뤄졌다. 의사는 매우 적은 숫자로 단지 소수만이 장원 내에 있었다.

(4) 의학교육과 병원

중세시기 의학교육이 이뤄진 곳은 대학이었다. 남부 이탈리아의 살레르노 대학은 수도자가 아닌 일반 사람들의 손으로 세워진 최초 의학교로 보고 있다. 의학교재는 대개 고전을 편찬한 것이었다. 여성의 지위가 낮았던 시기 임에도 불구하고 산과, 부인과 여자 의사들이 교수로 저술가로 활동하였다.『살레르노 양생훈(Regimen sanitatis Salernitanum)』은 살레르노에서 나온 문헌 중 일반 독자를 위한 양생법에 대한 기술이며 시 형식으로 되어 있고 갈레노스의 체액설을 기초로 한 경험주의적인 위생지침이었다. 합리적 식이와 위생학적 규칙을 담은 이 문헌은 후대에 여러 나라 말로 번역되었다. 살레르노 의학교는 13세기에 갑자기 쇠퇴하였다.

중세시기의 병원으로는 리용의 호텔 듀, 파리의 호텔 듀, 로마의 산토스리피노 병원 등이 있었다. 유럽 각지에 세워진 기독교계 병원은 처음에는 의료시설이라기 보다는 노약자, 불구자, 방랑하는 순례자를 따뜻이 보살피는 곳이었다.

2) 중세 후반기

(1) 십자군 전쟁과 군사간호단

십자군 전쟁은 11세기 말에서 13세기 말까지 서유럽의 기독교도들이 성지 팔레스티나와 예루살렘을 이슬람교도들로부터 탈환하기 위해 감행한 원정이었다. 이것은 유일신을 믿는 기독교도와 이슬람교도와의 배타적 싸움으로 종교전쟁이라 보지만 이 전쟁에 참가한 봉건 영주, 기사, 상인, 농민들의 참가 목적은 각각 달라 종교전쟁을 뛰어넘는 복합적인 이해관계 속에 있었다. 이 전쟁은 거의 200년에 걸쳐 여러 차례 진행되었으며 성지 회복이라는 초기 전쟁목적은 달성하지 못하였다.

십자군 전쟁의 영향은 종교적 권위인 교황권의 실추, 봉권 귀족과 기사계급의 몰락으로 왕권의 상대적으로 신장, 십자군 전쟁에 길목이 있는 북 이탈리아 도시들의 번영, 수준 높은 이슬람 문화 및 비잔티움 문화 전달에 따른 서유럽 지역에 문화적 자극 등 여러 가지 결과로 나타났다.

여러 차례의 십자군 전쟁에는 감염병과 전쟁 사상자 처리에 대한 관심이 나타났고 이에 따라 이를 전담하는 단체가 등장하였다. 이들은 군사간호단(Military Nursing Orders)으로 군인들로 구성된 간호단이었다. 전쟁에 참여한 군인 중에는 성지를 순례하고자 하는 의도가 많았는데 이러한 순례여행과 전쟁은 여행병자, 영양불량, 부상, 감염병 환자가 생겨나게 하였으며 군사간호단은 기사도 정신과 종교적 신앙에 따라 환자를 돌보았다. 중요한 군사간호단으로는 성요한(Knight Hospitallers of St. John of Jerusalem), 튜톤(The Tutonic Knight), 성나자로(The Knight of St. Lazarus), 성메리 군사간호단(Knight Hospitallers of St. Mary Magdalene)이 있었다.

(2) 종교적 간호단체와 세속적 간호단체

역병에 대한 두려움, 고통, 질병 등의 급속한 전파와 함께 간호나 이웃을 돌보는 일에 대한 사회적 단체들이 나타났다. 이들은 과거 수도원이 지역사회 중심이었을 때 요구되었던 돌보는 활동과는 다른 형태로 나타났다. 종교적인 선교의 본질로 종교인들 스스로 빈곤하게 살기를 자처하였다. 이들 집단은 군사간호단과 마찬가지로 평등하고 평범한 성향을 나타내는 전형이 되었다. 이들은 맨발에 누더기를 걸치고 기독교의 가르침을 선교하면서 병든 자, 빈곤한 자, 쫓겨난 자를 돌보는 일을 가장 우선한 사명으로 삼았다. 이들은 탁발승단(Mendicant Order)이라 불렸으며 대표적인 탁발승단은 성 프란시스(Sanctus Franciscus Assisiensis, 1182-1226), 성 도미니크(Sanctus Dominicus, 1170-1221)에 의한 단체를 들 수 있다. 성 프란시스단의 제1단은 수도사들로 구성된 프라이어(Friars Minor)단, 제2단은 수녀들로 구성된 클라라단(Poor Clares), 제3단은 평신도의 남녀로 구성된 제3단(Tertiaries)이었다. 성 도미니크도 이들을 좇아서 3개의 단체를 만들었다.

군사간호단이나 탁발승단의 활동과 동시대에 준종교적인 단체로 일하는 집단도 있었다. 이들 단체는 수도자로서 서약에 얽매이지 않고 평범하고 세속적으로 활동하였다. 그들은 자신의 살고 있는 지역 내 병자, 빈곤한 자, 고아들을 돌보았으며 또한 병원에서 간호도 하였다.

이러한 단체들의 행보는 간호가 비종교화 되어가는 중요한 발걸음을 의미한다. 남자들로 구성된 안토니스형제단(Antonines, Hospital Brothers of St. Anthony), 베긴자매단(Beguiness of Flanders), 알렉시안 형제단(Alexian Brothers) 등이 종교적인 면과 비종교적인 면을 모두 보여주는 이웃을 위한 돌봄과 자선활동을 하였다.

(3) 의학교육, 병원 그리고 의료서비스

이 시기의 병원은 중세 전반기보다 체계적으로 발전해 갔고 고대 그리스와 로마의 지식을 수용한 이슬람교의 지식과 혼합되었다. 이러한 발전은 이 시기 스페인 등에 있던 이슬람교 병원이나 이탈리아 남부에 있던 살레르노 의학교를 거쳐 서유럽 세계로 돌아왔다.

이 시기에 유럽 각지에 대학이 세워졌는데 프랑스의 몽펠리에(University of Montpellier, 1181), 이탈리아의 볼로냐(University of Bologna, 1158), 영국의 옥스퍼드(University of Oxford, 1167), 케임브리지(University of Cambridge, 1209) 대학 등이다. 대학에서 의학교육은 스콜라 철학적 방법으로 체계화시킨 의학이론이었다. 그 방법은 문제제기, 증명, 반론, 답변, 결론의 형식으로 진행되는 엄격한 삼단 논법에 의한 연역적 방법으로 의학교육과 의학연구에 적용되었다. 따라서 자연이나 의학적 인식은 경험과는 전혀 격리된 채 추론되는 것이었다.

교황 이노센트 3세(Innocent Ⅲ)는 이 시기 도시 병원의 발전을 위해 노력하였다. 병원이 규모는 다르지만 수적으로 늘어났다. 그 이유는 기존의 병원이 주로 고아나 여행객, 병자를 위한 호스피스, 빈민구호소로 만들어졌고, 도시가 급히 만들어지면서 사람들의 북적대는 생활조건은 질병을 빠르게 확산시켜 감염병은 통제되지 않았기 때문이었다. 병원은 대개 병든 빈곤자를 돌보기 위해 세워졌다. 병원관리와 위생상태는 병원마다 다양하였으며 치료하기보다는 보호하는 곳이었다. 이 시기 설립된 병원은 성 길리스 병원(St. Giles Hospital), 성 바돌로뮤 병원(St. Batholomew's Hospital), 성 토마스 병원(St. Thomas' Hospital), 베들레헴 병원(Bethlehem Hospital) 등이 있다. 성 길리스 병원은 1101년 마틸다 여왕이 나환자를 위해 설립하였으며 귀족 출신의 여성이 이 병원에서 간호하였고 어려운 가정도 방문하여 돌보기도 하였다. 성 바돌로뮤 병원은 레허러(Rahere)에 의해 1123년 설립되었고 영국에서 가장 오래 지속된 서비스 기록을 가지고 있다. 성 토마스 병원은 1213년 리차드(Richard)에 의해 설립되었고 여행자와 순례자, 빈곤한 자, 환자를 위한 병원이었다. 베들레헴 병원은 1247년 피츠메리(Simon Fitzmary)에 의해 세워진 수도원이었다. 1330년 병원으로 개조되어 영국 최초의 정신질환자를 위한 병원이었다.

대학에서 의사들이 양성되었으나 히포크라테스, 갈레노스, 아비센나, 라제스 등의 저술에 근거하였고 점성술과 연금술도 활용되었다. 다양한 치료방법 중에는 들소의 뿔, 마취용 마약 흡입, 약용향신료 이용과 방혈용 거머리, 소변검사도 활용하였다. 성 힐데가르데(St. Hildegarde, 1098-1179)는 의학자, 정치가, 철학자, 시인이었으며 30세에 수녀원장이 되었다. 『Physica』, 『병인과 요법』이라는 저서를 집필하였고 원인과 증상에 따른 간호를 실시하였다. 이 시기에는 의사가 아닌 조산사가 조산업무를 하였다. 난산인 경우는 이발사외과의(Barber surgeon)에게 분만을 돕도록 하였다.

(4) 감염병의 창궐

중세시기에 유행했던 감염병은 나병, 천연두, 페스트, 유행성 감기 등이었고 맥각중독(Ergotism), 다양한 집단 정신병(mass psychosis) 등이 만연하였다. 나병은 고대사회에 이미 있었으나 11세기 이후 특히 유럽에 만연되어 13세기에는 프랑스에 2,000개의 나병 격리병사(病舍)가 있었다고 한다.

1347년 10월 프랑스 메스 항구에 들어온 12척의 배는 항해 중 승선자의 절반을 잃었다. 이 배들은 볼가 강 하류에서 몽골군이 던진 시체를 매개로 페스트에 감염되었던 것이다. 그 뒤 나폴리, 로마, 피렌체 등지에 페스트가 확산되었다. 1348년 봄부터는 독일, 프랑스, 오스트리아, 아드리아해 연안으로 번졌다. 1349년에는 북유럽, 영국, 아일랜드가 페스트 습격을 받았다. 이 대유행으로 유럽에선 2,600만 명이 희생되었다고 한다.

이러한 페스트의 만연은 사회적 권위 뿐 아니라 의학적 권위의 실추를 촉진하였다. 더불어 질병의 원인을 모르는 상태에서 이 감염병에 대한 두려움은 유대인 학살과 같은 희생양을 만드는 재앙을 가져오기도 하였다.

하지만 페스트 유행은 교통차단, 의사(疑似)환자의 검역, 환자의 격리, 오염물의 소독 등의 관리방법을 사용하게 되었다. 이는 항만으로부터 떨어져 있는 곳에 상륙소를 설치하고 그곳에 들어오는 감염 의심자를 일정기간 유치 격리하였다. 이것이 오늘날도 사용하는 검역(Quarantine) 제도의 원형이 되었고 중세 후기 감염병의 관리방법으로써 공중위생학의 훌륭한 공헌이었다.

활동 과제

✔ 십자군 전쟁이 간호사업발달에 영향을 준 점에 대해 논의해 봅시다.

4 근대

근대는 르네상스로부터 시작하여 17세기 과학혁명, 18세기 계몽사상, 19세기 산업혁명을 거쳐 현대 의과학의 발달에 가장 시기적으로 가깝다. 건강문제 규정에 대한 수많은 이론이 전개되었고 그에 따른 다양한 건강문제의 관리방법이 이 시기의 사고체계와 맞물려 개발되어 왔다. 결코 시간이 흐름에 따라 진보를 한 것이 아니라 많은 우회로를 통해 온갖 역경을 겪으며 때론 후퇴를 하면서 이룬 발전이었다. 간호의 본질은 변화되지 않았으나 중세 이후 간호는 종교적 간호활동으로부터 종교인의 신앙과 간호활동이 분화되기 시작하였고 나이팅게일의 대개혁에 의한 간호에 대한 새로운 가치 정립은 현대 간호로 가는 길을 열었다.

1) 르네상스와 종교개혁

르네상스는 14세기 후반부터 이탈리아에서 시작되어 이후 프랑스, 독일, 영국 등 지역으로 퍼져나가며 각각 특색 있는 문화를 형성하였으며 이것이 근대 유럽문화의 태동이었다. 르네상스 사상의 기본은 고대문명사회를 전체 역사 속에서 문화의 절정기로 보고 중세는 인간의 창조성이 철저히 무시된 암흑시대라고 보았고 이에 따라 고전학문의 부흥을 통해 문명의 재흥과 사회의 개선이 가능하다고 한 페트라르카(Francesco Petrarca, 1304-1374)의 견해 속에서 볼 수 있다.

이는 단순히 학문의 부흥이 아니라 인간의 지적, 창조적 힘을 다시 일으키려는 신념이었다. 이러한 사회의 총체적 변화는 건강문제에 대한 규정이나 이에 따른 관리방법에도 영향을 주었고 나아가 오늘날의 최첨단의 의과학적 지식의 단초는 이 시기에 연관성이 깊다고 할 수 있다.

그림 8-8 베살리우스

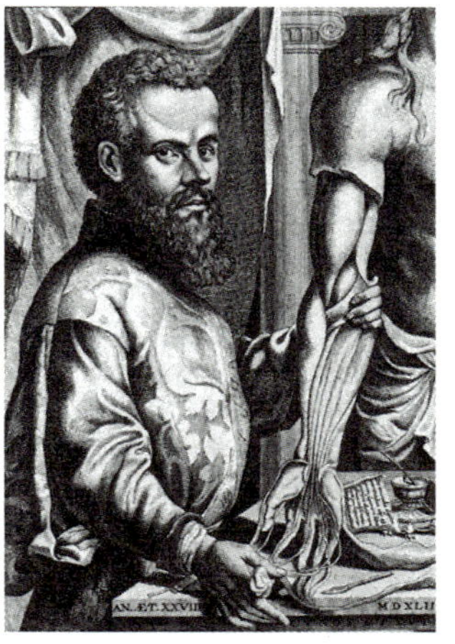

르네상스를 사상적으로 이끈 이들은 기독교적 인본주의자들이었다. 그 이전 시대까지 학문과 지식을 독점하였던 성직자들이 점차 사라지고 절대적이고 독단적인 사상으로부터 벗어난 사고, 관찰, 실험이 나타났다. 여러 가지 자연현상과 인간의 삶이 종교적 의미와 별개로 추구되고 해석되기 시작하였다. 또한 이러한 변화에는 인도, 아메리카로 가는 항로 발견을 통한 지리적 탐험과 대항해, 금속활자를 이용한 새로운 인쇄술도 다양하게 영향을 주었다.

새로운 변화는 코페르니쿠스(Nicolaus Copernicus, 1473-1543), 갈릴레이(Galileo Galilai, 1564-1642)에 의한 천문학 핵심사상을 전면적으로 바꾸는 것으로부터 예고되었다. 이와 유사하게 베살리우스(Andreas Vesalius, 1514-1564)는 스스로 직접 행한 인체해부에 근거하여 『사람 몸의 구조에 관하여』(De Humani Corporis Fabrica)를 저술하였다. 이 해부학 저서는 지난 1,000년 간 이어오던 갈레노스의 해부학적 견해의 오류를 지적하였다.

파라켈수스(Paracelsus, 1493-1541)는 갈레노스와 아비센나의 저서를 학생이 보는 앞에서 태우는 행위를 하며 그 시기 전통적 권위와 결별을 표명하려 하였다. 파레(Ambroise Pare, 1510-1590)는 총상환자를 끓는 기름으로 치료하는 관습적인 방법이 유해한 것을 확인하고 고대의 결찰법(結紮法)을 새롭게 사용하여 효과를 보았고 인공 팔다리를 고안했으며 새로운 외과기구와 기재 등을 개발하여 르네상스 가장 위대한 외과의로 이름을 날렸다.

이 시기 생리학 분야의 커다른 업적은 하비(William Harvey, 1578-1657)의 『동물의 심장과 혈액의 운동에 관한 연구』(De Motu Cordis et Sanguinis in Animalibus)를 통해 이 시기까지 혈액운동에 대한 오류를 정리하고 근대 과학적인 사고와 방법에 의해 전개된 혈액순환이론이었다.

시드넘(Thomas Sydenham, 1624–1689)은 병상에서 환자를 관찰하는 것이 의사에게 가장 중요하다고 강조하며 히포크라테스 전통에 충실하였다. 확인할 수 없는 편견과 선입견에서 벗어나야 하며, 앓고 있는 환자에게 실제로 무슨 도움을 줄 수 있는가 하는 점에 관심을 갖고 있었다. 병실에는 신선한 공기를 공급해야 하며 말타기 등 규칙적인 운동이 중요함도 강조하였다. 또한 기후조건과 질병을 연관 지으려 노력한 점에서도 히포크라테스적이었다.

한편 이 시기의 변화는 종교개혁으로부터도 있었다. 1517년 루터(Martin Luther, 1483–1546)는 그 시기 교황청 재정의 수단이 되었던 면죄부 판매와 교황권의 본질, 기독교 신앙의 중핵에 관련된 중대한 논점을 포함한 95개 조항의 의견서를 발표하였다. 이후 루터에 동참하는 집단과 기존 기독교 교권과의 대립과 싸움이 계속되다가 1555년 일단 루터 지지자에게도 신앙의 자유가 인정되었다. 이러한 종교개혁은 스위스, 영국 등으로 확산되었다. 영국의 헨리 8세는 1534년 '성직자 임명법' 및 '수장령 (首長令)'을 공포하여 영국 교회를 로마 교회로부터 결정적으로 분리시켰다. 1536년, 1539년 수도원 해산법으로 전 수도원의 재산이 몰수되었다. 종교개혁은 단순히 기독교 종파의 분열을 넘어서 유럽사회의 정치, 경제, 문화 등 모든 면에서 엄청난 변화를 초래하였다.

2) 간호의 암흑기

종교개혁으로 인한 변화는 간호사업에도 영향을 주었다. 첫째, 이 시기 이전까지 기독교 교회의 산하기관에서 수준 높은 간호를 수행하고 교육하던 수녀 간호사들의 활동이 중지되었고, 둘째, 이에 따라 이들 교회가 경영하던 병원의료와 구호사업이 중단되었다. 셋째, 일반인들에 의한 병원이 설립되기 시작했으나 준비된 간호인력의 부족으로 간호 수준의 질이 낮아졌다. 넷째, 신교도들은 이전 기독교인들이 하던 병원운영이나 간호사업에 대한 계획이나 관심이 부족했다. 다섯째, 중세 수녀단체의 활동에 대해 신교도들의 부정적 인식은 여자들의 사회활동을 제한하였다. 여섯째, 1545년 트렌트 종교회의에서 일반신도의 간호활동을 제한하는 규정이 만들어졌다. 일곱째, 국가로 이양된 의료기관의 운영에 사명감이 없는 여성들이 고용되어 간호활동을 하였다. 이로써 19세기 전반기에 이를 때까지 약 200여 년간 간호사업은 빛을 잃어 가고 있었다.

1617년 사회개혁 운동 일환으로 자선 간호단(Sisters of Charity)은 병원개선과 자선 간호 활동을 하였다. 이것은 성 빈센트(St. Vincent de Paul, 1576–1660)와 그를 돕는 프랑스의 여성 유지들에 의해 창설되어 현대적 의미의 방문간호와 사회봉사를 함께 하였다. 자선부인회는 단체생활을 하면서 간호사업을 위한 여자들을 훈련시켰다. 이들은 종교적 서약을 하지 않았으며 1년간 봉사한 후에는 직무를 계속하는 것은 자유로운 선택사항이었다. 자선 간호단의 사업은 매우 효과적이었으며 프랑스 국내는 물론 유럽 각국에 널리 알려져 분회가 조직되었으며, 미국과 캐나다까지 확산되었다. 주로 방문을 하여 환자를 돌보았으며 음식과 약물을 공급하고 임종환자 간호, 가족 위로 등을 하였다. 육아원과 정신병자 휴양소를 설치하였으며 일정한 복장을 입고 간호 기술과 종교 의식을 혼동하지 않는 원칙을 지켰다. 이러한 점은 근대 시기 직업 간호제도로 가는 디딤돌 역할을 하였다.

3) 18-19세기(산업혁명과 신교여집사간호단)

18세기의 가장 특징적인 사회변화는 계몽주의 사상을 통해서 나타났다. 중세시기가 종교를 기반으로 죽음과 사후세계에 관심을 가졌던 것에 비해 계몽주의는 삶에 대한 사상이었다. 어떻게 살 것인가? 라는 물음과 어떻게 행복해질 것인가? 라는 물음이 더해져 시민정신을 형상화하는데 매개역할을 하였다. 종교와 제도, 관습에 묶여 있던 인간을 감성과 이성적으로 해방시켜 자신의 주체성 위에서 새로운 세계관을 실현하도록 하였다.

영국의 박애주의자 하워드(John Howard, 1726-1790)는 여러 나라의 감옥을 둘러보고 관찰, 연구한 참담한 상황을 일반 대중에게 알려 효과적으로 개선되도록 하였다. 1798년 프랑스 의사 피넬(Philippe Pinel, 1745-1826)은 파리의 비세트르 병원에 수용되어 있던 정신병 환자들의 족쇄를 풀어 주었다.

18세기 중엽에 시작된 산업혁명은 사회, 경제구조의 변혁을 가져왔다. 공장 중심의 대량생산은 농촌에서 이주한 농민들이 도시 빈민층이 되었고 생산성을 위한 지나친 경쟁은 임금절약을 위해 여성과 아동을 고용하기도 하였다. 장시간 노동과 공장의 비위생적 시설과 환경, 다락방과 같은 공동숙식하는 주거환경 등은 노동자들을 질병에 취약한 상태로 만들었다. 그시기 가장 심각한 건강문제는 폐결핵이었고 불결한 하수시설과 쓰레기 처리로 인한 비위생적 환경이었다.

이 시기 병원의 환경은 불결하고 비위생적이어서 사망률이 높았다. 간호사의 도덕적 타락은 영국의 디킨스(Charles Dickens, 1812-1870)의 "Martin Chuzzlewit"이란 작품을 통해 풍자되기도 하였다. 병원은 대부분 수치스런 퇴보 수준에 있었다. 병원환경은 감염으로 악취를 풍기고 더러웠으며 질병과 상처로 고통받는 환자들은 병원에서 병을 얻거나 치명적으로 감염되어 사망률이 50%에 이르렀다.

19세기 초 간호사업의 새로운 발전은 신교도 활동에서 나타났다. 이것은 초기 기독교시기의 여집사운동(Deaconess Movement)을 계승하는 의미로 독일의 카이세르스베르트(Kaiseswerth) 지역에서 시작된 신교여집사간호단이었다. 문스터(Frederike Munster, 1800–1842)와 프리드너(Theodore Fliedner, 1800–1864) 부부는 빈곤한 환자를 위해 작은 병원을 세우고 젊은 여신자를 뽑아서 간호학 훈련을 하였다. 단체규칙과 분담제 간호를 실시하였고 문스터는 실용간호학을, 프리드너는 윤리학과 종교교리를 가르쳤다. 이 병원의 명성이 독일 외에도 유럽 각국에 퍼졌으며 간호사 초빙을 요청하였으며 외국에서 찾아오는 방문객도 많았다. 여기서 졸업한 이들은 병들고 빈곤한 자를 돌보기 위해 전 세계 각 지역으로 보내졌다. 나이팅게일도 그 시기 유럽의 간호 상황을 익히기 위해 카이세르스베르트에 방문하였다. 이러한 신교여집사간호단의 활동은 나이팅게일이 새로운 간호시스템을 만들어 세계적으로 간호제도를 개혁할 수 있게 하는 근대적 간호의 시작이었다.

4) 나이팅게일의 간호개혁

그림 8-9 나이팅게일

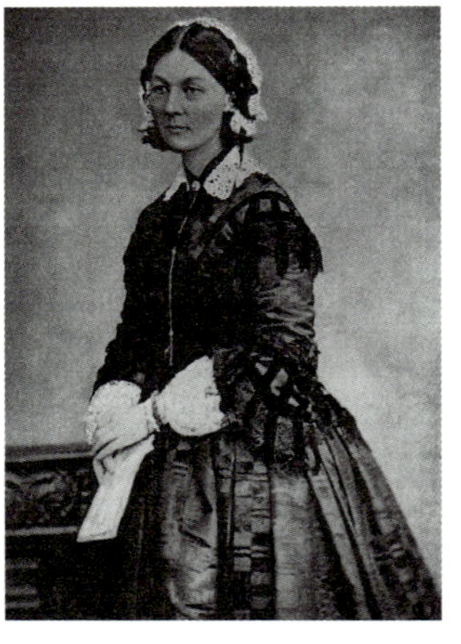

나이팅게일(Florence Nightingale, 1820–1910)이 활동하던 시기는 빅토리아 여왕이 집권하던 때로 영국은 산업혁명과 그에 따른 사회경제 구조, 제도의 변화를 겪는 혼란기였으나 역사상 유례없는 팽창과 번영을 거듭하여 가장 부강한 나라로 성장하던 시기였다. 또한 수차례에 걸친 선거법 개정, 노예폐지법 통과 등으로 점진적으로 민주주의를 정착해 가는 시기였다.

나이팅게일은 1820년 사회적 지위와 재력이 있는 배경에서 출생하여 가정교육을 통해 고전, 어학, 문학, 철학, 종교, 역사, 정치경제, 과학, 고등수학 등에 숙달하였다. 어릴 적부터 병든 사람과 가난한 사람을 돌보아 주었으며, 자신의 삶에 대한 종교적 성찰을 통해 인생에 의미 있는 일을 하는데 관심을 두었으며, 자신의 생애 사명을 간호사업으로 결심하였다. 유럽 각국을 돌아보며 간호사업의 현황을 살피고자 두루 다녔다. 1851년 독일 카이세르스베르트 지역의 신교여집사간호단의 교육프로그램에 등록하여 3개월 간의 프로그램을 마쳤다. 1853년에는 파리 자선간호단을 견습하였고 영국으로 돌아온 후 런던 부인병원(Establishment for Gentle-woman during Illness)의 관리자로서 행정적 직위를 맡기도 하였다.

(1) 크리미아 전쟁에서 개혁

크리미아 반도와 흑해를 둘러싸고 1853년부터 1856년까지 러시아와 터어키 간의 대립으로 전쟁이 시작되었다. 영국을 비롯한 유럽 연합군이 터어키를 지원하였다. 연합군의 전세는 유리했으나 영국군이 상처나, 감염, 콜레라, 적절한 돌봄이 부족함으로 높은 사망률에 처해 있는 사실이 언론을 통해 알려지자 영국 국민의 여론이 들끓었다. 육군 장관인 허버트(Sir Sydney Herbert)경은 영국 역사상 최초로 여자 간호단을 군 병원에 파견하기로 하며 나이팅게일에게 관리책임을 맡아줄 것을 요청하였다.

나이팅게일은 1854년 10월 38명의 간호사를 데리고 스쿠타리에 있는 군 병원으로 떠났다. 1,800명을 수용할 수 있도록 설계된 병원에는 3,000에서 4,000명에 이르는 부상병이 꽉 들어차 있었고 옷과 물, 비누, 타월 등도 없는 참담한 상황이었다. 기본적인 내외과 장비가 부족할 뿐 아니라 식료품이나 세탁용품도 없었다. 병원의 사망률은 42.7%였다.

나이팅게일은 우선 청소와 세탁, 급식상황을 개선하였다. 하수구를 수리하고 급수시설을 정비하는 등 위생상태를 개선하였고 5개의 주방 설치, 음악과 레크레이션을 할 수 있는 커피 휴게실, 독서실 등을 마련하였고 환자를 분류하기도 하였다. 저녁마다 촛불을 들고 환자들을 순회하며 특히 가장 아픈 환자의 상태를 관찰하였다. 나이팅게일이 도착한 지 6개월 즈음에 부상병의 사망률은 2.2%로 감소되었다.

나이팅게일은 단지 부상병 간호 뿐 아니라 군대 내 위생이나 관리제도 개선, 의학실험실 비치, 군의학교 설치 등에도 조언하였다. 한때 크리미아 열병(Crimean fever)으로 거의 죽음까지 갔으나 바로 귀국하지 않고 끝까지 자리를 지켜 종전과 함께 1856년 7월 영국으로 돌아왔다. 나이팅게일의 활동의 가치는 전쟁터의 부상병 간호에만 그치는 것이 아니라 간호활동에 대한 새로운 인식과 더불어 현대 간호학 발전에 초석을 다지는 업적이라 할 수 있다.

(2) 후반기 활동

나이팅게일은 크리미아 전쟁을 통해 영국군의 건강, 효율성 및 병원행정에 관한 일들 『Notes on Matters Affecting the Health, Efficiency and Hospital Administration of the British Army』이라는 군대 위생에 대한 보고서를 출간하였다. 이 보고서 안에는 도표로 그려진 통계부분이 포함되어 있다. 이것은 질병과 사망을 합리적으로 분류하고 도표화한 최초의 시도로 보인다.

농촌지역의 위생관리와 방문간호사 양성의 필요성을 주장하였다. 1858년에는 영국 통계학회 회원이 되었고 1862년에는 공창제도를 없애는 방법에 대한 논문도 썼다. 그 시기 영국의 식민지였던 인도의 위생문제 해결을 위한 제안서도 작성하여 막대한 관개 프로젝트와 경제개혁 등을 영국 정부가 시행하도록 하였다. 여성의 참정권을 주장하였으며 복지나 후생사업이 정책이 되기 위해선 정치력이 필요한 것을 알고 있었다.

1858년에 나온 『병원에 관한 일들(Notes on Hospital)』은 그 시기에 병원의 형식과 외형을 중요시하던 견해와는 다르게 내부시설, 의사와 간호인력의 질, 업무의 편의성을 강조하였다. 1859년에 출간된 『간호에 관한 일들(Notes on Nursing)』에는 환경위생, 개인위생, 정신건강의 중요성, 증상관찰에 민감해야 하는 점, 간호관리자의 감독책임과 윤리적인 지도 등 현대 간호사의 역할에 대한 방향을 제시하였다. 1908년 영국 에드워드 7세로부터 왕실이 주는 최고 훈장을 받았으며 이것은 영국 역사상 여성에게 처음 수여된 것이었다.

나이팅게일의 간호에 대한 생각은 일관되고 뚜렷하였다. 간호는 첫째, 직업이 아니고 사명이다. 둘째, 조금도 타협할 수 없는 원칙이다. 셋째, 질병을 간호하는 것이 아니고 병든

그림 8-10 나이팅게일 통계도표

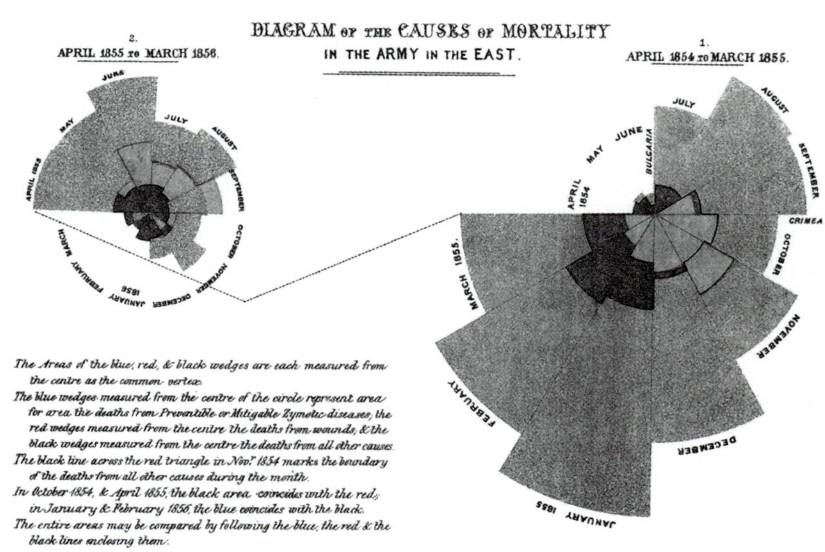

사람을 간호하는 것이다. 넷째, 간호사업은 비종교적이지만 간호사의 신앙은 존중되어야 한다. 다섯째, 간호사는 간호사이지 의사가 아니다. 여섯째, 간호사 간의 연락과 단결을 해야 한다. 일곱째, 환자에 대한 차별 없는 간호가 되어야 한다. 여덟째, 대상자의 고통 해결과정에서 자신을 희생하는 것이 아니라 자신의 긍지와 가치관에 따라 수행하는 것 등이었다. 이러한 이념은 100여년이 흐른 지금까지 현대적 간호에 정신적 유산으로 작용하였고 앞으로도 지속될 것이다. 한편 나이팅게일의 이러한 이념은 나이팅게일 생애의 사회적 전반에 걸친 맥락에서 이해되어야 하며, 현재 시점에서 재해석될 필요가 있다. 한 예로 간호사의 면허 등록 제도에 대한 반대의견일 것이다. 나이팅게일은 형식적 면허제도로 인해 사명감이 퇴색될 수 있는 점을 우려하였고 이는 오늘날도 여전히 공감할 수 있는 점이다.

또한 나이팅게일은 『간호에 관한 일들(Notes on Nursing)』에서 간호에 대해 다음과 같이 주장하였다.

> "대상자에게 질병은 일련의 회복과정이며 반드시 고통만 수반되는 것은 아니고 자연 회복력이 작용하는 과정이다."
> "질병의 회복과정에서 신선한 공기, 햇볕, 적절한 온도, 조용한 환경, 청결, 지식 및 주의력의 부족은 자연 회복력에 장해를 주어 증상이나 고통이 나타나므로 간호는 공기, 햇볕, 온도, 청결, 환경 등의 적절한 이용과 필요한 음식섭취 등을 관리하는 것이다."
> "간호는 병을 가진 사람 뿐 아니라 건강한 사람에게도 동일하게 적용된다."

나이팅게일은 이러한 간호에 대한 이념과 견해를 간호교육기관의 설립을 통해 실현하고자 하였다. 1860년 성 토마스 병원에 나이팅게일 간호학교가 세워지고 간호사 교육을 시작하였다. 나이팅게일 간호학교는 두 가지 특징으로 의의를 갖고 있다. 첫째는 비종교적인 배경에서 교육을 하는 것이었고, 둘째는 세계 최초로 병원운영과 재정적으로 독립한 교육기관이었다. 설립목적으로는 병원간호사, 간호사를 가르칠 간호사, 병들고 가난한 지역주민을 간호할 간호사 양성으로 하였다.

5) 근대의 의과학적 지식

근대시기의 의과학적 지식은 중세까지 기존 지식의 사고체계를 바꾸지 않고는 나타날 수 없었다. 그러므로 근대는 비근대적 요소와 근대적 요소, 종교적 세계관과 과학적 세계관이 동시에 존재하고 충돌하면서 새로운 지식을 산출해 나갔다.

영국의 철학자 베이컨(Francis Bacon, 1561-1626)은 귀납을 통한 과학의 탐구라는 새로운 과학사상을 철학적으로 확립하였다. 프랑스의 수학자며 철학자인 데카르트(Rene Descartes, 1596-1650)는 자신의 끊임없는 회의를 통해 연역적인 철학방법과 심신 2원론적인 세계관을 제시하였다. 물리학과 화학 등 자연과학적 지식체계로 생물현상을 이해함으로써 결국 기계론적(mechanistic) 생물관과 환원론적 방법론(reductionism)의 선구자가 되었다. 뉴턴(Isaac Newton, 1642-1727)은 『자연철학의 수학적 원리』(Philosophiae Naturalis Principia Mathematica)에서 물리세계를 이해하는 보편법칙을 제시하여 생명현상을 규명하려는 이들에게 가능성을 불어넣었다.

19세기 유럽사회는 산업혁명이 초래한 비인간적이며 처참한 모습을 경험하였지만, 사회적 생활조건을 개선하기 위한 인도적 노력도 함께 나타났다. 19세기 초까지 구빈원이던 당시 병원은 끊임없이 생겨나는 빈민 환자를 진료하는 근대적 의미의 병원으로 바뀌면서 면밀한 임상관찰과 새로운 진단, 치료요법 등이 나타날 수 있었다. 한편 독일을 중심으로 질병연구와 진단에 필요한 지식을 실험실에서도 만들어 내고 있었다. '과학자'(scientist)라는 단어는 1840년 출간된 위웰(Robert Whewell)의 저서 『귀납적 과학의 철학』(Philosophy of the Inductive Sciences)에 처음으로 등장하였다. 이 새로운 단어는 과학자가 전문화되어 가는 미래를 열어주었다. 이러한 근대시기에 의과학적 발달에 공헌한 인물들은 다음과 같다. 비르효(Rudolf Virchow, 1821-1902)는 인체의 기본단위를 세포라고 주장하였다. 리스터(Joseph Lister, 1827-1912)는 세균학을 임상에 적용하여 외과에서 중요한 무균술 사용을 하였다. 파스퇴르(Louis Pasteur, 1822-1895)는 발효나 부패과정에 관여하는 세균은 자연적으로 생겨나는 법이 없고 공기 등에서 온 세균이 번식함으로써 비롯된다는 사실을 밝혔다. 코흐(Robert Koch, 1843-1910)는 세균학자로 탄저병, 폐결핵균, 콜레라균을 발견하여 예방의 길을 열었다. 퀴리(Mary Curie, 1867-1934)는 라듐의 발견으로, 렌트겐(Wilhelm Rontgen, 1845-1922)은 X광선 발견으로 진단과 치료에 사용할 수 있게 되었다. 모튼(William Morton, 1819-1868)은 에테르를 사용하여 전신마취를 하였다.

활동 과제

- ✔ 종교개혁이 이 시기 간호사업에 끼친 영향에 대해 논의해 봅시다.
- ✔ 근대시기가 현대의료발달에 기여한 점에 대해 다양한 각도로 논의해 봅시다.
- ✔ 현대 전문직 간호발달에 나이팅게일이 기여한 점에 대해 논의해 봅시다.

5 현대

19세기 중반부터 시작된 나이팅게일 간호개혁의 씨앗은 영국을 비롯한 전 세계로 날아가 꽃 피울 터를 잡았다. 영국은 임상간호는 물론이고 지역간호사업과 조직 활동, 면허제도의 성립이 이뤄졌다. 개척과 도전으로 발전 가능성의 기회가 매우 큰 나라였던 미국은 독립전쟁, 남북전쟁을 거치며 국가기관은 숙련된 간호사의 필요성을 인식하기 시작하였고, 건강에 대한 사회적 책임인식, 여성의 사회적 지위향상, 나이팅게일의 간호이념 및 간호교육제도, 간호지도자들은 간호교육과 간호실무를 끊임없이 변화 발전하게 하였다. 브라운보고서(Brown Report), 포지션페이퍼(Position Paper) 등과 같은 미래를 향한 준비, 수많은 간호단체 활동 및 조직 개혁으로 나타나는 단결력, 간호사의 사회적 가치를 인정하고 지원하는 미국 국민, 의회, 정부, 민간 기금단체, 때맞춰 이룬 과학과 산업 전반에 걸친 눈부신 기술발전 등은 미국이 현대 간호를 주도적으로 이끌어가는 원동력이라 할 수 있다.

1) 영국의 간호

나이팅게일식 간호교육제도를 거친 이들은 세계 곳곳으로 교육방식을 소개하였다. 오스번(Lucy, Osburn)은 1867년 5명의 간호사를 인솔하여 오스트레일리아 시드니 병원에, 1871년 버클레이(M. Barclay)는 스코틀랜드 에든버러 왕립병원에 간호학교를 세웠다. 프랑스에는 1901년 해밀턴(Anna Hamilton)이, 이탈리아에는 투르톤(Amy Turton)이 나이팅게일식 간호를 소개하였다. 미국에 1884년 필라델피아 블록클레이병원에 피셔(Alice Fisher)가, 벨기에는 1907년 간호학교가 세워졌다.

영국의 지역간호(district nursing)는 1864년 죤스(Agnes Joans)와 12명의 나이팅게일 간호사들이 리버풀에 있는 노무병원(Work House Infirmary–오늘날의 보건소)을 중심으

그림 8-11 **나이팅게일 교육시스템의 파급**

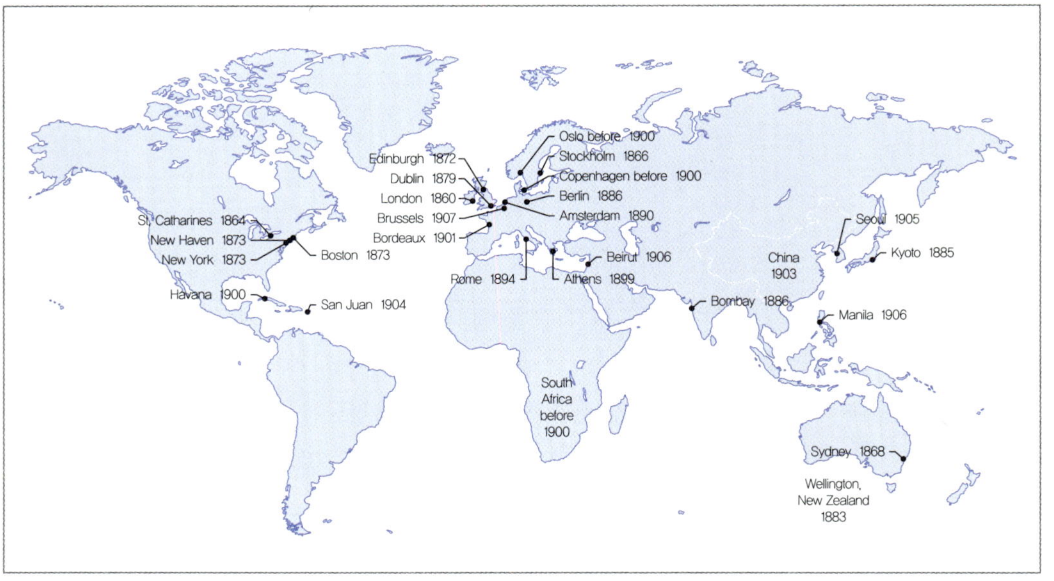

로 간호사업을 조직하였다. 본래 노무병원은 나이팅게일의 조언을 받은 라스본(William Rathbone)이 1862년 리버풀을 비롯한 영국 각지에 세웠다. 또한 나이팅게일 학교 출신 리스(Florence Lees)는 간호학교와 사회사업 성격을 띤 병원을 세우고 간호사업을 하였다. 이러한 활동은 나이팅게일 동시대 간호사들에 의한 지역간호사업 혹은 보건간호사업(public health nursing)의 모습이었다.

간호사의 면허제도를 반대했던 나이팅게일과는 달리 펜위크(Ethel Bedford Fenwick, 1856–1947)는 간호사의 대동단결을 주장하여 1887년 영국간호협회(British Nurses' Association)를 조직하였다. 이는 국가전체의 간호조직체로, 간호사의 조직활동으로, 독자적인 직업으로 세계적인 첫 걸음에 의미가 있었다. 이를 발판으로 미국 간호협회 조직 창설을 후원하였고 1899년 국제간호협의회(International Council of Nurses, ICN)를 조직하기도 하였다. 이러한 왕성한 조직활동에도 불구하고 영국에서 면허제도를 만드는 것은 쉽지 않았다. 결과적으로 나이팅게일 사후 1919년 면허제도가 의회를 통과하여 직업적 면모를 갖출 수 있었다. 나이팅게일의 간호에 대한 전반적인 개혁이 "제1의 간호혁명"이라 하면 펜위크의 조직활동을 통해 이루어낸 쾌거는 "제2의 간호혁명"이라 부르고 있다.

2) 미국의 간호

(1) 초창기 간호

유럽사회의 종교개혁 이후 종교형식에 대한 다양한 의견차이로 인해 유럽인들은 북아메리카로 새로운 자유, 평등, 정의를 찾아서 떠났다. 유럽 이민자들은 그 시기의 전통적인 관습, 질병에 대한 치료나 간호에 대한 관습도 그대로 가져갔다. 북아메리카는 17세기, 18세기의 척박한 개척의 삶을 이뤄나가는 동안 이전의 사회적 신분이나 전력과 관계없이 개인 자신의 능력으로 새로운 삶이 가능한 희망의 땅으로 인식되었다.

미국의 독립선언 이전 유럽 여러 열강들의 식민지로서 북아메리카지역에는 그 지역을 장악한 나라에 의해 세워진 몇몇 병원이 있었다. 가장 초기 병원으로 기록된 것은 1658년 네덜란드 서인도회사가 뉴암스테르담에 세운 병원(후에 벨뷰병원으로 됨), 1727년 프랑스의 어슐린 수녀단에 의해 세워진 뉴올린즈의 자선병원, 1731년 필라델피아 구빈원(Almshouse) 등이다. 이들은 그 당시 질병자, 빈곤자, 정신질환자, 노약자 뿐 아니라 죄수, 고아들을 돌보는 곳이어서 오늘날의 병원 개념으로 보기는 어렵다. 그 시기는 체계적으로 준비된 간호사가 아니라 노예, 죄수와 같은 신분의 사람들이 업무를 하였고 병원의 위생상태는 불결하고 참담하였다. 이러한 병원의 상태로 사회적으로 지위가 있고 여유가 있는 사람들은 병원에 가는 것을 꺼렸고 가족 중 환자가 생기면 어머니가 하거나 혹은 경험 있는 이웃 사람들이 간호를 맡기도 하였다. 이들은 간호교육을 받지는 않았고 간호와 청소, 식사 준비 등과 함께 환자를 돌보는 개인간호사(private nurse)의 역할을 하였다.

독립전쟁(1775–1783) 시기는 부상병 관리에 대한 재정이나 조직 면에서 준비가 미비한 상태였다. 스스로 군대에 자원한 기독교 수녀들이 유일하게 간호지식을 가진 조직된 단체였다. 남북전쟁(1861–1865) 시기에도 오늘날과 같은 군 간호단, 부상병수송체계, 야전병원(field hospital)과 같은 군대 의무체계를 전혀 갖추지 못하였다. 이 시기에 2,000명 내지 10,000명에 이르는 자원봉사자들이 지원한 것으로 알려져 있다. 하지만 많은 부상자와 질병자를 체계적으로 관리하기에는 어려움이 있었다.

남북전쟁 시기 부상이나 질병자로 집계된 수는 60만 명을 넘는다. 대부분 전쟁터에서 사망하거나 부적절한 위생관리체계나 조직화되지 않은 의무대에 맡겨져 부상병들은 패혈증, 단독, 탄저, 파상풍과 같은 합병증으로 고통스러웠다. 병원시설의 부족은 호텔, 교회, 학교, 수용소, 기타 공공건물 등을 이용하였고 임시 천막도 사용하였다. 환자들의 후송 역시 조직적으로 이뤄지지 않았고 느린 이송수단으로 인해 통증이 가중되거나 예후에 지장을 주기도 하였다. 이 시기에 병원운영과 간호에 공헌한 인물로는 딕스(Dorothea Lynde Dix), 바톤(Clara Barton), 엘코트(Louisa May Alcott), 바이커다이크(Mary Ann Bicerdyke), 휘트맨(Walt Whitman) 등이 있다. 이러한 전쟁 경험을 통해 부상병을 돌보는 숙련된 간호사가 절대적으로 필요하다는 점을 인식하게 되었고, 간호사의 사회적 역할과 중요성에 대한 공감대가 형성되어 가고 있었다.

(2) 간호교육제도

남북전쟁 이후 간호의 공식적인 이슈는 간호사 훈련프로그램 개발 필요성에 대한 인식이었다. 물론 명확하게 규명하긴 어렵지만 간호사 훈련필요성을 미리 내다본 몇몇의 사람들이 있었다. 이들 선봉자들은 의사였다. 1798년 뉴욕 호스피탈의 시먼(Valentine Seaman)과 1839년 필라델피아에서 와링턴(Joseph Warrington)이 산과간호에 대한 훈련을 시도한 것을 들 수 있다. 1868년에는 미국의사협회장인 그로스(Samuel D. Gross)의 제안이나 1871년 Godey's Lady's Book and Magaznie의 "Lady Nurses"라는 토픽에서 나타난 것을 종합해보면 간호사는 계획된 교육프로그램을 가지고 전문직 간호사로 키워져야 할 필요성에 대해 언급하였다. 결과적으로 가정이나 병원에서 질병자에 대한 간호가 개선되기 위해서는 간호사 훈련 체계의 개발에 달려 있다고 보았다.

이러한 분위기를 반영한 듯 간호의 진전이라 할 수 있는 유명한 세 학교가 등장하였다. 초기 이들 학교는 나이팅게일식 교육체계에 근거를 두었다. 그들이 세운 교육원칙은 다음과 같다.

> "첫째, 간호학교가 병원에 간호학생을 값싼 노동력으로 제공하지 않도록 교육기관의 면모를 갖추어야 하므로 병원재정에 의존하지 않기 위해 공공기금의 지원을 통해 교육기능을 할 수 있어야 한다."
> "둘째, 간호학교가 병원과의 관계를 밀접하게 유지하더라도 행정적으로는 독립적이어야 한다. 간호학교의 교장은 의사보다는 간호사가 맡아야 하며 학교 이사회 구성원으로서 권한과 책임도 주어져야 한다."
> "셋째, 병동관리와 학생 교육으로서 임상실습지도는 수간호사의 역할로서 중요하다."

이들 3개 학교는 벨뷰병원 간호학교(Bellevue Hospital Training School), 보스톤 간호학교(Boston Training School), 코네티컷 간호학교(Connecticut Training School)이다.

벨뷰병원 간호학교는 1873년 뉴욕에 설립되어 영국에서 온 바우덴(Sister Helen Bowden)에 의해 운영되었고 나이팅게일 학교와 비슷하게 만들어 벨뷰시스템(Bellevue system)으로 알려졌다. 규칙적인 강의는 없었지만 계획적으로 훈련하였으며 학생들에게 실습병동을 배정하는 진일보한 교육체계를 갖추고자 하였다. 1876년에는 간호매뉴얼(Manual of Nursing)을 출간하여 교재로 사용하였다. 이 학교는 델라노(Jane Delano, 1862-1919), 롭(Isabel Robb, 1860-1910), 도크(Lavinia Dock, 1858-1956) 등과 같은 미국 간호교육과 간호사업에 공헌한 우수한 간호사를 배출하였다.

보스톤 간호학교는 1873년 매사추세츠 종합병원(The Massachusetts General Hospital of Boston)에 세워졌다. 남북전쟁 시 병원간호사로서 경험을 쌓은 빌링스(Billings)가 첫 학교 책임자였다. 이 학교에 대해 비우호적이며 지지하지 않는 의료팀으로 인해 이 학교는 운영상 어려움에 봉착하였다. 1874년 졸업간호사인 리차드(Linda Richards, 1841-1930)가 학교 책임자로 부임하여 학교를 재조직하고 학생들을 지도하였다. 1896년 재정상 문제로 학교 관리가 매사추세츠 종합병원으로 반환되었다.

코네티컷 간호학교는 남북전쟁 시 간호사로 봉사한 베이컨(Georgeanna Bacon)과 그의 남편 베이컨(Francis Bacon), 자선사업가 톰슨(Charles Thompson)의 노력으로 뉴헤븐(New Heaven)에 설립되었다. 이 학교는 1873년 병원과 독립적인 조직으로 4명의 학생으로 시작하였다. 이 학교는 학생의 간호서비스가 교육서비스로 병원에 제공되는 것을 병원과 계약하였으며 초기부터 의사들의 지지를 받았다. 베이야드(Bayard)가 학교 책임자가 되면서 급속히 성장하였다.

1879년 뉴 헤븐 간호매뉴얼(New Heaven Manual of Nurisng)이 출간되었는데 이것은 의사와 간호사 모두가 참여하였다. 이 교재는 이후 미국 간호학교에서 광범위하게 받아들여져 사용되었다. 1906년까지 유지되던 학교의 독립성은 병원의 통제하로 넘어갔다. 이후 1924년에 대학으로 합병되어 예일대학교(Yale University) 간호학과로 되었다.

이들 학교는 처음에는 나이팅게일식 체계로 세워졌으나 기금의 부족으로 이내 병원으로 흡수되었다. 많은 병원들은 자신들의 필요에 따라 학교를 세울 수 있었고 학생들이 무보수로 노동력을 제공하는 자원임을 알았다. 게다가 간호학교의 숫자의 통제나 입학자격이나 졸업조건 기준에 대한 규정이 없었기에 병원 간호학교(Diploma schools of nursing) 형태로 1910년 까지 700여개의 많은 수가 개설되었다.

20세기를 앞두고 미국의 간호교육은 크게 진보한 모습으로 나타났다. 초기 간호교육을 주도한 사람들은 의사 또는 수녀였다면 간호사인 간호교육자나 행정가를 양성하기 위한 교육과정이 필요함은 당연하였다. 1899년 뉴욕 콜럼비아대학교 사범대학에 병원경제학 과정이 개설되면서 간호사들에게 기회를 제공하였다. 이 과정을 이수한 너팅(Adelaide Nutting)은 존스홉킨스 간호학교의 교장을 역임한 후 1907년 이 사범대학의 간호학 교수로 부임하였다. 이것은 세계 최초의 일이었다.

한편 의과학적 지식과 공중위생이 발달함에 따라 적절한 간호실무를 수행하는데 기존의 교육과정으로는 부족하였다. 간호교육과정은 1년부터 3년까지 다양하게 확대되었다. 물론 과다한 교육은 간호사의 본질적인 업무를 넘어서게 되어 불필요한 지식습득을 위한 시간소모를 하게 된다는 의사들의 반대여론도 있었다. 그럼에도 불구하고 간호교육 개선을 위한 노력은 계속되었다. 1917년에는 일정한 표준없이 시행되던 간호교육과정의 표준을 제시하는 간호학교 표준교육과정(A Standard Curriculum for Schools of Nursing)이 출간되었고 1937년에는 간호학교 교육과정 안내(A Curriculum Guide for Schools of Nursig)로 개정하여 제시되었다. 동시에 간호교육이 대학체제의 학사학위프로그램으로 발전하기도 하였다. 이러한 다양한 교육과정은 2차 세계대전 말까지 계속되었다.

2차 세계대전이 종료될 즈음 1944년 전미간호기획위원회(Nationanl Nursing Planning Committee)는 전쟁 후 간호서비스와 간호교육에 대한 전반적 연구와 실행을 위한 프로그램을 기획하기 위해 조사에 착수하였다. 이 조사는 브라운(Esther Brown)이 주축으로 카네기 재단의 기금지원을 받아 "미래를 향한 간호(Nursing for the Future)"라는 이름으로 1948년 출간되었다. 이 보고서에 따르면 간호사가 전문직이 되기 위해서는 전문적 교육기관으로 승인된 교육기관에서 교육받아야 함을 강조하였다. 주요 연구결과로는 다음과 같이 기술하고 있다.

첫째, 간호학교는 전국적으로 분류되고 평가되어져야 한다.

둘째, 간호학과 협회에 의해 공식화된 교수진의 기준을 모든 학교에서 수용해야 한다.

셋째, 병원부설학교의 교육과정은 축소, 개선되어야 한다. 또한 간호교육은 공적 혹은 민간의 재정지원이 필요하다.

이 보고서에 대한 찬반 논란이 일었지만 결과적으로 이 내용을 수용하는 쪽으로 방향을 잡고 간호교육과정은 크게 2년제와 4년제로 개편되어 갔다.

미국 간호교육에 대한 또 다른 중요한 보고서는 1965년 미국간호협회가 출간한 "포지션 페이퍼(A Position Paper on Educational Preparation for Nurse Practitioners and Assistants to Nurses)" 이다. 이 내용의 골자는 전문직으로서 간호실무를 수행하기 위해서는 간호교육은 최소 학사과정이어야 함을 권장하였다.

(3) 간호실무

19세기 말에서 20세기 초는 많은 간호지도자들의 등장과 간호학교 설립 등으로 매우 빠른 성장을 하였다. 방문간호사업은 1886년 필라델피아 방문간호사회가 환자에게 가정 간호를 제공하기 위해 시작되었다. 본격적인 방문간호사업은 왈드(Lillian Wald, 1867-1940)가 뉴욕시 헨리가(Henry Street)에 세운 구제 사업소를 통해 환자를 방문하여 간호를 제공하였다. 이 조직이 뉴욕 방문간호협회(Visiting Nurse Association in New York)의 모체이다.

제1차 세계대전은 준비된 간호인력과 의약품 그 밖의 간호자원 부족을 초래하였다. 전쟁에 참여하지 않았던 미국은 간호사와 의사로 조직된 적십자단을 파견하여 지원하였다. 1917년 전쟁에 참여하면서 국내외로 요구되는 간호사수는 매우 부족하여 간호학교의 법적 필요성을 논의하였고 전국간호비상위원회(National Emergency Committee on Nursing)가 결성되어 활동하였다.

1920년대에서 1940년대에는 대부분 가정에서 전문적인 건강관리가 이뤄졌다. 질병이 진행된 사람들은 병원간호사와 보조원이 돌보는 요양원에 입원되었다. 이 시기 사람들은 언제, 어떻게, 왜 의료서비스를 찾아야 하는지를 몰랐다. 켄터키에서 브레킨리지(Mary Breckinridge, 1881-1965)는 프런티어 간호프로그램(Frontier Nursing Program)을 운영하여 임신관리와 공중보건을 모니터링하였다. 생거(Margaret Sanger, 1879-1966)는 여성 출산의 완전한 자유를 촉구하는 저서를 썼으며 뉴욕에서 산아제한연맹(Birth Control League)을 설립하였다. 이것은 후일 현존하는 가족계획연맹(Planned Parenthood)의 원형이다. 산욕열은 산과의사와 간호사가 자신의 손을 주기적으로 씻었기 때문에 거의 근절되어가고 있었다. 항생제와 청결에 대한 표준사용으로 기대수명이 연장되었고 수많은 감염질환이 통제되어 갔다. 1920년대 대다수 등록간호사(Registered Nurse)는 개인간호사로 일했는데 대공황으로 고용주의 비용지불이 어려워지자 개인간호사로서의 일을 놓게 되었다. 그 시기 병원에선 간호사에게 직접임금 대신 방, 식비, 세탁실 등의 제공 대책을 들고 나와 개인간호사를 그만둔 간호사들이 병원으로 이동하게 되었다. 이것은 간호사가 급성기 환자를 돌보는 사람이라는 것과 병원간호를 알리는 계기가 되었다. 이 시기 남자간호사와 흑인간호사는 군대 간호조직에서도 수용되지 않았고 병원, 대학, 대학합병 훈련기관에서도 모두 드물었다.

1940년대에서 1960년대의 간호실무는 2차 세계대전으로 또 다시 변화를 경험하였다. 1차 세계대전의 경험을 바탕으로 구스트레이(Stella Goostray, 1886-1969)가 간호위원회의 필요성을 강조한 결과 국방간호위원회(Nursing Council for Nation Defense)가 만들어졌다. 이 위원회는 국가의 등록간호사 증가계획과 국방에 관한 간호와 간호사의 역할에 대해 규정하였다. 1943년 볼턴 법령(Bolton Act)으로 간호교육기관의 확장, 간호사의 재교육, 간호교육자양성, 전시대비 단기훈련간호사(cardet nurse)교육에 연방정부의 기금이 지원되었으며 행정부서 내(US Public Health Service) 간호교육부(Division of Nursing Education)가 만들어졌다. 항생제 사용으로 폐렴, 매독, 결핵, 백일해, 위감염 등의 질병 결과가 개선되었다. 어떤 유기체가 질병을 진전시키기 보다는 오히려 감소시키는데 유리하게 작용할 수 있다는 개념과 미생물이론 등이 플레밍에 의해 기술되었다. 1950년대는 소아마비가 주요한 건강문제였다. 소크(Jonas Salk, 1914-1995)와 사빈(Albert Sabin, 1906-1993)이 개발한 소아마비 백신으로 1950년대 후반에는 전국적인 대량 예방접종이 이뤄졌다. 군에서 남자간호사를 수용하려는 법안이 1955년에 통과되었다.

1960년대에서 1980년대는 전쟁 이후 경제성장, 의료발전, 병원성장 등으로 의료서비스의 급속한 발전이 이뤄졌고 함께 영향을 받은 것이 간호실무였다. 세포생물학, 생리학, 면역학에 대한 지식수준이 높아져서 간호사, 의사의 생물학적 과정과 질병 결과를 변화시키기 위한 서비스 개입이 급속하게 확장되었다. 병원입원이 늘어나고 의료서비스가 전문화, 세분화의 길로 치닫고 있었다. 1965년 실버(Henry Silver, 1948-1991)와 포드(Loretta Ford, 1920-)는 의사와 간호사로 일차적이고 예방적인 아동간호를 위한 NP(Nurse Practitioner)를 만들고 알리기 시작하였다. NP는 수많은 지역에서 일상적인 의료서비스나 예방서비스를 받을 수 없는 사람들에게 자율적인 보건의료서비스를 제공하였다. NP의 성공은 병원에서 자율성을 얻고자 했던 CNS(Clinical Nurse Specialist)에게도 허용되었다. 그들은 임상현장을 관리하고 일반간호사를 훈련시키고 관리하며 환자에 대한 전반적인 근거기반 중재와 프로토콜을 가지고 관리하고 있다.

(4) 조직 활동 및 면허제도

미국간호협회(American Nurses Association, ANA)는 1896년 캐나다와 함께 조직한 북미졸업간호사회(Nurses' Associated Alumnae of the U.S. and Canada)로부터 1911년 국가별로 분리되면서 조직되었다. 이 조직의 목표는 간호실무수준의 유지, 간호사의 복지향상, 일반적인 근로조건의 개선 등으로 하였다. 2차례에 걸친 세계대전과 함께 다양한 간호 관련 조직은 1950년 회의에서 크게 양대 조직으로 분리하여 활동하기로 하였다. 1952년 ANA는 모두 간호사만으로 구성하여 전문직 활동을 하며, 미국간호연맹(National League for Nursing, NLN)은 간호사 뿐 아니라 기타 간호 관련 직종의 조직체로 구성하여 간호서비스와 간호학교 발전 등에 활동을 하기로 하였다. 그 시기에 NLN으로 합병된 조직체는 3개 조직으로 간호교육연맹(National League for Nursing Education), 보건간호사회(National Organization for Public Health Nursing), 간호대학협의회(Association for Collegiate Schools of Nursing)이다. 이후 NLN은 주로 미국 간호교육 프로그램 인가에 대한 책임을 지고 있다.

간호사 면허는 간호서비스에 국한된 문제로만 볼 게 아니라 대중의 안전과 복지와 관련되는 것으로 볼 필요가 있다. 세계 최초로 간호사 면허제도를 채택한 것은 1901년 뉴질랜드이었다. 미국에서 첫 간호면허제도의 시행은 1903년 노스캐롤라이나, 뉴저지, 뉴욕, 버지니아 주에서 시작되었다. 1950년에는 미국 전체가 동일한 면허시험으로 시행되었다.

3) 간호 관련 조직 창설

(1) 국제간호협의회(ICN)

국제간호협의회는 1899년 펜위크와 영국 간호사들의 국제적인 간호사 조직의 필요성을 인식하면서 준비되었다. 1900년 6월 발기총회를 열고 펜위크를 초대회장으로 선출하였다. 이것은 세계 처음이자 광범위하게 퍼져있는 국제 건강전문직의 조직이다. 이 조직은 간호사 조직을 세계적인 체제로 묶어서 전 세계 간호전문직과 간호사의 사회 경제적 상태를 향상시키며, 국내외 보건정책에 영향을 주기 위해 설립되었다. 또한 조직의 기능은 한 국가단위로는 할 성격이 못되거나 혹은 하지 못하는 일들을 하며, 회원국의 커다란 문제에 대해 연구 협조한다. 간호사업의 국제통계 및 정보를 장악하고 있으며 국제적인 정치, 경제, 의료 및 보건단체들과 횡적인 교류를 하고 있다.

그림 8-12 ICN 상징

(2) 세계보건기구(WHO)

세계보건기구(World Health Organization, WHO)는 1948년 61개국이 세계보건기구헌

장에 서명한 후 1948년 26개 회원국의 비준을 거쳐 국제연합의 전문기구로 정식 발족되었다. 설립목적은 전 세계 사람들의 보다 나은 건강한 미래를 만드는 것이다.

주된 활동 분야는 보건의료체계, 생애전반에 걸친 건강증진, 비감염성 질환, 감염성 질환, 협력서비스, 준비 · 감시 그리고 대응이다. 본부는 제네바에 있고 세계를 6개 지역으로 구분하여 각 지역사무소가 있다. 우리나라는 1949년, 북한은 1973년에 가입한 바 있고, 우리나라는 서태평양 지역에 속해 있으며 북한은 동남아시아 지역에 속한다.

(3) 국제적십자(International Red Cross)

국제적십자는 전쟁으로 인한 희생자나 기타 폭력사태에서 인도주의적인 보호를 보장하기 위한 독립적이고 중립적 조직이다. 이러한 적십자운동은 1859년 솔페리노 전투를 경험한 듀낭(Henry Dunant)에 의해 시작되었다. 1864년 12개국의 승인으로 채택한 제네바 조약에 근거하여 국제적십자사가 창건되었다. 창건 당시 적십자 활동은 전쟁 시에 국한되었으나 1881년 미국적십자사를 창설한 바톤(Clara Barton)의 제안으로 평화 시 유행병, 천재지변, 기근 재해로 인한 활동의 필요성을 인정함에 따라 확대되었다.

제네바 조약은 인도주의에 기반하고 있으며 모두 4개로 '전쟁 지역에 있는 군대의 부상자 및 병자의 상태 개선에 관한 조약', '해상에 있는 군대의 부상자, 병자, 난선자의 상태 개선에 관한 조약', '포로의 대우에 관한 조약', '전쟁 시 민간인 보호에 관한 조약'이다.

전쟁터에서 부상자를 차별 없이 돌보려는 인도주의 정신에 의한 적십자 활동은 인간 존중을 보장하기 위한 것이며 나아가 이것은 인류가 처한 고난을 예방하고 생명과 건강을 보호하며 상호 이해와 협력으로 항구적 평화 증진을 위한 것이다. 따라서 간호의 차별 없는 돌봄의 정신과 일맥상통하고 있다. 이러한 국제적십자 활동은 크게 국제적십자위원회(International Committee of the Red Cross, ICRC), 국제적십자사연맹(International Federation of Red Cross and Red Crescent Societies, IFRC), 각 국가별 적십자사를 중심으로 펼쳐지고 있다.

그림 8-13 나이팅게일 기장

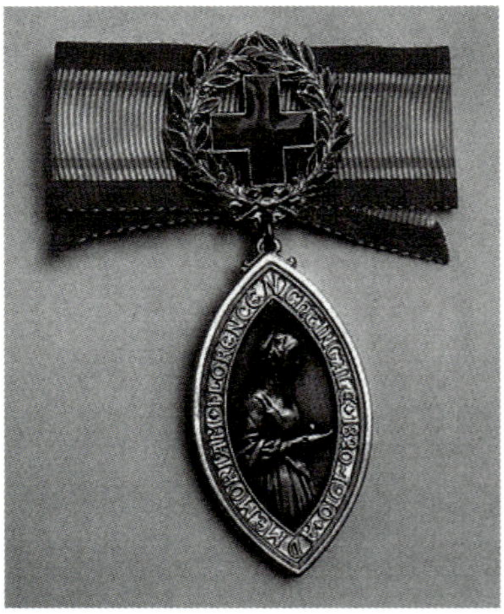

국제적십자위원회는 1912년 각 국의 적십자사 기부금으로 나이팅게일 기장을 수여할 것으로 결정하

였다. 나이팅게일 탄생 100주년을 기념하여 1920년부터 매 2년마다 주고 있으며 여러 차례 규정을 개정하여 간호사를 포함한 간호사업이나 적십자 사업에 뛰어난 공적이 있는 누구나 받을 수 있도록 하였다.

활동 과제

- ✔ 현대의료의 전문화와 세분화가 간호의 본질을 전달하는데 이로운 점과 해로운 점에 대해 논의해 봅시다.
- ✔ 현대 소비자가 요구하는 간호란 무엇인지 논의해 봅시다.

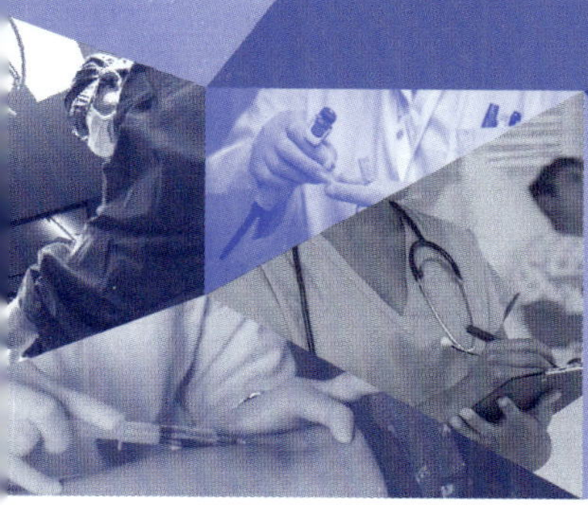

INTRODUCTION to NURSING

제9장

한국 간호 역사

학습목표

1. 선교 간호사가 초기 한국간호에 미친 영향을 분석할 수 있다.
2. 개항기 간호교육의 특징을 열거할 수 있다.
3. 개척기 선교 간호사들의 간호활동을 분석할 수 있다.
4. 선교식 간호와 일본식 간호의 특성을 비교할 수 있다.
5. 공중보건 간호활동을 설명할 수 있다.
6. 정부수립 이후 간호사업 행정조직의 변화를 설명할 수 있다.
7. 정부수립 이후 간호사 면허제도에 대해 설명할 수 있다.
8. 정부수립 이후 대한간호협회의 활동을 설명할 수 있다.
9. 한국전쟁 당시의 간호활동을 설명할 수 있다.
10. 간호성장기의 세계 속의 한국간호사의 활동을 설명할 수 있다.
11. 전문직 간호제도의 변화에 따른 간호영역의 확대를 설명할 수 있다.
12. 간호교육제도의 변화를 설명할 수 있다.

1 조선시대 간호

1) 조선시대의 의료상황

고려시대까지만 하더라도 여성의 사회적 지위는 남성에 비해 그렇게 크게 낮은 것은 아니었다. 신라에 여왕이 3명이나 있었던 것만 보더라도 그러하고, 여성의 사회활동도 비교적 자유로웠다.

그러나 조선 초 태종(太宗) · 세종(世宗) 등은 칠거지악(七去之惡), 삼종지의(三從之義)를 강요하며 여성의 자유를 억제하였고, 이에 여성의 사회 활동은 거의 중단되었다. 여성과 남성은 특별한 관계가 아니면, 남녀칠세부동석(男女七歲不同席)이 오히려 자연스러운 풍경이 되어 남녀의 구별이 엄격했으며, 여성이 남성에게 진찰받기를 꺼려하여 치료도 받아 보지 못하고 죽는 경우가 종종 있었다. 이는 국왕의 입장에서 볼 때 묵과할 수 없는 현상이었고, 국가적 손실이었다.

이에 태종은 제생원(濟生院) 지사(知事) 허도(許道)의 건의로 의녀제도를 신설하고 제생원에서 의녀를 양성하였다.

2) 의녀제도

의녀제도는 태종 6년(1406년) 창설되어 제생원에서 의녀를 양성하였다. 이때의 의녀는 모두 관비였으며 한양에서 활동하였기 때문에 지방의 여성들은 혜택을 받기 어려웠다. 이에 세종 7년(1435년) 지방출신의 의녀가 한양에서 교육을 받고 지방에서 업무를 수행할 수 있도록 확대하게 되었다.

(1) 의녀교육

의녀교육은 초기에 제생원에서 실시하였으나 세조 6년(1460년) 제생원이 혜민서로 통합되면서 혜민서가 의녀선발과 교육을 담당하였다. 의녀는 여성의 질병과 산부인과적 치료 및 간호를 수행하였다. 이에 기초의학과 산부인과에 관한 것이 교육되었다. 또한 한문으로 된 의학교재를 읽기 위해서 최우선으로 문자해득을 위한 교육을 실시하였다.

(2) 의녀의 역할

처음 의녀제도가 만들어졌을 때에는 이들의 능력에 따라 직책이 주어지지는 않았다. 그러나 차츰 제도가 정비됨에 따라 성종 대에 이르러서 능력에 의해 서로 다른 직책과 대우를 받게 되었다. 의녀는 내의녀(內醫女), 간병의(看病醫), 산파의 업무를 하는 자 등으로 나누어 볼 수 있다.

진찰과 치료를 전문으로 하는 내의녀는 그 의술을 인정받아 내의원 등의 의료기관에 종사하면서 궁중에서 여성들의 질병을 돌보았다.

간병의는 혜민서에서 백성들의 병을 돌보는 것이 그 임무였다. 대개 의원을 보좌하면서 침구를 시술하고 간병에 종사하였다. 당시 자주 발생하던 각종 감염병이 유행할 때 직접적인 치료는 물론 간병에 있어서 의료인으로서의 소임을 충실히 수행하였다.

의녀가 산파로서의 기능을 발휘할 수 있었던 것은, 이들에게 진맥과 침구뿐만 아니라 산과와 부인과에 대한 교육을 특별히 시켰고, 그중에서 진맥이나 침구보다 출산의 기법에 숙달된 자를 택하여 분만의 일을 담당하게 했기 때문이다. 따라서 직업적인 산파는 의녀제도가 성립된 이후 나타나게 되었다. 의녀제도가 성립된 초기에는 의녀 모두가 산파의 일을 하였으나, 차츰 그 기능이 분리되어 독립된 직업인으로서의 산파가 나타난 것이다.

(3) 의녀의 특전

의녀는 관비 출신이었으나 여러 가지 다양한 혜택을 누릴 수 있었다. 우선 관비는 천인으로 자식도 천인이 되어야 했으나 자식을 양인(良人)화 할 수 있었다. 의녀에게는 천민에게 허용하지 않았던 모자, 가발, 머리장식, 가마 등의 치장을 허용하였다. 또 국가에서 일정한 급료를 주었다. 국가로부터 공로를 인정받을 때에는 포상도 하였다.

(4) 의녀업무의 변화

의녀제도는 태종 이후 성종에 이르기까지 체계화되어 왔으나, 연산군에 이르러 그 역할에 변화를 맞게 되었다. 연산군 대 이후 의녀는 의술과는 다른 목적의 역할을 맡게 되는데 의술과는 관련이 없으나 의학적 지식이 있어야 가능한 사약의 전달, 궁중과 사대부 여성의 범죄에 대한 수색업무, 병의 유무 정도만을 구분하는 간심(看審)활동 등을 하였다. 이 외 신체조사, 상처조사, 시체조사 등의 업무와 글자를 가르치는 업무도 수행하였다. 더 나아가 잔치의 가무(歌舞)에 참가하기도 하였다는데, 이는 조선 말까지 계속되었다.

(5) 의녀제도의 역사적 의의

의녀제도의 창설과 이들의 활동은 폐쇄되어 있던 조선사회의 여성이 사회에 참여할 수 있는 길을 열어주는 획기적인 사건이었다. 비록 천민들이지만 여성의료인을 양성하여 여성의 질병을 치료하게 하였음은 물론 이를 세계 역사상 처음으로 제도화했다는 것은 중요한 의미를 갖는 것이라 하겠다.

2 개항기와 구한말의 간호

근대적 개념의 간호가 소개된 것은 19세기 중후반의 개항기이다. 1876년 조일수호조규와 1882년 조미수호통상조약이 체결된 이후 주요 항구들이 개항되면서 일본을 통하여 또는 선교를 목적으로 직접 내한한 서구의 선교간호사들에 의하여 시작되었다.

1) 의료기관의 설립과 간호

(1) 제생의원

일본은 부산, 인천 등의 개항장에 일본인 전관거류지를 설치하고 일본인들을 이주시켰다. 조선과 일본 간 무역의 중심지였던 개항지에서는 자주 감염병이 발생하여 조선인뿐만 아니라 일본인에게도 큰 피해를 입혔다. 이러한 감염병의 유행은 일본 거류민에게 커다란 불안이 되었고 무역에도 지장을 끼쳤다. 그래서 일본 해군이 1877년 부산에 세운 병원이 '제생의원'이다. 이는 우리나라 최초의 서양식 병원이며 부산 거주 일본인을 위한 병원이다.

제생병원은 추후 한국인도 대상으로 함으로써 한국인에게 직접적으로 처음 근대 서양의 보건의료를 선전하는 역할을 하였다. 이러한 일본 병원에서는 일본인 의사와 일본인 간호사도 활동했지만, 어떠한 간호행위를 펼쳤는지에 대하여는 알려진 바가 없다.

(2) 광혜원(제중원)

조선 정부가 서양 의학과 의료에 지속적인 관심을 보이고 있던 중에 1884년 12월 갑신정변이 발생하였다. 이때 자상을 당한 민영익은 미국 공사관 의사인 알렌(Horace N. Allen)에게 치료를 받았고, 이 사건이 제중원 설립의 계기로 작용하였다.

알렌은 고종의 암시를 받아 병원설립을 공식적으로 정부에 건의하였고, 1885년 4월 '광혜원'이 개설되어 한국의 근대적 병원의 효시가 되었다. 광혜원은 일주일 후 정확한 이유는 알려지지 않은 채 '제중원'으로 개칭되었다. 제중원은 진찰실, 수술실, 입원실, 대기실 등의 기본 시설을 갖추었으며, 의료시술만이 아니라 학생을 선발하여 의학교육을 학습하게 하였다. 또한 정부에서 부지, 건물, 시설, 인력을 제공하고 미국인 의사에게 급료를 지불하는 등 조선정부가 설립하고 운영한 최초의 서양식 국립병원으로서 의의를 갖는다.

제중원은 간호를 담당할 인력을 따로 두지 않은 대신 생도(生徒)가 약의 조제와 투여, 간호, 의사의 지시 등을 수행하도록 규정하였다. 그런데 전통적인 관습에 따라 남성이 여성을 진료하기 곤란하자 여성의료인이 절대적으로 필요하였고, 이 문제를 해결하기 위해 관기(官妓)를 선발하여 일하도록 하는 등의 노력을 기울였으나 실패하고 말았다. 청일전쟁 이후 왕실의 재정지원이 어려워지자 왕립병원으로서 계속 유지되지 못하고, 1894년 운영권이 미국 북장로교 선교사인 에비슨(Oliver R. Avison)에게 이관되었고 나중에 세브란스병원으로 재조직되었다.

(3) 내부병원(광제원)

제중원의 운영권이 에비슨에게 이관되자 조선 정부는 새로운 형태의 관립의료기관이 필요하였고, 이에 1899년 '내부병원'을 설립하였다. 초창기 내부병원의 의사는 한의사들로 채워졌으며 1900년에는 '광제원'이라 개칭하였다. 서양근대의술을 펼치는 기관으로 성격이 바뀌면서 일본인 의사들이 장악을 하고 적은 수의 일본인 간호사가 간호업무를 보았다. 즉 광제원은 최초로 전문간호인력이 간호를 담당하는 정부병원이었다.

(4) 적십자병원

1905년 10월 고종칙령으로 '대한적십자사 규칙'이 제정되었으며, 빈곤한 상병자와 천재지변이나 사변에 따른 상병자를 구호하기 위한 목적으로 '적십자사병원'이 설립되었다. 1906년 적십자병원은 기자재와 약품을 주문하여 진료를 시작하였으나, 1907년 대한의원이 창설되면서 합병되었다. 그 후 1909년에는 대한적십자사가 일본적십자사에 병합되었다. 그러나 일본적십자사 조선본부의 소속으로 적십자병원 본원은 그대로 존속되었는데, 이것이 현재의 대한적십자사병원이다.

(5) 대한의원

1907년 광제원, 의학교와 그 부속병원, 적십자사병원을 통합하여 '대한의원'을 설립하였다. 대한의원은 정부 직속기관으로 규정되었으며, 운영은 위생부, 치료부, 교육부 등으로 구분되었다. 전문화된 8개 병동을 갖춘 대한의원은 당시 한국에서 가장 규모가 큰 의료기관이였다. 설립 당시부터 간호사와 산파를 두었으며, 1909년에는 간호사 50명, 산파 10명에 이르렀다. 이 중 한국인 간호사는 6명이었다.

2) 간호교육의 시작

(1) 보구여관의 간호교육

우리나라에서 간호교육이 시작된 것은 1903년 12월 서울 정동의 부인병원 '보구여관(保救女館)'에서 선교간호사 에드먼드(Margaret J. Edmunds)에 의한 것이었다. 에드먼드는 1903년 3월 미국 북감리회 여성해외선교부에서 파견되어 한국에 온 캐나다 출신으로 미국에서 간호교육을 받았으며 어린이와 여성전문병원인 보구여관에 간호사 양성소를 설립하였다.

보구여관 간호사 양성소는 정규 교육과정을 3년 과정으로 개설하였고, 1학년 때 기초의학과 기본간호를 학습하고 학년이 올라가면서 특수간호를 학습하도록 하였다. 12시간 근무제로 강의와 실습을 병행하였으며, 근무하는 시간에는 한복과 양장을 개조한 간호복을 착용하였다. 또한 간호원이라는 명칭을 처음으로 사용하였다.

보구여관 최초 입학생은 6명이었으나 4명은 도중에 탈락하였다. 1906년 1월 이그레이스(Grace)와 김마르타(Martha) 두 명은 입학 3년 만에 가관(冠)식을 하고 수료증을 받았으며, 1908년 11월 졸업하여 한국의 첫 간호사가 되었다.

그림 9-1 이그레이스와 김마르타의 보구여관 간호사 양성소 가관식(1906)

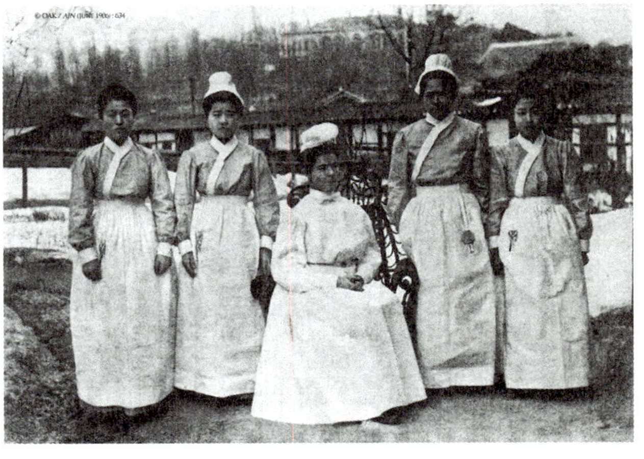

출처: 대한간호협회

(2) 세브란스병원의 간호교육

세브란스병원의 간호를 담당하고 있던 선교간호사 쉴즈(Esther L. Shields)는 1906년 9월 세브란스병원에 간호사 양성소를 설립하였다. 설립 당시에는 학생을 선발하지 못하였다가, 1907년 2명의 학생이 입학하였다.

1909년의 교육과정은 8과목으로 해부생리, 증상관찰, 음식투여, 안과, 내과, 질량측정, 현미경을 사용한 미생물 관찰, 간호실무로 이루어져 있었다. 실습은 외과와 내과, 수술실, 여성 외래, 의국과 외국인 외래, 산과와 구역간호 등을 하였다. 1910년에 첫 졸업생 김배세가 졸업하였다. 학생들은 전원 기숙사 생활을 하면서 서구식 문명생활과 예의범절, 여성교양 등을 익혔다.

(3) 대한의원의 간호교육

우리나라 정부가 근대적인 간호교육을 시작한 것은 대한의원을 설립한 후 간호사와 조산사를 양성하도록 제도를 마련한 1907년이었다. 대한의원의 설립목적은 위생(衛生), 의육(醫育), 치병(治病)을 담당하는 것으로 이 목적을 수행하기 위해 위생부, 교육부, 치료부를 두었다. 그중 교육부에서는 의사, 약제사, 간호사 및 조산사를 양성하고, 이에 필요한 교과서를 편찬하였다. 이는 우리나라 정부가 공식적으로 실시한 간호교육의 효시로서 갖는 의미가 크다.

그림 9-2 대한의원 남자병실과 한국인 여자 간호학생(1907)

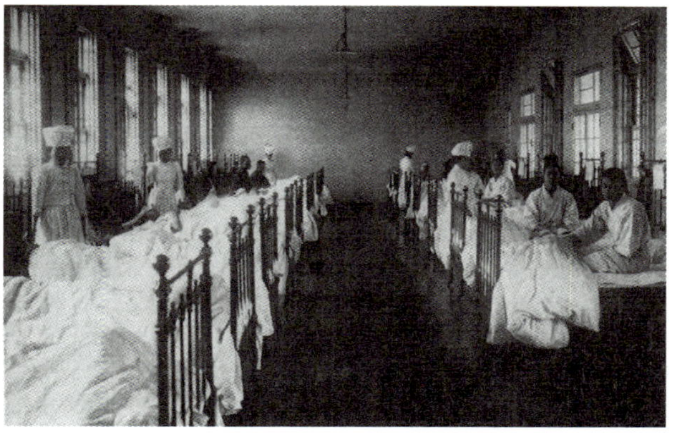

출처: 대한간호협회

1909년 대한의원 교육부에서 담당하였던 교육기능을 분리하여 대한의원 부속의학교를 둠으로써 의료인력 양성기능을 강화하였다. 간호과와 산파과를 분리하여 모집하고 입학시험을 통해 학생을 선발하였으며, 수학, 해부학, 생리학 등의 기본 분야와 전공 분야를 교육하였다. 이는 근대적 교육의 기회가 제한되어 있던 우리나라 여성들에게 보기 드문, 높은 수준의 전문 교육제도였다. 학생들은 수업료가 무료였으며 식비, 피복비, 잡비를 지급받았고 기숙사에서 기숙하는 대신 일정기간을 의무적으로 일하도록 하였다.

3) 선교간호사의 활동

서양 간호사들은 선교에 대한 열망으로 한국으로 와 선교병원에서 일하면서 한국인에 대한 영적 간호로 포교를 중시했다. 이들은 최초로 한국인 간호사를 양성하였고, 콜레라 등 감염병 유행 시에는 구급 간호사업에 종사하였다. 또한 간호단체의 첫 시작인 재선졸업간호부회를 조직하여 서로의 지식과 경험을 교환하였고, 후에는 교육받은 한국인 간호사를 참여시켜 한국 간호사업 발전을 위한 기반을 형성하였다.

(1) 히드코트(Emily Heathcote)

우리나라에서 활동한 최초의 선교간호사는 영국 성공회에서 파견하여 1891년 입국한 히드코트이다. 1892년 3월에 개원한 정동의 여자와 어린이를 위한 진료소 겸 병원인 장림병원(Hospital of Advent)에서 활동하였으며, 1894년 3월에 사임하였다. 장림병원은 1895년 성베드로병원(St. Peter's Hospital)으로 명명되었다.

(2) 웹스터(Elizabeth Webster)

우리나라에서 활동한 두 번째 선교간호사는 1892년에 입국한 웹스터수녀이다. 입국 후 제물포 성누가병원에서 활동하다 히드코트가 사임하자 성베드로병원으로 이동하였다. 그 후 웹스터는 남자진료소를 책임지고 있던 와일즈(Wiles) 의사가 1893년 성마태병원(St. Matthew's Hospital)을 개원하자 1894년부터 성마태병원에서 활동하게 되었다. 그러나 웹스터는 과로와 질병으로 1898년 5월 병사하여 외국인선교사 묘원인 양화진에 안장되었다.

(3) 제이콥슨(Anna Jacobson)

선교의사 에비슨은 제중원이 세브란스로 이관된 1894년 9월에 선교병원으로 체제를 개편하였으며, 미국의 선교회에 환자간호를 담당하고 간호사를 양성할 수 있는 유능한 간호사를 파견해 줄 것을 요청하였다. 이에 1895년 4월 부임한 첫 정규 간호사가 제이콥슨이다. 그녀는 청결법, 살균소독법, 간호의 개념을 도입하였고, 한국인 인력들을 훈련하였다. 그러나 열악한 환경과 과로 및 질병으로 내한한 지 2년이 되기 전 1897년 1월에 30세의 나이로 사망하였다. 첫해 콜레라 방역 사역 후 이질로 죽을 고비를 넘겼으나, 이듬해 간종양이 겹쳐서 선교간호사로서는 처음 양화진에 묻혔다.

(4) 쉴즈(Esther Shields)

제이콥슨 후임으로 부임한 쉴즈는 1897년 내한하여 제중원에서 활동하였다. 그러나 병원의 열악한 환경에서 몸이 허약해진 쉴즈는 1902년 목포에서 잠시 휴가를 보낸 후, 1903년 선천 지부로 전임되어 1905년 7월까지 전도사역에 참여하였다. 이어서 미국에서 첫 안식년을 보내고 새로 개원한 서울의 세브란스병원에 돌아와 1906년 9월부터 활동을 시작하였다.

쉴즈는 1906년 9월 세브란스병원 간호사 양성소를 설립하였고, 보구여관의 에드먼드와 협력하여 간호교육 발전에 힘썼다. 쉴즈는 1908년 3월 20일 선교간호사들로 구성된 재선졸업간호부회(Graduate Nurses' Association in Korea)를 조직하였다. 1910년 6월 10일에는 세브란스병원 간호사 양성소 제1회 졸업생을 배출하였으며, 세브란스병원과 보구여관의 한국인 졸업간호사를 중심으로 독립된 한국인 간호부회를 조직하도록 지도하였다.

쉴즈는 1935년에 은퇴했으나 1938년 12월까지 세브란스병원에서 봉사하며 30년 이상 세브란스병원과 한국의 간호학을 든든히 세웠고, 산부인과 발전에 공헌하였다. 1939년 2월 펜실베이니아 고향에 돌아갔으며, 1940년 11월 8일 루이스버그에서 72세로 사망하였다.

(5) 에드먼드(Margaret J Edmunds)

에드먼드는 1903년 보구여관 간호사 양성소를 설립하였고 첫 한국인 간호학생인 이그레이스, 김마르다, 정매티, 김엘렌을 교육하였다.

1904년 초에 5명의 학생이 훈련받게 되자, 에드먼드는 불편한 한복을 대신할 적당한 유니폼을 만들 계획을 세우고, 동서양 여러 나라에서 사용하는 복장을 비교하면서 밤낮으로 구상한 후 이화학당 교사 페인(J O Paine)이 준 견본을 바탕으로 직접 한국적인 간호복을 재단하였다.

에드먼드는 병자를 돌보는 새 직업인의 명칭으로 '간호원'이라는 호칭을 만들었다. 당시 중국의 호병인(護病人)이나 간부(看婦), 조선의 의녀(醫女)는 하녀에 가까운 지위와 인식

때문에 사용하기 어려웠다. 러일전쟁 때 일본어 '간호부'(看護婦)가 한국에 알려졌지만, 에드먼드는 동양 삼국의 용어를 검토한 후 중일에서 공통으로 사용하는 '간'과 '호'를 수용하되 여자에 국한되는 '부' 대신 포괄적인 '원'을 사용하여 '간호원'(看護員)이란 새 단어를 만들었다.

나아가 에드먼드는 1904년 세브란스병원이 설립되고 의료사업 연합안이 제안되자, 1906년 쉴즈가 세브란스병원 간호사 양성소를 설립하도록 도와주었다. 특히 보구여관 간호사 양성소의 교육과정을 전달했으며, 쉴즈와 상호 수업을 교류하면서 하나의 학교 설립까지 구상하였다.

에드먼드는 두 학교를 위해 첫 한글 간호학 교과서인 『간호교과서』를 번역, 편찬하여 1908년 3월에 출판하였다. 1908년 9월 해리슨 목사와 결혼하고 1928년 은퇴할 때까지 목포와 군산에서 사역하면서 한국 간호의 발전을 위해서 노력하였다.

3 일제강점기 간호

1910년부터 1945년까지 한국 간호는 간호교육 제도 측면에서 많은 변화를 겪었다. 일제강점기의 간호는 선교사에 의한 서구식 간호와는 다르게 강압적 행정을 통해 도입되었다. 일본식 제도와 특징을 가진 병원과 간호사 양성소가 설립되었으며, 일본의 남존여비 사상의 영향을 받은 수직적 관계의 간호가 주를 이루었다.

1) 간호제도의 변화

한일합방 후 일본은 '조선총독부 및 소속관서 관제'를 발표하였으며, 1914년 '산파규칙', '간호부규칙' 등을 제정하여 간호사의 자격과 면허를 법적으로 규정하였다. 또 1922년에는 '간호부규칙'의 전문을 개정하여 간호사의 면허자격과 업무를 추가로 규정하였다.

(1) 간호면허제도의 법제화

우리나라에서 가장 처음 간호와 관련된 법률이 제정된 것은 1914년 '간호부규칙'과 '산파규칙'이다. 이 법률에서는 간호사와 조산사의 면허 등에 관한 사항을 규정하였다.

간호사 면허부여는 무시험과 시험으로 나누었는데, 관립 간호교육기관을 졸업하거나 조선총독부 지정 간호교육기관을 졸업한 자는 무시험으로 간호사 면허를 받았다. 간호사가 되기 위한 조건은 만 18세 이상의 여성이었으며, 정식으로 교육받지 않아도 조선총독부가 인정하면 검정시험제를 통하여 면허를 부여받을 수 있었다.

조산사 면허 역시 간호사와 마찬가지로 일본이나 조선에서 조산학교를 졸업하거나 면허시험에 합격해야 부여받을 수 있었다. 면허시험은 도별로 시행하였다.

(2) 간호면허제도의 개정

1922년에는 '간호부규칙'의 전문이 개정되었다. 개정의 주요 내용은 간호사 면허자격을 강화하고 간호에 관한 업무규정을 추가하였다. 개정내용을 살펴보면 첫째, 간호학교 입학자격을 소학교 졸업 후 2년 이상 중등교육 이수자로 상향 조정하였다. 둘째, 1년 이상 간호교육 과정을 이수한 자만이 면허시험에 응시할 수 있도록 하였다. 셋째, 응급상황에는 의사의 지시가 없어도 치료기계와 의약품을 제공하거나, 처방이 가능하도록 하였다.

(3) '조선간호부규칙'과 '조선산파규칙'의 개정

1931년에는 '간호부규칙'과 '산파규칙'을 '조선간호부규칙'과 '조선산파규칙'으로 명칭을 변경하였다. 이어 전쟁으로 인해 간호사의 수가 부족해지자 1942년 간호학교 입학자격을 18세에서 17세로 낮추었다가 1944년에는 다시 16세로 낮추었다. 또 1944년 기존의 여러 법규를 포괄하는 '조선의료령'을 제정, 공포하면서 이 중 간호사와 조산사에 관한 사항은 조선총독부가 지도 감독하도록 하였다. 이는 해방 후 1951년 '국민의료령'이 시행될 때 까지 우리나라에서의 간호제도로 지속되었다.

2) 간호교육

(1) 관립 간호교육

한일합방 직후 대한의원은 조선총독부의원으로 개칭되었다. 조선총독부의원에서는 대한의원의 교육기능을 이어받아 부속의학강습소를 두고 1911년 2월 '조선총독부의원 부속의학강습소 규칙'을 공포하여 의사, 간호사, 조산사를 양성하기 위한 구체적인 내용을 규정하였다. 이 규칙에 명시된 간호부과와 조산부인과의 입학조건은 나이가 17세 이상 25세 이하 여자였으며, 보통학교 3학년을 수료하면 간호부과에 무시험입학이 가능하였다. 간호부과의 수업연한은 총 1년 6개월의 3학기로 이루어지며, 학생 정원은 각 학기 20명이었다.

1913년에는 지방의료기관의 중추 역할을 하도록 설립된 각 도 자혜의원에서도 간호사를 양성하도록 규정함으로써 지방의 간호교육이 제도화되었다. '조선총독부 도 자혜의원 조산부 및 간호부 양성규정'에 따라 전국 13개 자혜의원에서 1년 6개월을 수업연한으로 하여 각 12명의 간호학생을 양성하였다.

그림 9-3 조선총독부의원 간호사 · 조산사 양성소(1922)

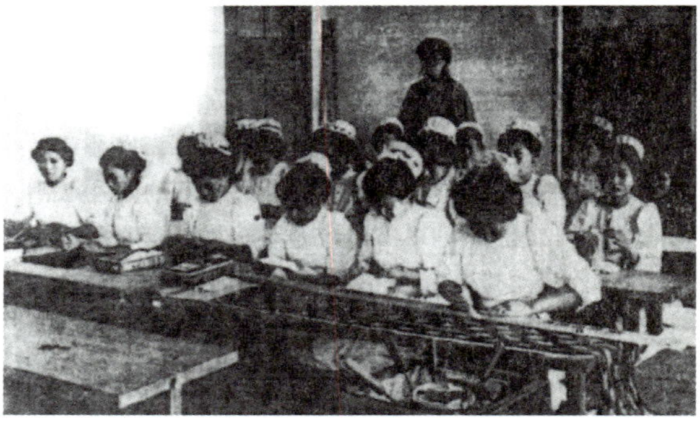

출처: 대한간호협회

1930년대 말 전시체계에 돌입하면서 더 많은 간호사가 필요하게 되자 각 도립의원의 간호교육 허가, 지정 간호교육기관의 증가 등으로 간호사 숫자를 확대하였다. 인적, 물적 자원이 전쟁 수행에 동원되면서 교육과정에 있어서도 학과 강의가 줄어들었고, 학생들은 여러 전쟁 수행을 위한 노동에 동원되었다. 간호교육기관 입학연령은 낮아졌고, 1944년에는 일반 학교에서도 간호과정만 설립하면 졸업생이 간호부 면허를 받을 수 있도록 하였다. 일제 막바지에는 교육 자체가 거의 정지되었다.

(2) 사립 간호교육

① 선교계 간호교육기관

1910년대에 정규간호교육을 실시한 선교계 기관은 경성의 세브란스병원, 동대문부인병원, 평양의 보구여관 등이 있었다. 우리나라 최초로 정규간호교육을 시작했던 서울 보구여관 간호사 양성소는 1912년 서울 동대문부인병원 간호사 양성소와 평양부인병원 간호사 양성소로 양분되었다.

기존의 사립학교를 인준해주던 조선총독부는 1915년부터 인준을 통제하는 정책으로 바뀌었다. 따라서 우리나라에서 가장 먼저 정규간호교육을 시작한 선교계 간호교육은 크게 확대되지 못하였다.

선교계 간호교육기관 중 가장 먼저 조선총독부의 지정을 받은 기관은 1924년에 지정을 받은 세브란스병원 간호사 양성소이다. 이는 교육환경의 우수성을 인정받았을 뿐만 아니라 종교교육의 제한이 없어지고 간호교육 연한을 3년으로 연장할 수 있도록 규정이 바뀌었기에 가능하였다. 수업 연한을 3년으로 하여 학생들이 졸업 후 간호사와 조산사 면허를 모두 획득할 수 있었다.

② 지정 간호교육기관

사립 간호교육기관의 경우 조선총독부의 지정을 받아야 졸업생이 무시험으로 면허를 받을 수 있었으므로 여러 사립 간호교육기관에서 지정받기를 원하였으나, 1910년대에는 두 개의 간호교육기관만이 지정받을 수 있었다.

1920년 간호사 부족이 문제로 대두되면서 1920년에서 1932년까지 8개 간호교육기관이 조선총독부의 지정을 받았다. 이들 간호교육기관은 입학생 자격과 수업 연한에 있어 '간호부규칙'에서 정한 기준을 충족시키고, 1학년 교육과정에 교양과목을 1주일에 12시간, 전공과목을 1주일에 18시간 배정하였다.

표 9-1 일제 강점기 조선총독부 지정 사립 간호교육기관

지정 연도	기관 이름
1914	용산철도병원 간호사 양성소
1915	남만주철도주식회사의원 간호사 양성소
1920	삼릉겸이포제철소병원부속 간호사 양성소
1923	진해해군치료소부속 간호사 양성소
1924	세브란스연합의학전문학교 부속병원 산파 간호사 양성소
1927	부산부립병원부설 산파 간호사 양성소
1927	사립 부산철도병원부속 간호사 양성소
1927	일본 적십자사 조선본부병원 간호사 양성소
1931	평양연합기독병원 간호사 양성소
1932	조선질소비료주식회사 부속병원 간호사 양성소

3) 병원간호와 공중보건간호

(1) 병원간호

일제 강점기의 병원간호는 식민정책에 의해 일본식 제도의 특징을 가진 일본식 간호와 선교사들이 주도한 선교계 간호로 나눌 수 있다. 일본식 간호는 독일의 영향으로 의학은 발전하였으나 간호학은 남존여비 사상 등으로 발전하지 못하였으며, 외래환자와 의사 중심의 구조를 가지고 있었다. 반면 선교식 간호는 기독교적 사랑을 간호이념으로 하면서 의사 중심의 활동에서 탈피한 진취적이고 질적인 간호를 이끄는 역할을 하였다.

(2) 공중보건간호

일제강점기 공중보건활동은 선교병원과 선교단체를 중심으로 이루어졌다. 이 중 주요 보건간호사업은 다음과 같다.

① 태화여자관의 보건간호사업

선교사인 로젠버거(Elma T. Rosenberger)는 한신광과 함께 1924년 인사동의 태화여자관에서 보건간호사업을 시작하였다. 오전에는 간호사가 가정방문을 하여 육아법 교육을 중심으로 간호활동을 하였으며 오후에는 진찰소 내소자에게 의료서비스를 제공하였다. 건강한 영유아도 한 달에 한 번은 진찰소를 방문하여 건강진단을 받도록 함으로써 정기적 성장발달 측정이 이루어질 수 있도록 하였다. 태화여자관에서는 1924년 1년 동안 462명의 영유아를 등록시켜서 진찰소로 방문하도록 하여 건강상태를 살펴보고 양육법을 교육하였으며, 일주일에 한번 어머니들을 모아 보건교육을 실시하였다.

1927년에는 로젠버거와 최유겸이 태화여자관의 보건간호사업을 담당하게 되었으며, 사업 내용이 더욱 다양해져서 진료소 방문 어린이의 진찰과 보건교육 실시, 학생의 건강진단, 자모회 개최, 영유아 가정방문, 무료 목욕 등의 사업을 하였다.

② 경성연합아동건강회 보건간호사업

태화여자관의 보건간호사업이 사회적으로 알려지고 자리잡게 되면서 1929년 세브란스병원, 동대문부인병원, 태화여자관이 합동으로 경성연합아동건강회를 조직하였다. 경성연합아동건강회에서 수행한 사업은 건아 클리닉, 산전 사업, 가정방문, 학교에서의 건강진단, 학교에서의 건강강연, 어머니 모임, 목욕소, 두유 보급을 포함하는 우유 보급소, 1

년에 한번 간호사들의 보건회의, 유아 주간개최 등이다.

③ 공주에서의 보건간호사업

공주에서의 보건간호사업은 1924년 1월에 시작되었다. 선교간호사이자 산파인 보딩(Maren P. Bording)은 선교계 진찰소에서 영유아 보건간호사업을 시작하였다. 1926년 6월에는 우리나라에서 처음으로 우유보급을 시작하였다. 우유 값을 내기 어려운 영유아도 우유를 공급받을 수 있도록 우유 값의 2/3는 미국 친구들에게 도움을 받아 제공하였다. 1927년에는 임산부에 대한 보건간호사업을 시작하여 산전관리, 분만 시의 조산, 산후관리까지 연계하여 시행하였다.

4) 간호전문직단체 활동

(1) 조선간호부회

조선간호부회의 기원은 1908년 서양인 선교간호사 모임으로 결성된 재선졸업간호부회(Graduate Nurses' Association in Korea)로 거슬러 올라간다. 재선졸업간호부회는 일본인 졸업간호사와의 구별을 위하여 1911년 재선서양인졸업간호부회(The Association of Occidental Graduate Nurses in Korea)로 명칭을 변경하였다. 그러다가 이 단체는 그대로 두고 한국인과 서양인 간호사의 혼합체를 조직하기로 결정하였다.

이에 1923년 4월 간호사의 전문직 단체인 조선간호부회(The Korean Nurses' Association)가 세브란스연합의원에서 결성되었다. 창립회원은 선교계 간호학교를 졸업한 17명의 한국인 간호사와 30여 명의 서양인 간호사였다. 초대회장은 선교간호사 세핑(Elisabeth. J. Shepping)이 맡게 되었다. 조선간호부회의 주요활동으로 조선간호부회보 발간과 간호교육 제도 개선을 위한 노력을 들 수 있다.

1926년 조선간호부회 제4회 정기총회를 계기로 재선서양인졸업간호부회는 조선간호부회에 흡수, 통합되었다. 이는 일국일단체(一國一團體) 가입을 원칙으로 하는 ICN 가입을 위한 것이었다. 조선간호부회는 ICN 회원가입을 신청하였으나 일본간호부협회에서도 가입을 신청했기 때문에 이루어지지 않았다. ICN은 두 단체가 연합체를 구성하여 가입할 것을 권고하였고, 1932년 일본제국간호부협회의 산하단체가 되었다.

(2) 조선간호부협회

조선간호부협회는 1924년 한신광, 김금옥, 정종명 등 서울에서 활동하던 한국인 간호사 8명이 창립하였다. 초기 조선간호부협회 회원은 약 30여 명이었고, 초대회장은 한신광이었다.

창립취지는 사회활동을 통하여 간호의 역할을 수행하는 것으로 보건교육 등의 대중활동에 중점을 두었다. 조선간호부협회가 활발히 운영된 것은 약 2년에 불과하였다. 그러나 조선간호부협회의 주역들은 여성운동과 민족운동으로 행보를 옮겨 피식민인으로서의 문제를 해결하고자 노력하였다.

그림 9-4 조선간호부회 창립 총회(1923)

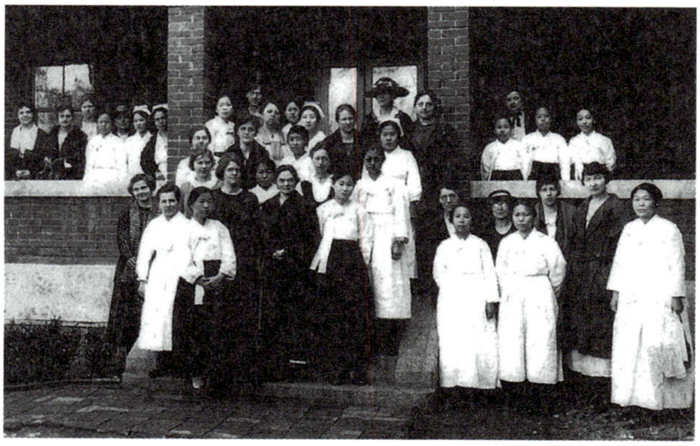

출처 : 대한간호협회

5) 간호사들의 독립운동

일제강점기 간호사는 민족의식과 항일투쟁의 기개, 전문적 의료활동으로 무장하고 조국의 독립을 위해 간호사들만의 방식으로 투쟁하였다. 간호사들은 1907년 군대해산 당시 한국군 부상병 치료활동을 했으며, 3.1운동 당시 시위현장에서의 부상자 치료로 그 맥을 이어갔다. 간호사들은 만세시위에도 앞장서 참여했다. 또한 자발적으로 단체를 조직하거나 조직된 단체에 가입해 군자금 모집, 사회운동 등 다양한 활동을 하였다. 국외에서는 상하이 대한민국 임시정부 산하 대한적십자회와 연해주 부인독립회에서 간호사 양성교육을 하였다.

독립운동을 한 간호사 74명 중 독립유공자로 서훈을 받은 간호사는 2023년 기준 총 58명이다. 그중 박자혜 간호사(1895-1943)는 동료 간호사와 조산사들을 규합해 '간우회'를 조직하고, 독립만세운동 동참을 주도한 인물이다. 일제강점기의 심장부인 조선총독부의원에서 간호사들이 주도적으로 만세운동을 전개하였고, 그 당시로는 파격적으로 일제에 맞서 파업과 태업을 조직적으로 주동하였다. 간우회 사건으로 일본 경찰에게 혹독한 취조를 받은 박자혜 간호사는 풀려난 후 만주로 건너갔고, 단재 신채호 선생과 결혼해 아내이자 동지로서 독립운동을 함께 하였다. 서울에 돌아와 조산원을 개원하고, 독립운동가들을 지원하였다.

표 9-2 독립운동가 간호사 74인 명단

△강아영 △강영파 △곽영주 △김금석 △김덕신 △김려운 △김병숙 △김복수 △김복신 △김봉덕 △김성학 △김순경 △김순애 △김안순 △김연실 △김영순 △김오선 △김온순 △김원경 △김은도 △김응숙 △김태복 △김현미 △김화순 △김효순 △노순경 △박경숙 △박덕혜 △박봉남 △박옥신 △박원경 △박은덕 △박자혜 △박제옥 △배은경 △서수신 △송정헌 △오화영 △우봉운 △우지순 △원경애 △윤진수 △이금전 △이도신 △이봉순 △이성효 △이아주 △이애시 △이약한 △이의순 △이정숙 △이화숙 △임수명 △임춘자 △장옥순 △장윤희 △장의숙 △전사덕 △정종명 △조은실 △조흥원 △지성숙 △채계복 △최명애 △최봉주 △최선화 △최승원 △최종숙 △최혜순 △탁명숙 △한신광 △함귀래 △함명숙 △홍덕주

그림 9-5 독립운동가 간호사 박자혜

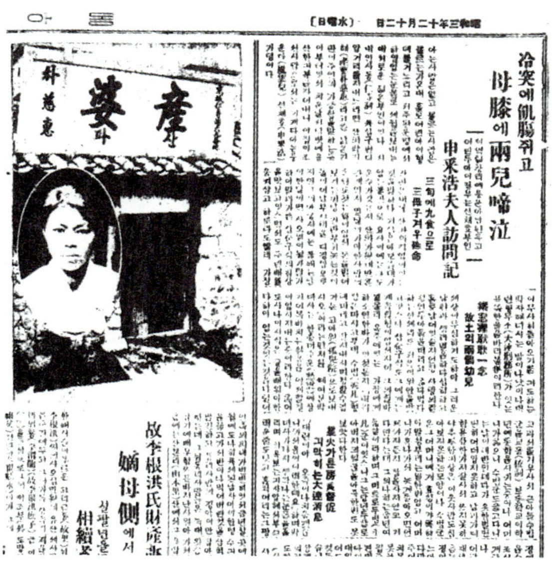
冷突에 飢腸쥐고
母膝에 兩兒啼泣
申采浩夫人訪問記

출처 : 대한간호협회, 동아일보(1928년12월12일)

활동 과제

- ✔ 개항기 간호교육의 특징을 설명해 봅시다.
- ✔ 개항기 선교간호사와 그들의 활동을 설명해 봅시다.
- ✔ 일제강점기 간호제도의 변화를 설명해 봅시다.
- ✔ 일제강점기 관립간호교육과 사립간호교육을 비교해 봅시다.
- ✔ 일제강점기 공중보건 간호활동을 설명해 봅시다.
- ✔ 일제강점기 조선간호부회의 활동을 설명해 봅시다.
- ✔ 독립운동가 간호사의 활동을 조사하여 설명해 봅시다.

4 해방 직후와 정부수립기 간호

1945년 제2차 세계대전이 끝나고 우리나라는 해방을 맞았으나, 남북 분단과 미국과 소련의 군정이 실시되면서 많은 혼란을 겪게 되었다. 이후 대한민국의 정부가 수립되면서 일제강점기의 체제에서 벗어나 새로이 보건의료체계를 수립하게 되었고, 이에 따라 간호는 행정적 · 교육적인 변화를 맞게 되었다.

1) 간호행정조직의 변화

미군정은 보건행정을 전문화하기 위해 일제강점기의 경무청 위생과를 보건후생국으로 승격시켰고, 1945년에는 11개의 보건국과 4개의 후생국 체제로 구성된 보건후생부로 개편하였다. 이때 보건후생부 산하에 간호사업을 총괄하는 최초의 정부 행정부서로서 간호사업국을 설치하였다. 간호사업국은 보건간호과, 조산사업과, 기관간호과 등을 두고, 전문가로 구성된 간호사업위원회를 구성하여 간호업무와 제도를 개선하고 간호교육체제를 정비하였다.

하지만 1948년 대한민국 정부수립 후에는 보건행정조직이 축소되어 보건후생부가 사회부 소속의 보건국으로 개편되었고, 간호사업국은 간호사업과로 격하되었다. 이로 인해 간호사업을 전개하기 어려워지자 대한간호협회를 비롯한 간호 관련 단체들은 다른 보건의료단체들과 함께 축소된 보건후생부를 원상 복귀시키기 위해 노력하였다.

그 결과 1949년 사회부 소속이었던 보건국이 보건부로 분리되어 의정국, 약정국, 방역국으로 운영되었고, 의정국 소속으로 산파간호과가 설치되었다.

2) 간호교육제도의 변화

1946년 보건후생부는 기존의 간호사 양성소 제도를 폐지하고 3년 교육과정의 고등간호학교로 개편하였다. 고등간호학교의 입학자격은 최소한 중학 4년을 졸업한 사람이어야 하고, 교육연한은 3년으로 통일하였다.

한편 간호교육 과정도 개편하였다. 해방 이전에는 별도로 양성했던 조산사 과정을 간호교육 과정에 포함시켜 졸업 후 간호사와 조산사 면허를 동시에 취득하게 하였다. 각 도지사가 담당했던 간호사와 조산사의 면허제도를 중앙화하였고, 1949년에는 정규교육을 받지 않고도 검정고시를 통해 간호사 면허를 받을 수 있었던 제도를 폐지하기로 하였다. 이 검정고시 제도는 1951년 국민의료령 제정 시 전쟁 중이라는 특수한 상황에서 부활되었다가 1962년 의료법이 개정되면서 완전히 폐지되었다.

간호사업국에서는 현대간호강습과정이라는 강좌를 운영하였다. 이는 학력과 경력에 상관없이 기존의 간호사 면허를 취득한 사람을 대상으로 1~3개월 과정의 최신 지식 및 진보된 환자간호법을 습득하기 위한 것이었다.

3) 군간호단의 창설과 활동

해방 후 군의관과 위생병으로 구성된 의무요원으로는 군병원을 운영하기 어려워 전문간호인력의 필요성이 제기되었다. 이에 국방부 의무감이 대한간호협회를 방문하여 간호장교 지원을 요청하였으며, 이에 1948년 육군 간호장교단을 창설하고 간호인력인 간호장교를 배출하기 시작하였다. 임관된 간호장교들은 응급처치와 환자간호를 통해 국가 위기 및 재난 극복에 기여하였다.

본격적인 국군간호활동이 이루어지면서 군병원의 증가와 더불어 간호업무와 간호인력이 증가되어 1949년 육군본부 의무감실 의무과 산하에 간호계를 두어 간호업무를 전담하게 하였다. 간호병과에서는 군간호사업을 정착시키기 위해 인력보충을 비롯하여 시설, 장비, 기구 및 위생재료를 확보하는 등 양질의 간호를 제공하기 위한 노력을 기울였다.

4) 간호전문직단체 활동

1946년 간호사업국이 주최가 되어 조선간호협회(Chosen Nurses Association)가 발족되고 제1회 정기총회를 개최하였다. 조선간호협회의 초대회장에는 홍옥순이 선출되었다.

1948년 정부수립이 되면서 조선간호협회는 '대한간호협회'로 명칭을 변경하였다. 아울러 1949년 스웨덴의 스톡홀름에서 개최되었던 제9차 국제간호협의회(ICN) 총회에서 정회원으로 등록되었다. 대한간호협회의 국제간호협의회 가입은 해방 이후 계속된 국내의 간호사업이 국제적으로 공인받은 계기가 되었고, 국제적인 조직과의 교류를 통하여 더욱 발전할 수 있는 조건을 마련했음을 의미하기도 한다. 보건의료적 측면에서 한국 보건의료의 국제성을 재확인하는 계기가 되었다고 볼 수 있다.

5 한국전쟁과 전후 복구기 간호

1950년 시작된 한국전쟁으로 인하여 간호교육 및 간호사업은 많은 피해와 역경을 겪었다. 의료기관과 간호학교는 부상병 간호와 난민구호에 힘을 기울였고, 정부나 국민은 간호사업의 필요성을 더욱 깊이 인정하게 되었다.

1) 한국전쟁 시 간호활동

한국전쟁이 일어난 후 전시 초기부터 간호인력은 절대 부족하여, 군의학교 내 2년제 간호교육과정을 신설하는 등 간호인력 수급을 위해 노력하였다. 특히 대한적십자사 소속의 적십자간호학교는 재학생 139명이 국군장병 부상자 간호에 참여하였다. 전세가 기울어 학교가 공산군에게 점령당하자 간호교육은 중단되었고, 공산군 부상병의 간호와 사상교육 등을 강요받았다. 당시 납치되거나 행방불명된 적십자간호학교의 학생 수는 약 178명으로 적십자간호학교와 병원은 한국전쟁으로 큰 피해를 입게 되었다.

이와 같은 상황으로 대부분의 간호교육 기관들은 문을 닫았으나, 그 중에도 피난지에서 계속 교육을 하였던 학교도 있었는데 서울의대부속 간호학교, 세브란스 간호학교, 적십자간호학교, 위생간호학교 들이다.

2) 국민의료령 개정과 간호제도의 변화

한국전쟁이 진행 중이던 1951년 국회는 오늘날 의료법의 전신인 '국민의료령'을 통과시켰다. 이 중 간호와 관련 있는 주요 내용은 다음과 같다.

- 의료인에 대한 규정과 의료인 명칭에 대한 개칭이다. 일제강점기에 불리던 간호부, 산파, 보건부라는 명칭을 간호원, 조산원, 보건원으로 변경하였다.
- 간호원 및 조산원의 무시험 면허제도와 검정시험제에 대한 규정이다. 의사, 치과의사 및 한의사는 면허를 위한 국가시험을 부과하였으나 간호원, 조산원, 보건원에 대해서는 국가시험을 부과하지 않았다. 즉, 보건부장관이 지정한 학교를 졸업하면 면허를 주었고, 자격시험에 합격한 사람에게도 면허를 부여하도록 하여 1949년에 폐지했던 검정시험제도가 부활되었다.
- 간호원, 조산원, 보건원의 임무에 대한 규정이다. 의사의 지시가 없이는 위생상 위해가 발생할 우려가 있는 행위 혹은 진료 기기를 이용하거나 의약품을 투여 또는 의약품에 대한 지시를 하지 못하도록 하였다.
- 의료기관의 간호사 정원에 대한 규정이다. 간호사의 정원은 입원환자 5인에 1인씩 또는 진료별로 외래환자 30인에 1인씩 두고 그 단수마다 1인을 증원하도록 하였다.

3) 간호교육제도의 변화

(1) 3년제 교육제도

고등간호학교로 통칭되었던 간호교육기관의 명칭은 1952년 교육법 시행령이 개정되면서 1953년 고등기술학교 제도에 속하는 '간호고등기술학교'로 개칭되었다. 이 교육과정은 3년 과정의 고등학교 수준에 해당하던 것으로 입학자격은 중학교 졸업자로 하였고 간호과와 조산과를 둘 수 있도록 하였다. 이와 동시에 간호교육기관의 인가와 감독권이 문교행정에 소속하게 되었다.

(2) 학사과정 교육제도

4년제 학사과정은 1955년에 이화여자대학교 의과대학에 간호학과가 개설되면서 시작되어 이후 1957년에 연세대학교 의과대학 간호학과, 1959년에 서울대학교 의과대학 간호학과 등이 개설되어 간호학사를 양성하게 되었다.

4) 간호전문직단체 활동

한국전쟁 시 대한간호협회는 피난지인 부산에 임시사무소를 정하고 업무를 보았다. 연차 총회는 전쟁으로 인해 개최하지 못하다 1953년 5월 250명의 대표가 모여 총회를 개최하였다. 이때 다루어졌던 주요 안건들은 간호교육 수준향상, ICN 대표 파견 및 선출, 간호사 처우개선, 회지 출판 건 등 이었다. 총회의 의결에 따라 ICN에 가입한 후 처음으로 1953년 6월 브라질에서 열린 제10차 국제간호협의회에 김온순과 이영복이 대표로 참여하였다. 또 1953년 7월에는 협회의 공식 잡지인 「대한간호」를 발간하였다. 1954년부터 1957년까지는 전국간호학생 간호술대회를 개최하였는데 이는 간호학생의 연구심을 향상시키기 위함이었다. 이후 이 대회는 간호학과 개설과 더불어 '간호술'이 아닌 '간호학'을 지향하는 간호교육의 방향에 따라 중단되었다.

1955년 대한적십자사는 국제적십자위원회의 인준을 받고, 국제적십자사연맹에 가입하였다. 매 2년마다 간호사를 포함한 간호사업이나 적십자 사업에 뛰어난 공적이 있는 사람에게 수여하고 있는 나이팅게일 기장을 우리나라에서는 1957년 이효정이 첫 수상하였다.

표 9-3 나이팅게일 기장 한국 수상자

수여년도	성명	수상 시 근무처	수여기수
1957	이효정	국립마산결핵요양원	16
1959	이금전	국립중앙의료원	17
1961	김영진	성요셉병원	18
	최신은	개정농촌위생연구소	
1963	원이길	국립경찰병원	19
1965	김정선	대구동산기독병원	20
	노보신	부산안식교위생병원	
1967	김을란	서울시립남부병원	21
	안귀분	서울위생병원	
1969	권석혜	경북의대부속병원	22
	류순한	국립의료원	
1971	홍신영	연세대학교 간호대학	23
	손옥순	경희대학교 간호대학	

1973	김순봉	국립의료원	24
	이귀향	서울대학교 간호대학	
	이금봉	국립소록도나병원	
1975	김복음	대한간호협회	25
	매혜영	부산일신부인병원	
	유성순	기독교언더우드소녀관	
1977	이영복	이화여자대학교 간호대학	26
1979	김암녀	국립원호병원	27
1981	이성옥	고려병원	28
1983	전금자	육군본부 간호병과	29
	전산초	연세대학교 간호대학	
1985	이옥영	지방공사 삼척의료원	30
	홍영숙	적십자간호전문대학	
1987	공순구	전주예수병원	31
	조애형	서울시립서대문병원	
	최금자	국립소록도병원	
1989	김금련	일신기독병원	32
	박두련	계명대학교 동산의료원	
	이춘애	서울시립정신병원	
1991	박명자	한국방송통신대학	33
1993	최명희	을지병원	34
	홍정혜	적십자간호전문대학	
1995	박현권	대구 구라선교회 예수의원	35
1997	김경숙	대한적십자사 서울 지사	36
1999	박경자	국립소록도 병원	37
	하영수	이화여자대학교 간호대학 명예교수	
2001	김모임	연세대학교 간호대학 명예교수	38
2003	박경옥	성바오로병원(자원봉사)	39
	최징자	서울시립서대문병원	
2005	안상정	재향여성군인협의회	40
	이화자	청주 맹학교	
	전정희	북한이탈주민정착지원사무소	

2007	김수지	서울 사이버대학	41
	도복늠	전 경북대학교 간호대학교수	
	윤종필	국군간호사관학교	
2009	최영희	이화여자대학교 간호대학 명예교수	42
2011	이명희	국립소록도병원	43
	최미자	국립마산병원	
2013	남상옥	제주도간호사회(간호봉사원)	44
	백영심	말라위 대양누가병원	
2015	김용순	아주대학교 간호대학 명예교수	45
	이옥란	국립재활원	
2017	김조자	연세대학교 간호대학 명예교수	46
	이애주	병원간호사회 증경회장	
2019	수상자 없음		47
2021	마리안느 스퇴거 (대한민국명예국민)	국립 소록도병원 간호사 및 자원봉사	48

6 한국간호의 성장기

1960년대부터 1970년대까지 우리나라는 사회 · 경제적으로 고도의 성장을 이루었다. 의료 관련법도 여러 차례의 개정을 거쳤으며, 이에 따라 간호교육 및 간호활동에서도 제도가 개선되고 정비되는 등 전문직으로서의 발전을 이루게 되었다.

1) 의료법의 개정과 간호제도의 변화

의료법은 1962년 전문개정과 함께 명칭도 '국민의료령'에서 '의료법'으로 변경되었고, 1973년 다시 전문개정이 되었다. 1962년 3월 개정된 내용은 간호제도에 많은 변화를 가져오게 되었는데 주요 내용은 다음과 같다.

- 의료업자를 의사, 치과의사, 한의사, 조산원, 간호원으로 명시하였다.
- 간호원의 임무는 상병자 또는 해산부의 요양상의 간호 또는 진료의 보조에 종사하여 국민보건의 향상을 도모하고 국민의 건강한 생활에 기여하는 것으로 규정하였다.

- 간호원 국가시험제도를 신설하여 이전에 간호교육과정을 마치면 간호사 면허를 부여하던 제도가 보건사회부장관이 지정하는 학교를 졸업한 자, 보건사회부장관이 지정하는 외국의 간호학교를 졸업하거나 외국의 간호사 면허를 가진 자에게 국가시험 응시자격을 부여하는 제도로 변경되었다.
- 조산사의 면허는 간호사 면허를 가진 사람으로서 보건사회부장관이 지정하는 의료기관에서 1년 간의 수습과정을 이수하거나 보건사회부장관이 인정하는 외국의 조산사면허를 가진 사람에게만 면허를 부여하도록 하였다.
- 과거 간호학교 졸업자가 아닌 사람들에게 주어지던 간호사 자격 검정고시제도는 완전히 폐지되었다.
- 간호사 등 의료업자는 매년 5월 중 취업 상황을 보건사회부에 신고하도록 하였다.
- 의료기관의 간호사 정원을 입원환자 5인에 간호사 2인을 두도록 하였다.

1973년도의 의료법 개정의 주요 내용은 다음과 같다.

- '의료업자'는 '의료인'으로 개정하였다.
- 간호고등기술학교 졸업자는 간호사의 면허시험 응시자격을 인정하지 않게 되어 간호기술학교를 완전 폐지하도록 영향을 주었다.
- 간호원 면허 외에 업무분야별 자격을 인정하도록 하여 보건간호분야, 마취간호분야, 정신간호분야의 간호사가 1년 이상의 과정을 이수하면 별도의 자격증을 교부하도록 하였다.
- 의료보조원법이 폐지되고 의료기사법에 제정되면서 의료보조원법에 있던 간호보조원 관련 조항이 의료법에 반영되었다. 따라서 간호보조원은 도지사의 자격인정을 받도록 하고 간호보조업무에 종사할 수 있도록 하였다.

표 9-4 간호면허제도의 변천

연도	간호면허제도
1914	• '간호부규칙' 제정 • 무시험과 검정시험제를 통해 면허 부여
1949	• 검정시험제 폐지
1951	• '국민의료령' 제정 • 무시험 면허제도와 검정시험제 부활

1962	• '의료법'으로 개칭, 개정 • 간호사 국가시험제도 신설 • 검정시험제 폐지

2) 간호교육제도의 발전

(1) 3년제 교육제도

1962년 1월에는 개정된 교육법에 의하여 간호고등기술학교 중 초급시설 기준령에 해당하는 학교는 대학에 준하는 각종 학교로 승격하여 '간호학교'로 명칭을 변경하였다.

이어 1973년부터는 간호교육기관의 입학자격을 고등학교 졸업자로 완전 일원화함에 따라 재학생들의 졸업이 끝나는 1976년도에 이르러서는 간호고등기술학교가 완전히 폐지되었고, 대부분 간호전문학교로 승격 인가를 받았다. 이 당시 전문학교의 교육연한은 초급대학에 준하는 2년제였으나, 전문직 간호교육제도는 최소한 3년의 수업연한이 필요하다는 간호교육 지도자들의 종합된 의견과 여론이 반영되어 1971년 개정된 교육법에 의해 간호교육 수업연한은 3년으로 하게 되었다.

간호전문학교는 정부 방침에 의해 1979년에 다시 '간호전문대학'으로 개편되었다. 간호전문대학은 대학입학 예비고사 합격자만이 입학할 수 있었고, 수업연한은 3년으로 하였다.

(2) 학사과정 및 대학원 교육제도

1950년대 학위과정을 개설한 이화여자대학교 간호학과와 연세대학교 간호학과는 1968년 12월에 간호대학으로 승격인가 되었다. 또 1964년 가톨릭대학교 의과대학 간호학과, 1968년 경희대학교 의과대학 간호학과, 1970년 한양대학교 의과대학 간호학과 등의 학위과정이 추가로 개설되었다.

대학원의 간호학 석사과정은 1960년 6월 이화여자대학교 대학원에서 최초로 개설하였으며, 이후 1963년 연세대학교 대학원, 1964년 서울대학교 대학원에 개설되었다.

국내에 간호학 박사과정은 1978년 연세대학교 대학원에 최초로 개설되었고, 1979년 이화여자대학교 대학원에 개설되면서 간호전문직과 간호교육의 수준을 향상시키는데 기여하였다.

표 9-5 간호교육제도의 변천과정

연도	3년제 교육제도	학사과정 교육제도	대학원 교육제도
1903	• 간호사 양성소 – 보구여관(1903) – 세브란스병원(1906) – 대한의원(1907)		
1946	• 고등간호학교		
1953	• 간호고등기술학교		
1955		• 간호학과 신설 – 이화여대(1955) – 연세대(1957)	
1960			• 석사과정 신설 – 이화여대(1960) – 연세대(1963)
1962	• 대학에 준하는 학교로 승격 – 간호학교		
1968		• 간호대학으로 승격 – 이화여대, 연세대	
1971	• 간호전문학교		
1978			• 박사과정 신설 – 연세대(1978) – 이화여대(1979)
1979	• 간호전문대학		

3) 간호전문직단체 활동

대한간호협회는 1962년 의료법 개정에서 중앙회 회원가입의무를 규정함에 따라 이전의 준회원 제도를 폐지하고 면허소지자에게만 회원자격을 부여하였다.

1962년에 군진지부가 협회지부로 가입되고, 1970년에 보건간호사회가 대한간호협회의 최초 산하단체로 가입하였고, 이후 1976년 임상간호사회가 가입하였다. 1970년에는 의료인 단체 중 최초로 협회 회관을 신축하였고, 1976년에는 대한간호협회 신문인 간협신보를 발간하였다.

한편, 대한간호협회는 1965년 국제간호윤리 규약을 기초로 한국간호사의 윤리강령을 작성하여 1972년 대한간호협회 총회에서 이를 통과시켜 서문과 15개 조항으로 구성된 윤리강령을 발표하였다. 이로써 간호직은 전문직으로서 사회의 인정을 받기 위해 갖추어야 할 요건인 전문적 지식과 기술, 전문직 단체, 고도의 윤리성을 갖추게 되었다.

4) 간호사의 해외진출

1960년대 들어 유학, 교환간호사, 취업, 이민 등의 다양한 목적으로 간호사의 해외진출이 활발해졌다. 특히 1960년대부터 1970년대까지 집중적으로 해외 취업이 활성화되었으며 캐나다로의 이민이나 독일, 베트남을 중심으로 한 취업 등 국제 교류가 확대되었다.

초창기 해외이민이 추진된 것은 서독 선교사와 한인 종교인에 의해 민간 차원에서 시작되었고, 후에는 한국해외개발공사와 독일병원협회가 한독간호요원 협정을 체결하여 정부 차원에서 간호사 서독취업을 진행하였다. 1960년대부터 1975년까지 한국해외개발공사에서 집계된 한국간호사 서독파견 실적을 보면 간호사가 5,346명, 간호조무사가 3,965명이었다.

1970년대 후반에는 석유파동이 일어나 전 세계적으로 경기가 위축되어 서독 등 선진국에서 외국인 노동력 유입억제 정책을 펼쳤다. 따라서 1980년대에는 사우디아라비아 등 중동 지역의 취업이 크게 증가하였다.

간호사 해외진출로 인한 외화 획득은 당시 우리나라 국가경제발전에 크게 기여를 하였고, 세계 선진간호를 경험함으로써 국내 간호전문직 발전을 촉진하는 동시에 한국 간호사의 역량을 세계에 알리는 계기가 되었다.

그러나 국내 간호인력의 급격한 부족현상을 초래하게 되어 수급을 맞추기 위해 간호교육의 양적 증대를 가져왔고, 이에 따른 교육시설 및 교수요원의 확충에 있어서 질적 저하의 문제가 발생하였다. 병원 등의 실무현장에서는 간호 인력난으로 어려움을 겪어야 했다. 해외취업에 따른 높은 이직률로 간호업무 수행에 차질을 빚게 되었고, 당면한 간호인력 부족 문제를 해소하기 위한 방안으로 많은 수의 간호조무사가 단기간에 양성되는 결과를 초래하였다.

활동 과제

✔ 정부수립 이후 간호사업 행정조직의 변화를 설명해 봅시다.
✔ 정부수립 이후 간호전문직단체 활동을 설명해 봅시다.
✔ 국민의료령의 개정과 간호제도의 변화를 설명해 봅시다.
✔ 간호교육제도의 변천과정을 설명해 봅시다.

7 80년대 이후 간호발전기

1980년대 이후 한국의 간호는 양적, 질적으로 많은 발전을 이루게 되었으며, 간호교육, 연구, 임상실무 등 다양한 분야에 걸쳐 그 수준이 향상되었다. 2000년대 이후 한국간호는 간호교육 4년제 일원화를 통해 전문직으로서의 입지를 확립하는 한편, 국내를 넘어 세계적으로 그 활동 범위를 넓혀가고 있다.

1) 간호제도의 발전

(1) '간호사'의 명칭 개정

직업명은 일 자체를 설명해주기도 하지만, 그 직업에 대한 사회적 인식을 담고 있다. 직업명의 변천은 그 직업에 종사하는 이들의 사회적 지위와 위상을 나타낸다.

1970년대부터 대한간호협회는 간호원이라는 명칭을 간호사로 바꾸기 위한 일련의 행보를 시작한다. 간호사라는 명칭은 간호의 전문성과 위상에 대해 정당한 대우를 받고자 한 자의식에서 비롯된 것으로 간호계 내부에서 꾸준히 거론되었고, 이러한 인식이 수면 위로 드러난 것이 1977년부터 논의되기 시작한 간호단독법이었다. 간호계는 당시 의료법으로는 점차 다양화되고 전문화 되어가는 간호사업을 효율적으로 추진하기 어렵다는 점을 들어 간호단독법 제정을 추진하였다. 그러나 시기상조라는 의견이 대세를 이루었고, 이에 따라 단독법 제정을 보류하는 대신 의료법 개정을 통해 간호원의 역할을 확대하는 방안을 모색하기 시작했다. 그 첫 번째 방안이 바로 간호사로의 명칭변경이었다.

1980년대부터 대한간호협회를 비롯한 간호계는 명칭 변경을 꾸준히 정부에 건의하였고, 1986년에 들어서야 긍정적으로 검토하겠다는 답변을 듣게 된다. 이듬해인 1987년 11월 의료법 개정으로 간호원과 조산원의 명칭이 '간호사(看護師)', '조산사(助産師)'로 변경됨으로써 간호사의 사기가 향상되었다.

(2) 전문간호사 제도의 발전

1973년 3월 의료법 개정에서는 분야별 간호사 자격을 인정하여 보건간호분야 간호사, 마취간호분야 간호사, 정신간호분야 간호사 자격이 제도화되었다. 그 이후 1990년 의료법 개정에서 가정간호분야 간호사를 추가하여 간호전문분야가 확대되었다.

2000년 1월 의료법의 분야별 간호사가 전문간호사로 명칭이 개정되었으나, 분야의 확대 없이 기존 4종의 분야만 포함했다. 이어 2003년 10월 의료법 시행규칙 개정에서 전문간호사 종류 확대 및 자격기준을 강화하면서 보건, 마취, 정신, 가정, 감염관리, 산업, 응급, 노인, 중환자, 호스피스로 전문간호사 분야가 확대되었다.

2006년에는 전문간호사의 자격구분, 교육, 자격인정 및 자격시험 등에 관하여 필요한 사항을 규정한 '전문간호사 자격인정 등에 관한 규칙'이 제정되었고, 동시에 종양, 임상, 아동분야가 추가되어 총 13개의 전문간호사 분야로 확대되었다. 전문간호사 교육과정은 보건복지부장관이 지정하는 교육기관에서 석사학위과정으로 운영되고 있다. 전문간호사 자격시험은 2005년부터 실시되었으며, 보건복지부장관의 지정을 받은 한국간호교육평가원에서 시행하고 있다.

(3) 간호법 제정의 추진

의료법을 비롯한 여러 보건의료관련법에서 간호사에 대해 다루고 있지만 간호행위나 업무범위를 구체적이고 명확하게 규정하고 있는 법률은 없는 상황이다. 대한간호협회는 1977년부터 양질의 간호제공을 위해 간호단독법 제정을 추진하였으나 1980년대에 시대적 상황으로 보류하였다. 이후 2005년 간호법 제정안을 발의하였고, 2021년에 국회 보건복지위원회에 상정되었다. 국회 보건복지위원회 간호법안 공청회 개최 및 심의, 의결 과정을 거쳐 2023년 4월 27일 간호법이 국회를 통과하는 쾌거를 이루었다. 하지만 2023년 5월 대통령의 거부권 행사로 국회 본회의 재차 표결이 이루어졌고 결국 간호법은 부결이 되었다.

간호법은 간호의 업무범위를 명확히 하고, 간호인력의 수급이나 교육 등에 관한 사항 등을 체계적으로 규율하여, 간호서비스의 질을 제고하고 국민의 건강과 환자의 안전을 지키기 위한 법이다. 간호사들은 전문직 의료종사자로서 사회적 책무에 최선을 다하기 위해 간호법 제정을 추진하고 있다.

2023년 창립 100주년을 맞이한 대한간호협회는 '간호돌봄체계 구축과 보편적 건강보장 실현' 이라는 비전 아래 간호법 제정 추진 다짐대회를 개최하였다. 이 대회를 통해 세계보건기구(WHO) 간호정책관, 국제간호협의회(ICN) 최고경영자 등 세계의 수많은 간호지도자들이 한국에서 간호법이 제정되는 것에 지지하는 메시지를 보냈고, 협회는 지난 100년 간의 노력을 토대로 간호법 제정을 추진하고, 간호돌봄체계를 구축하여 세계 간호학계에서 중추적인 역할을 하며 한 단계 더 도약해 나갈 것을 다짐하였다.

2) 간호교육제도의 변화

(1) 계속교육 기회의 확대

간호교육계의 새로운 변화로는 3년제 간호교육과정의 졸업간호사들을 위한 계속교육의 기회가 열려 간호학사 학위를 취득할 수 있게 되었다. 계속교육을 위한 제도로는 1991년 한국방송통신대학교에 간호학 전공과정을 설치하였고, 1992년에 독학사 제도를 도입하였다. 독학 간호학사 과정은 교육과정 4단계 중 마지막 단계인 학위취득 종합시험만 치르도록 되어 있다. 1996년에는 간호사 학사학위 특별과정(RN-BSN)을 도입하였다.

2006년부터 학점은행제를 통해 간호학사 학위를 취득할 수 있는 제도가 시행되었고, 2008년부터는 전문대학에서 운영하는 전공심화과정을 통해 간호학사 학위를 취득할 수 있는 길이 열렸다. 전공심화과정은 3년제 간호학과를 졸업하고 간호사 면허를 취득한 후 1년 이상 간호 관련 분야에서 근무한 사람을 대상으로 계속교육을 위해 설치 · 운영할 수 있도록 한 제도이며, 수업연한은 1년 범위 내에서 정할 수 있다.

(2) 간호교육제도 일원화

간호사의 역할이 전문화 · 다양화되고 있는 사회변화에 부응하고, 한국 간호의 글로벌 경쟁력을 강화하기 위해선 간호교육제도의 4년제 일원화는 간호계의 숙원 과제였다. 대한간호협회에서는 4년제로 일원화를 위해 1981년 정책간담회에 제안하고, 1989년에는 간호교육 일원화 특별위원회를 구성하였으며, 1990년 2월에는 정기대의원 총회에서 간호교육제도 일원화에 대한 건의문을 채택하였다. 전국의 간호사와 간호대학생도 한마음으로 힘을 보태고 대한간호협회가 총력을 기울인 결과, 간호교육 4년제 일원화를 위한 고등교육법 개정안이 2011년 4월 29일 국회 본회의를 통과했으며, 그 해 5월 19일 공포되었다.

개정된 고등교육법에 따르면 의료인을 양성하기 위해 전문대학에 개설된 과의 수업연한은 4년으로 할 수 있고, 4년의 과정을 이수한 사람에 대해 학사학위를 수여하도록 하였다. 4년의 교육과정을 운영하기 위해서는 교육여건과 관련하여 대통령령으로 정하는 기준을 갖추어 교육과학기술부장관의 지정을 받도록 했으며, 지정을 위한 평가를 관련 기관이나 단체에 위탁할 수 있도록 하였다. 이에 따라 교육과학기술부는 '전문대학 수업연한 4년제 간호과 지정 시행계획'을 마련해 발표했으며, 심사평가기관으로 한국간호교육평가원을 지정했다. 2022학년도 기준 전문대학 수업연한 4년제 간호학과 지정 대학은 총 86개교이다.

3) 간호행정조직의 변화

보건복지부에 간호정책과가 2021년 5월 11일 신설되었다. 1975년 보건사회부 간호담당관이 폐지되면서 간호관련 업무는 의정국 의정2과(1975년) 및 의정3과(1977년)에서 담당하였다. 이후 44년 만에 보건의료정책실 의료자원과에 간호정책TF(2019년)가 설치되었으며, 46년 만인 2021년 보건의료정책실에 간호정책과가 신설된 것이다.

보건복지부에 간호정책과를 신설하는 내용을 담은 '보건복지부와 그 소속기관 직제 시행규칙' 개정령이 5월 11일자로 공포되었고, 제11조 제10항에 간호정책과의 업무가 명시되어 있다. 간호정책과에서는 간호정책 및 관련 법령, 간호인력 양성 및 수급 관리, 근무환경 및 처우 개선, 보수교육 및 면허신고 등을 총괄하고 있다.

기존 간호정책TF를 간호정책과로 확대 신설한 것은 정부가 국가 책임 하에서 관련 정책을 보다 체계적으로 관리하고 합리적으로 운영하겠다는 의지를 보인 것으로 그 의미가 매우 크다.

4) 간호실무의 발전

(1) 간호조직의 변화

사회경제환경 및 의료환경의 변화와 국민들의 의료서비스에 대한 기대에 부응하기 위한 방안으로 대부분의 의료기관은 과거 전통적인 과 · 부제의 조직에서 탈피하여 팀제를 도입하게 되었다. 또한 조직의 효율성을 높이기 위해 성과관리제와 목표관리제를 도입하여 업무수행평가에 적용하였다. 이에 따라 간호관리자의 관리역량과 리더십이 무엇보다도 중요하게 대두되게 되었다.

(2) 간호부서 직제의 변화

1980년대 병원의 간호조직은 대부분이 '간호과' 단위로 조직되었으나, 1990년대는 '간호부'로 승격되었다. 따라서 이 당시 병원 간호부의 부서장의 직책은 간호과장 혹은 간호부장이었다. 2003년에는 우리나라 병원 최초로 세브란스병원에서 간호담당 부원장이 탄생하였으며, 이후 다수의 대학병원에서 간호부원장이 임명되었다. 현재는 간호이사의 직제가 만들어져 간호이사로 활동하는 등 간호부서장의 직책은 다양하게 발전되어가고 있다. 간호부서장의 위상은 개인 차원을 넘어 간호부의 위상이라고도 할 수 있으며, 이는 그 시대의 간호사의 위상을 대변하는 것이기도 하므로 매우 중요한 의의를 지닌다고 볼 수 있다.

(3) 간호업무의 변화

산업화, 도시화, 정보기술화의 발달과 인구노령화로 인해 간호의 개념은 질병 중심의 기술적 간호에서 인간 중심의 전인간호로 변화되었다. 건강관리 전달체계 역시 2차 건강관리 중심의 병원중심 의료제도 보다는 건강유지 및 증진을 위한 1차 건강관리 혹은 재활 및 불구를 중심으로 하는 3차 건강관리로 변화되고 있는 실정이다. 간호의 대상자도 입원환자에서 외래환자로, 외래환자에서 지역사회와 가정으로 변화되어 갈 것으로 전망된다. 이에 따라 간호업무 영역도 확대되고 전문화되고 있다. 따라서 21세기 간호사는 과거 어느 때보다 다양한 장소에서 다양한 역할을 할 것이며 보건의료 정책개발과 보건의료의 질 관리에도 많은 영향을 미칠 것으로 보인다.

활동 과제

- ✔ 간호법 관련 팩트체크 등을 통해 간호법 제정의 필요성을 설명해 봅시다.
- ✔ 간호교육제도의 변화를 설명해 봅시다.
- ✔ 간호행정조직의 변화를 설명해 봅시다.

PART

간호윤리 04

제10장 간호윤리학 개요

제11장 간호전문직 윤리강령

제12장 간호실무에서의 윤리

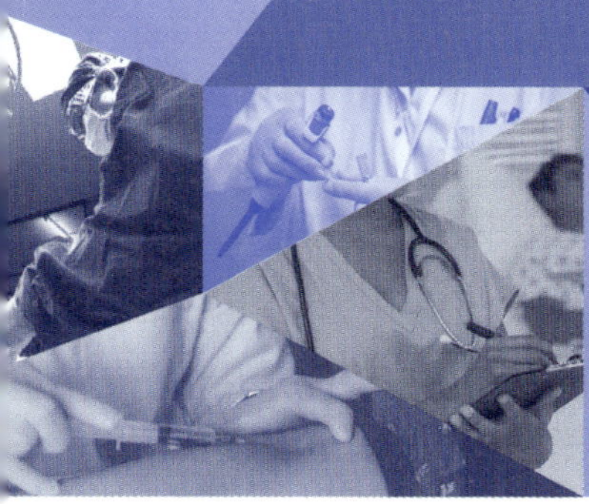

INTRODUCTION to NURSING

제 10 장

간호윤리학 개요

학습목표

1. 간호윤리의 중요성과 주요 개념을 설명할 수 있다.
2. 생명윤리의 배경을 설명할 수 있다.
3. 간호윤리와 생명윤리의 관계를 설명할 수 있다.
4. 윤리적 개념으로서 돌봄을 정의할 수 있다.
5. 병원윤리위원회의 기능을 열거할 수 있다.
6. 대표적 윤리이론인 공리주의와 의무론을 비교하여 설명할 수 있다.
7. 대표적 윤리원칙 4가지를 열거하고 설명할 수 있다.
8. 사전동의와 선의의 간섭주의를 설명하고 분배적 정의의 유형을 열거할 수 있다.
9. 대표적 윤리규칙 3가지를 열거하고 설명할 수 있다.
10. 윤리적 의사결정 방법에 대하여 개략적으로 설명할 수 있다.

1 간호윤리의 개념과 중요성

1) 윤리와 도덕, 간호윤리의 개념

윤리나 도덕은 우리가 살아오면서 자주 접하곤 하는 낱말로서 거의 같은 뜻으로 사용되고 있다.

활동 과제

✔ 신문 기사에서 윤리나 도덕이라는 낱말이 사용된 문장을 3개씩 찾아, 그 쓰임새가 적절한지 생각해 봅시다.

- 4명 전후 인원으로 팀을 구성한다.
- 팀별로 팀 이름과 팀장, 기록자를 정한다.
- 종이 신문이나 인터넷 신문 기사에서 윤리나 도덕이라는 낱말이 사용된 문장을 찾는다.
- 그 쓰임새가 적절한지 팀원 각자 생각을 말한다.
- 기록자가 발언 내용을 정리한다.
- 팀별로 정리한 내용을 발표한다

사람들이 함께 어울려 사회생활을 하면서 윤리나 도덕이라는 낱말도 자주 쓰고 있다. 네이버 두산백과사전(참고)에, 도덕(道德 morality)은 '인간이 지켜야 할 도리 또는 바람직한 행동기준'이라고 요약되어 있고, 네이버 국어사전에, 윤리(倫理 ethics, morals)는 '사람이 마땅히 행하거나 지켜야 할 도리'라고 정의되어 있다. 도덕과 윤리에 해당하는 영어 Moral의 어원은 mos(pl. mores)로, '사람들의 관습'을 뜻한다. 원시 공동사회에서, 도덕은 법률이나 종교 규범 등으로 분화되지 않은 채 사회적인 관습의 형태로 존재했던 것이다. 이렇듯 도덕이나 윤리는 사람이 오랜 옛적부터 살아오면서 사회적으로 정해져서 관습으로 이어져 온 것이다.

도덕과 윤리라는 낱말의 쓰임새 차이를 구태여 말한다면, 도덕은 주로 일상적이고 실천적인 태도 맥락에서 사용되어 윤리에 비해 좀 더 일반적이라 할 수 있겠고, 윤리는 구체적 행위의 이론적 맥락에서 사용되어 도덕에 비해 좀 더 체계적이라 할 수 있겠다.

이러한 맥락에서 간호윤리를 정의하면, 간호윤리는 '간호사가 마땅히 행하거나 지켜야 할 도리'라고 정의할 수 있다. 고진강 등(2017, 2022)도 간호윤리에 대해 비슷하게 정의하고 있다. 고진강 등은 메리엄 웹스터 사전의 정의에 기반을 두고 간호윤리란 '선함과 악함에 대한 도덕적 이상에 토대를 둔, 간호사들의 행동규범'이라고 정의하고 있다.

간호윤리는 간호사라는 직종의 사람들에게 적용되는 행동규범이므로 간호사 직업윤리와 동일한 개념으로 사용된다. 직업윤리란 네이버 국어사전에 의하면 '특정의 직업에 종사하는 사람들이 지켜야 하는 행동규범'이다. 네이버 지식백과(실무노동용어사전)에서는 직업윤리를 '직업생활에서의 윤리를 말하는 것으로 사회에서 직업인에게 요구하는 직업적 양

[참고] 도덕(morality, 道德)

동양에서 도덕이란 말은 유교적인 어감이 강하고, 실상 유교의 이상을 나타내며, 근대에 이르러서는 흔히 윤리라는 용어와 같은 뜻으로 쓰인다. 그리스어의 'ethos', 라틴어의 'mores', 독일어의 'Sitte' 등이 모두 '습속'이라는 뜻인 것처럼, 원래 도덕이란 자연환경의 특성에 순응하고 각기 그 집단과 더불어 생활하여 온 인간이 한 구성원으로서 살아간 방식과 습속에서 생긴 것이다. 즉 생활 양식이나 생활 관습의 경험을 정리해서 공존을 위해 인간집단의 질서나 규범을 정하고 그것을 엄격하게 지켜나간 데서 도덕은 생긴 것이다. 이러한 점에서 도덕과 법은 같은 근원에서 나온 것이라 할 수 있다. 다만 사회가 복잡해짐에 따라 법은 사회적 외적 규제로, 그리고 도덕은 개인적 내적 규제로 자연히 분화되었을 뿐이다. 계급사회의 성립과 함께 법과 도덕은 정치 지배의 유력한 수단이 되기도 하였으며 그와 함께 법이 국가권력을 지배하고, 도덕이 보편적 원리를 지배하는 규범이 되었다.

서양 도덕의 성격은 여러 폴리스(도시국가)가 이루어진 고대 그리스에서 그 골격이 형성되었다. 고대 그리스는 폴리스를 유지 · 발전하기 위해서 필요하고 바람직한 사항들을 인간의 가치 있는 자질 · 목표 · 도덕이라 하였다. 그러나 알렉산드로스대왕의 세계제국의 성립은 폴리스의 붕괴를 초래하였고, 윤리체계는 ① 보편(세계)을 지향하는 방향(스토아학파)과 ② 개별(개인)을 지향하는 방향(에피쿠로스학파)의 두 갈래로 나뉘었다. 인간을 다스리는 보편적인 격률과 개인의 내면적인 격률, 이 두 격률을 통합한 것은 그리스도교였다. 18~19세기에 이르러서는 J. 벤담의 공리주의에 의한 양적 도덕관에 대해 J.S. 밀이 "살찐 돼지보다는 야윈 소크라테스가 돼라"는 질적 도덕관을 내세우고, 이것이 성서의 도덕관과 모순점이 없음을 주장하여 그리스도교는 시민혁명을 거치면서 시민의 내면적 규범으로 통합되었다.

한국에서의 도덕은 일찍이 부족국가와 고대국가의 형성과 더불어 시작되었다. 이는 통치권 보존 · 생명권 · 종적인 혈연 질서 · 지연 질서 · 성 질서 및 재산권 보호라는 가장 원초적인 것을 바탕으로 형성되었다. 한서(漢書)에서는 "조선사람들은 도둑질을 하지 않아 밤에도 문을 닫지 않고, 여자들은 정조가 굳어 음란하지 않다"고 고조선 사회의 도덕성을 소개하였다. 삼국 · 고려시대를 거치면서 이러한 기본적인 도덕관은 불교가 이를 뒷받침하였고, 부부의 도(道)는 사람의 대륜(大倫)임을 이미 인식하였다. 유교에 이르러 불사이주(不事二主)의 도덕관은 많은 고려 유신(遺臣)들로 하여금 은둔의 길을 택하게 하였고, 조선의 여성들은 불사이부(不事二夫)와 삼종지예(三從之禮)의 도덕에 평생을 얽어매었다.

조선 후기의 하나님을 택한 천주교도의 순교와 그리스도교의 윤리는 국가도덕에의 일대 도전이었고, 갑오개혁 후의 개가(改嫁) 허용은 500년간 지켜온 도덕의 일대 변혁이었다. 일제강점기, 8 · 15광복, 6 · 25전쟁 등 사회 해체와 재구성 과정에서 인간의 행위를 규제하는 공통된 가치나 도덕적 기준이 약화되어 여러 반사회적 또는 부도덕적 행동이 저질러지는 아노미 현상이 발생하였다. 이를 부패 · 퇴폐 또는 타락현상이라 개탄하기도 하였으나, 인간사회는 특유한 집단에의 응집성 때문에, 면면히 고수해 온 기본적인 도덕은 쉽게 무너지지 않을 것이다.

출처 : 두산백과

심, 사회적 규범과 관련된 것이다'라고 정의하고 있다. 따라서 간호윤리는 간호사들에게 직업생활에서의 윤리적 행동기준을 제시하고, 간호사들이 직업생활에서 다양한 윤리적 상황에 직면할 경우 윤리적 문제를 분석하고 판단하여 옳은 행동을 할 수 있도록 돕는다.

일반적으로 공무원과 같이 국가에 봉사하는 직업이나 의료나 법률분야와 같이 다른 일반 직업보다 높은 수준의 직업윤리가 요구되는 경우, 윤리강령(code of ethics)이라는 것을 제정하여 직업생활에서의 윤리적 행동기준으로 제시하고 있다. 윤리강령이란 네이버 지식백과(교육평가용어사전) 정의에 의하면, 한 단체가 직업상으로 지켜야 할 기본적인 윤리적 덕목이나 권고를 압축해서 제시해 놓은 것이다. 간호전문직도 윤리강령을 제정하여 자율적으로 윤리적 간호를 제공하도록 천명하고 있다. 간호사 윤리강령에 대한 자세한 내용은 다음 장(제11장)에서 설명한다.

2) 간호윤리의 중요성

간호윤리는 간호사의 간호활동에서 매우 중요한 위치를 차지하고 있다. 간호윤리의 중요성은 간호사와 환자 입장에서 각각 살펴볼 수 있다. 먼저 간호사 입장에서 살펴보면, 간호윤리는 간호실무 현장에서 간호사들이 취할 윤리적 행동에 대한 지침을 제시한다. 그 예로는 대한간호협회의 윤리강령이나 윤리지침을 들 수 있다. 다음으로 환자 입장에서 살펴보면, 간호윤리는 간호사의 윤리적 태도와 사고, 행동을 통하여 환자와 환자 가족의 삶의 질을 높여준다.

특히 현대사회에서는 시대의 변화와 함께 간호윤리의 중요성이 더욱 강조되고 있는데, 그 배경을 정리하면 다음과 같다.

① 간호사의 역할과 위치의 변화로 간호의 전문성이 인정되며 간호사가 의료팀의 일환으로 환자의 편에서 옹호해 주길 요구하고 있으나 간호사가 마땅히 행해야 할 바에 대한 답이 명확하지 않은 경우가 생긴다.

② 새로운 의료과학기술의 발전으로 의료의 범위가 확대되며 간호의 범위도 확대되고 있으나 간호사가 마땅히 해야 할 바를 구별하기 어려운 경우가 많아지고 있다.

③ 사회일반인의 권리의식이 보편화되고 의료에 대한 인식이 변화하여 간호사를 포함한 의료인은 환자와 가족들의 권리주장에 부응할 책임이 더욱 커졌다. 기존에 해결해 오던 방법으로 해결하기가 어려운 경우가 많아졌다.

④ 우리 사회의 생활 양상과 문화가 변화하여, 프라이버시와 관련된 건강 문제(비뇨기계

질환 등), 결혼, 성생활, 미혼, 별거, 이혼 등과 관련하여 질문을 해야 하는 경우 더욱 주의를 기울여야 한다.

3) 윤리와 관련된 용어들

(1) 도덕적, 부도덕한, 도덕과 무관한, 도덕감이 없는

'윤리적' 혹은 '도덕적'이라는 뜻에 해당하는 영어 단어로 moral이 있다. moral과 비교되는 용어로는 immoral, nonmoral, amoral이 있다. immoral은 '부도덕한'이라는 뜻으로 평가적 의미에서 moral의 반대어이다. 도덕법칙을 위반하는 행위나 사람을 뜻하며, 돈 없다고 치료를 거부한 의사를 immoral의 예로 들 수 있다. nonmoral은 '도덕과 무관한'이라는 뜻으로, 분류적 의미에서 moral의 반대어이다. 도덕과 관계없는 가치나 존재를 뜻하며, 도덕과 무관한 미적 가치, 경제적 가치 등을 nonmoral의 예로 들 수 있다. amoral은 '도덕감이 없는'이라는 뜻이며, 판단 능력이 없는 신생아를 amoral의 예로 들 수 있다.

(2) 옳음과 그름, 좋음과 나쁨, 권리와 의무

'도덕적(moral)'과 관련된 또 다른 용어로는 옳음(right)과 그름(wrong), 좋음(good)과 나쁨(bad), 권리와 의무(obligation)를 들 수 있다.

옳고 그름은 윤리학의 가장 기본적인 용어이다. 어떤 행위가 옳다는 것은 윤리원칙과 규칙에 합당함을 의미하며, 의무와 마땅함(fitness)이 도덕적인 뜻으로 쓰인 경우에는 옳음과 같은 의미인 것이다. 그름은 하지 말아야 할 것을 의미하며, 윤리원칙이나 규칙에 위배되는 것이다.

좋음은 인간행위의 목적이 될 수 있는 궁극적 가치로서의 선 즉, 도덕성이 있는 의향이나 행동, 쾌락, 행복, 건강과 같은 것이다. 나쁨은 좋음의 반대이다.

권리와 의무에서, 권리는 특정한 이익을 주장하고 누릴 수 있는 능력이고, 의무는 권리의 반대어로서 어떤 사람이 맡은 직분이거나 마땅히 혹은 강제로 하거나 하지 말아야 할 것을 의미한다.

(3) 예절

우리 일상생활에서 윤리 혹은 도덕인 것 같으면서도 윤리 혹은 도덕이 아닌 것으로서 예절(etiquette)이 있다. 예절은 인간관계에 있어서 사회적 지위에 따라 행동을 규제하는 규칙과 관습의 체계인데, 인간의 행위에 어느 정도 지침을 제공하지만, 시대에 따라 지역과 문화에 따라 서로 다르다. 이에 반해 윤리는 '정의', '자유', '평등'과 같이 시공간을 통하여 보편성과 일반성을 가지는 가치들을 다룬다.

일련의 금지사항들 가운데 윤리가 아닌 것들이 있다. 특히 성(sex)과 관련된 금지사항들이 이에 해당된다. 성이 특별한 도덕 문제를 발생하는 경우는 드물고, 성도덕은 오히려 예절과 더 가까운 개념이라고 할 수 있다.

(4) 법률과 종교

윤리학과 관련되어 있으면서 비교되는 것으로 법률과 종교가 있다. 법률적, 종교적 고려사항은 윤리적 갈등 해결과 관련되어 있다.

법과 도덕을 비교해 보자. 법과 도덕을 모두 포괄하는 개념으로 규범(規範)이 있다. 규범은 법 규(規)자와 본보기 범(範)자가 합쳐진 낱말이다. 네이버 국어사전에 규범은 '인간이 행동하거나 판단할 때에 마땅히 따르고 지켜야 할 가치 판단의 기준'이라고 정의되어 있다. 규범은 법과 도덕의 개념을 모두 포괄하는 바, 외적 규범은 법이고, 내적 규범은 도덕인 것이다.

종교와 도덕을 비교해 보자. 간호사나 환자 모두 다양한 종교의 신자들인 경우가 많다. 다양한 종교를 가진 사람들이 건강관리 분야의 윤리문제를 해결해야 하는 경우에는 비종교적 원리에 근거함으로써 합의에 도달하는 것이 가능하다. 그러나 기본적인 윤리 원리가 비종교적이어야 한다고 해서 환자들의 종교적 신념을 무시해도 된다는 것은 아니다. 환자의 종교적 신념은 존중해야 한다.

활동 과제

✔ 다음 질문에 대해 팀별로 토론하여 발표해 봅시다.
- 간호윤리가 오늘날 새로이 더욱 강조되는 배경은 무엇인가?
- 간호윤리의 관심 주제로 어떤 것이 있는가?

2 간호윤리와 생명윤리

1) 윤리학, 생명윤리학, 간호윤리학의 정의

윤리학(ethics)은 철학의 한 분야로, 도덕의 본질과 근거에 관하여 철학적으로 탐구하는 학문이라는 측면에서 도덕철학이라고 할 수 있으며, 윤리적 행위 일반의 원리에 관한 학문이라는 측면에서는 실천철학이라고 할 수 있다. 윤리학은 자기 스스로 어떤 윤리적 선택과 결정을 하는 데 판단의 근거가 되거나, 타인의 윤리적 행위나 판단을 평가하는 데 사용되는 가치체계를 탐구하는 학문이다.

생명윤리학(bioethics)은 생명(bios)과 윤리학(ethics)의 합성어로, 생명과 관련된 윤리의 문제를 다루는 철학이자 당위성을 갖는 윤리학이다. 1971년 미국의 의사 반 렌셀레어 포터(V. R. Potter)가 생명윤리학이라는 말을 처음 사용했으며, 포터는 생명윤리학을 "생물학 지식과 인간의 가치체계에 대한 지식을 함께 엮는 새로운 학문"이라고 정의했다. 생명윤리학은 생물학과 의학의 진보로 야기된 새로운 상황과 가능성에서 대두되는 윤리적 이슈에 관한 학문이다.

간호윤리학(nursing ethics)은 간호와 관련된 윤리적 문제들을 다루는 학문 분야로, 간호실무를 수행하면서 발생하는 윤리적 문제들을 어떻게 해결해 나가는가에 대해 연구하는 학문 분야이다. 즉, 간호사가 간호현장의 윤리적 문제 상황에서 마땅히 따라야만 하는 행동규범을 연구하는 학문이다.

고진강 등은 간호윤리학이라는 학문에서 다루는 내용을 크게 4가지의 영역 즉, ① 간호전문직의 윤리적 가치와 표준 제시, ② 간호실무에서의 윤리적 문제 분석, ③ 간호윤리 관련 주제 제시, ④ 간호윤리 교육의 영역으로 구분하고 있다.

첫째 영역인 간호전문직의 윤리적 가치와 표준 제시는 간호사 직업윤리를 제시하는 것이다. 앞서 살펴보았듯이 간호사 직업윤리는 간호사 윤리강령으로 제시되고 있는데, 윤리강령의 각 조항은 윤리적으로 그것을 지켜야 하는 이유에 대한 정당성을 가져야 한다. 간호윤리학은 윤리강령의 각 조항에 대한 정당성을 제시하고, 윤리강령이 시대에 따라 변화하는 사회와 문화를 반영하고 있는지 검토하고 탐구한다.

둘째 영역인 간호실무에서의 윤리적 문제 분석은 공리주의, 의무론 등과 같은 윤리이론과 자율성 존중의 원칙, 악행금지의 원칙 등과 같은 윤리원칙을 기반으로 하여 간호실무에서 발생하는 윤리적 딜레마 상황의 문제들을 분석하는 것이다. 간호실무의 윤리적 문제에 대해 그 문제에 적합한 윤리이론이나 원칙의 관점에서 정당성을 제시하는 것이다.

셋째 영역인 간호윤리 관련 주제 제시는 실질적인 자료를 이용하여 간호와 관련된 새로운 윤리적 주제를 제시하고 설명하는 것이다. 다양한 설문조사, 실험연구, 통계분석 등을 통하여 간호윤리와 관련된 새로운 주제를 밝히고 그것에 대하여 설명하는 것이다.

넷째 영역인 간호윤리 교육은 간호교육과정에서 간호윤리에 대한 교육을 효과적이며 효율적으로 실시하는 것에 관한 연구이다. 간호윤리 교육의 목표는 간호실무 현장에서 윤리적인 행동을 할 수 있도록 준비된 간호사를 양성하는 것이다. 학생들에게 어떤 내용을 어떤 방법으로 교육할 것인가에 대해 여러 측면에서 연구하는 것이다.

2) 윤리학, 의료윤리학, 생명윤리학, 간호윤리학의 역사

(1) 윤리학의 역사

서양에서 윤리학에 대한 책을 최초로 저술한 아리스토텔레스(Aristoteles)는 그의 「니코마코스 윤리학」에서, 윤리학은 인격에 관한 학문을 의미하고, 도덕적인 덕은 습관의 결과로 나타나며, 윤리학이라는 말은 습관을 의미하는 에토스의 변형된 말이라고 말하였다. 서양의 윤리학은 아리스토텔레스에 의하여 이론적으로 체계화되었으나, 이미 소크라테스(Socrates)와 플라톤(Platon)에 의하여 철학의 중요한 연구과제로 정착되었다.

윤리학은 고대 로마시대에는 모랄리스(moralis)로 사용되었는데, 이 말의 어원인 모스(mos)도 에토스와 마찬가지로 습관을 의미하였고 철학의 중요한 과제로 되었다. 그리스인과 로마인의 윤리학의 근본문제는 최고선(最高善)을 밝히는 것이다. 최고선은 인간행위의 궁극목적이며, 최고선을 획득하는 것은 인간을 행복하게 만드는 것이다.

중세 서양에서는 신의 계명을 실천하는 것이 무엇보다 중시되었으나, 윤리학은 또한 최고선의 획득을 궁극적인 행위의 목표로 보았다. 이러한 고대와 중세 윤리학의 성향은 행복주의라고도 불리고 목적론이라고도 불린다.

그러나 근대에 들어와서 독일의 칸트(Immanuel Kant)는 행위의 목적과 규정근거를 구별하여 도덕적인 선이 본질적으로 행위의 목적이 아니라, 행위의 규정근거에 의거한다는 것을 발견하였다. 그는 최고선이나 궁극적인 행위목적으로서의 윤리학을 엄밀한 의미의 도덕성의 학으로서의 윤리학과 구별하였다. 칸트는 종래의 행복주의적인 특징을 가진 목적론은 상대주의적인 결과를 가져올 수밖에 없다고 보고 보편타당한 도덕법 원리로서의 윤리학을 제창하였다. 이것은 법칙론 또는 의무론이라고 불린다.

근대 영국의 윤리학은 로크(John Locke), 벤담(Jeremy Bentham), 밀(James Mill), 시즈윅(Henry Sidgwick) 등이 경험론에 입각하여 효용성과 '최대다수의 최대행복'을 주창하며 공리주의를 내세웠고, 미국의 제임스(William James), 듀이(John Dewey) 등은 실용주의를 내세웠다. 그들은 선이란 효용성과 쾌락의 만족도와 비례한다고 보았다.

서양의 현대 윤리학은 근대의 전통적인 윤리학을 이어받은 형식주의 윤리이론, 공리주의 이론, 자연주의 윤리이론 외에 중요한 흐름으로는 영미(英美)의 분석윤리학, 전통적인 윤리학을 새롭게 해석해보려는 규범윤리학, 실존주의 및 현상학적 윤리학 등이 있다.

그러나 이러한 연구가 이론적인 면에 치우치는 것에 대하여서, 실천적인 면에 주안점을 두고 20세기 후반기에 활발히 논의되는 것으로 응용윤리학이 있다. 이 응용윤리학은 환경윤리학 또는 생태학적 윤리학, 의료윤리학 또는 생의학적 윤리학, 생명윤리학, 간호윤리학, 사회윤리학, 경제 및 기업윤리학, 법윤리학, 과학 및 기술윤리학, 정보통신윤리학, 평화윤리학, 직업윤리학, 정치윤리학, 여성윤리학 등을 포함하고 있다.

우리나라의 서양윤리학 도입은 1924년 경성제국대학 윤리학과의 설립과, 1938년 김두헌의 「윤리학개론」 출판이 효시이지만, 한국윤리학의 역사와 전통은 유 · 불 · 선의 사상사와 궤를 같이하고 있다. 현재의 한국인의 윤리 사상은 근본적으로 유교와 불교 · 도교의 경전에 뿌리박고 있으며, 서양윤리학의 이론보다는 그리스도교의 교세 확장에 따르는 그리스도교적 윤리의 영향을 더 많이 받는다고 말할 수 있다.

서양윤리학사상과 전통적인 한국윤리사상의 창조적 융합과 조화가 앞으로 한국윤리학계의 연구 과제라고 하겠다. 특히 동양윤리사상의 현대적 재해석은 매우 긴요한 것이며, 동양의 전통적인 자연보호사상과 자연에 대한 외경사상(畏敬思想) 및 생명존중사상은 현대서양의 환경윤리 및 생의학적 윤리학의 방향 점검에도 큰 반향을 미치고 있다.

(2) 의료윤리학과 생명윤리학의 역사

의학과 관련되어 기록에 남아있는 가장 오래된 가치판단은 함무라비 법전에 기록되어 있다. 기원전의 히포크라테스 선서에 의사가 지켜야 할 도덕적 의무에 관한 서술이 있는 것으로 보아, 직업윤리로서의 의료윤리는 의사라는 직업의 역사와 그 궤를 같이 한다. 의료윤리(medical ethics)라는 용어가 처음 등장한 것은 1803년 영국의 의사이며 윤리학자인 토머스 퍼시벌(Thomas Percival)의 책 「의료윤리학(Medical Ethics)」이었으며, 퍼시벌은 여기서 전문가로서의 의사에게 기대되는 의무적인 윤리강령이 필요함을 역설하였다.

생의학적 윤리학은 의학기술의 발전과 더불어 파생하는 문제들, 예컨대 임신중절, 뇌사판정, 장기이식, 안락사, 생식과 관련된 신기술 등의 문제들을 인간의 존엄성을 유지하기 위한 차원에서 연구한다. 의료윤리학은 최근 생명공학 연구결과의 의료분야 적용이 증가함에 따라 생명의료윤리학으로서 다루어지고 있다.

앞서 살펴보았듯이 생명윤리학이라는 말을 1971년 미국의 의사 반 렌셀레어 포터가 처음 사용했지만, 19세기 말 생물학의 연구결과를 임상에 적용하기 시작하고 20세기 초에 항생제와 인슐린이 개발되어 전통적인 치료 방법에 변혁이 일어나면서 생명의료윤리학에 대한 새로운 관심이 시작되었다.

제2차 세계대전 직후인 1945년부터 1946년까지 독일의 뉘른베르크에서 나치 독일 전범들의 전쟁범죄를 처벌하기 위한 국제군사재판이 있었다. 이 재판에서 인간에게 가해졌던 반인류적인 의학 실험이 밝혀지면서, 1947년 「허용 가능한 의학 실험」이라는 제목으로 뉘른베르크 강령(The Nuremberg Code)이 만들어졌다. 뉘른베르크 강령은 연구대상자들의 생명권 보장을 골자로 하고 있으며, 뉘른베르크 강령 발표 이후 생명의료윤리에 본격적인 관심을 가지게 되었다.

1964년에는 핀란드 헬싱키에서 개최된 제18차 세계의학총회에서 뉘른베르크 강령의 한계를 보완하고 재해석하여 임상 연구 윤리 지침인 헬싱키 선언(The Declaration of Helsinki)이 채택되었다. 뉘른베르크 강령은 법률가들이 재판과정에 만든 것이지만, 헬싱키 선언은 의사들 스스로가 그 필요성을 느끼고 만든 것이다.

1979년에는 미국 벨몬트 컨퍼런스센터에서 인간 대상자 보호를 위한 기본적인 윤리 원칙과 지침을 제시한 벨몬트 보고서(The Belmont Report)가 만들어졌다. 미국 정부가 가난한 미국 흑인 매독환자 600여 명을 대상으로 1936년부터 40여 년 동안 병을 치료하지 않고 실험을 한 사건인 터스키기 매독 연구가 1972년 폭로된 이후, 인간 대상 연구의 윤리성을 심사하는 제도가 마련되어야 한다는 여론이 높아졌다. 이에 미국 의회는 1973년 '생의학 및 행동과학 연구 실험대상자의 보호를 위한 국가위원회'를 설립했다. 일반시민과 여러 전문분야를 대표한 11인의 위원(의학 분야 위원이 5인을 초과할 수 없음)으로 구성된 위원회에서 1979년에 벨몬트 보고서를 발표하였다.

최근 생명공학 및 유전공학 기술의 발달과 더불어 파생하는 생명윤리의 문제들, 가령 유전자조작과 재조합, 유전자조작식품의 부작용, 인조염색체합성, 인간복제, 인간과 동물의 교잡배, 인간게놈연구 등을 다루는 생명윤리학에 관한 연구는 학계뿐만 아니라 정부 차원에서도 주목을 받고 있다.

(3) 간호윤리학의 역사

19세기 말 나이팅게일의 등장과 함께 전문직으로서의 간호 개념이 정착되고, 동시에 전문직 윤리로서의 간호윤리가 정립된다. 1893년 리스트라 그레터(Lystra Gretter)가 작성한 나이팅게일 선서에는 간호원칙과 윤리강령이 포함되어 있다. 윤리강령은 간호사의 윤리에 많은 영향을 미치고 있다.

1896년 미국간호협회가 창설되고, 회장이던 이사벨 햄턴 롭(Isabel Hampton Robb)에 의해 1901년 「Nursing Ethics: For Hospitals and Private Use」가 발행된다. 1926년 미국간호협회에 의해 간호사의 윤리지침이 제안되고, 이어서 1950년 간호윤리강령이 발표된다. 이는 세계 최초로 정립된 간호윤리강령에 해당한다.

국제간호협의회(ICN)에서는 1953년 국제 간호사 윤리강령을 채택하여 공포하였다. 1965년 개정을 거쳐, 1973년 국제간호협의회가 재정립한 간호사 윤리강령에서는 단순히 의료윤리의 원칙을 간호에 적용하는 흐름에서 벗어나기 위하여 간호사와 의사의 동반자적 관계를 강조하고, 간호 대상에 대한 책임을 강조하였다. 그 후에도 ICN 국제 간호사 윤리강령은 몇 차례의 개정 작업을 거쳤으며, 가장 최근에 개정되어 발표된 것은 2021년이다. 국제 간호사 윤리강령의 세부 내용은 다음 장(11장)에서 설명한다.

우리나라에서도 국제 간호사 윤리강령을 기초로 하여 1972년 한국 간호사 윤리강령을 제정하였다. 한국 간호사 윤리강령도 간호사의 역할과 환경의 변화 등을 반영하여 몇 차례의 개정 작업이 이루어졌으며, 가장 최근에 개정된 것은 2023년이다. 한국 간호사 윤리강령의 세부 내용도 다음 장(11장)에서 설명한다. 현재 전 세계의 간호사는 국제 간호사 윤리강령과 각 국가의 간호사 윤리강령을 간호업무 수행 시의 윤리적 지침으로 삼고 있다.

1970년대 이후 의과대학의 교육과정에 생명윤리가 포함되면서 간호사들 역시 강의를 참관할 기회를 얻게 되었으나, 이때까지만 해도 간호윤리학은 의료윤리학의 하위 항목으로 생각되었고, 내용 역시 의사-환자 관계 등 의사 중심의 과정이었다. 이후 앤드류 제이미톤(Andrew Jameton)이 제시한 도덕적 고뇌 개념을 필두로 간호윤리학만의 독자적 영역이 생겨나기 시작한다. 또한 단순히 이론윤리학의 논리를 현장의 간호행위에 적용시키는 기존 접근방식 대신 생명윤리학, 의료윤리학을 넘어선 간호윤리학만의 철학적 기초를 다지려는 시도도 이루어지고 있다.

우리나라 간호교육에서 간호윤리학이란 교과목이 개설되어 전문적인 교육이 이루어진 것은 1990년대 초부터이다. 1990년대 이전의 간호윤리 교육은 윤리보다 예절 차원에서 이루어졌다. 1990년대 이후 간호윤리에 대한 교육과 연구가 활발해지면서 행위자로서 개인

간호사에 관심을 두고 어떻게 윤리적인 의사결정을 하고 행위를 해야 하는가 등에 대해 많은 관심을 기울이고 있다. 최근 간호사의 역할과 첨단 의료기술의 발전 등 환경이 변화하면서 간호윤리의 중요성이 강조되며 간호윤리학에 대한 간호계의 관심도 커지고 있다.

3) 간호윤리와 생명윤리의 관계

19세기말 생물학의 연구결과를 임상에 적용하기 시작하면서부터 생명윤리에 대한 새로운 관심이 시작되었다. 의사라는 직업의 역사와 그 궤를 같이하고 있는 의료윤리는 최근 생명공학 연구결과의 의료분야 적용이 증가함에 따라 생명의료윤리로서 다루어지고 있다. 인간의 생명을 돌보는 간호사가 마땅히 지켜야 하는 도리를 다루는 간호윤리도 의료윤리와 마찬가지로 생명윤리에 관심을 갖지 않을 수 없다.

간호윤리, 생명윤리, 의료윤리 모두 관심 주제의 측면에서 공통된 부분이 많다. 간호사가 직면하는 많은 윤리적 문제는 생명의료윤리의 문제들과 경계가 불분명하거나 같은 내용의 문제를 다룬다. 그렇지만 간호윤리가 생명의료윤리에서 다루는 모든 주제를 다루는 것은 아니다. 마찬가지로 생명의료윤리가 간호윤리에서 다루는 모든 주제를 다루는 것은 아니다.

간호사들이 매일 실무에서 직면하는 윤리적 문제들은 간호사의 권리와 의무, 간호사의 이해관계 충돌 등과 같이 간호윤리만이 다루는 주제도 있고, 환자 권리 보호, 의료적 처치에 대한 환자의 동의, 환자 정보 보호 등과 같이 생명의료윤리에서도 함께 다루는 주제도 있다. 간호윤리가 생명의료윤리와 함께 같은 주제를 다룬다 할지라도 간호윤리는 주로 그 주제와 관련된 간호사의 역할과 행동 측면에서 접근한다는 점에서 차이가 있다.

활동 과제

✔ 다음 질문에 대하여 팀별로 토론하고 발표해 봅시다.
- 생명윤리에 관심을 가지게 된 배경에는 어떤 내용이 있는가?
- 간호윤리학은 역사적 측면에서 의료윤리학 및 생명윤리학과 어떤 관계가 있는가?
- 간호윤리와 생명윤리의 관계는 어떻게 설명할 수 있는가?

3 개인의 도덕 발달과 윤리적 개념으로서 돌봄

1) 개인의 도덕 발달

인간은 어떻게 도덕적으로 되는가? 어떻게 도덕감을 가지게 되고 도덕적으로 판단하는 능력을 가지게 되는가? 이러한 의문은 도덕발달단계에 대한 탐구로 밝혀지게 되었다. 도덕발달단계에 대한 대표적인 이론으로는 콜버그(Lawrence Kohlberg)의 도덕발달이론과 길리건(Carol Gilligan)의 도덕발달이론을 들 수 있다. 두 이론의 특징과 차이점에 대해 살펴보자.

(1) 콜버그의 도덕발달이론

콜버그는 심리학자로, 1960년대 말, 에릭슨, 피아제 등의 인간인지발달단계 이론을 기반으로 도덕발달단계 이론을 제시하였다. 콜버그의 도덕발달이론에 따르면, 인간의 도덕적 판단 능력은 3수준, 6단계의 발달단계를 거쳐 성장한다고 하였다. 3수준을 ① 관습 이전 도덕(preconventional morality), ② 관습의 도덕(conventional morality), ③ 관습 이후 도덕(postconventional or principled morality)으로 구분하고, 각 수준을 다시 2단계씩으로 구분하여 총 6단계로 구분하였다.

첫 번째 수준인 관습 이전 도덕은 9살 이하의 어린이나 대부분의 범법자들의 발달 수준에 해당하며, 일반적으로 요구되는 관습도 준수하기 어려운 수준이다. 이 수준에서 어떤 도덕 규칙을 따르는 것은 부모나 교사 등의 강요에 의한 타율적인 행위이다. 발달단계 1단계인 '처벌과 복종의 단계', 2단계인 '개인적, 도구적 목적과 교환의 단계'가 이 수준에 해당된다.

두 번째 수준인 관습의 도덕은 대부분의 청소년과 성인의 발달 수준에 해당한다. 타율에 의하여 습관화 혹은 내면화된 도덕규칙을 비판적인 반성 과정 없이 따르는 수준이다. 발달단계 3단계인 '상호간 기대, 관계 및 공조의 단계', 4단계인 '사회체제와 양심 유지의 단계'가 이 수준에 해당된다.

세 번째 수준인 관습 이후 도덕은 20세 이상 성인 가운데서 소수의 사람들이 성취하는 발달 수준으로, 적절한 도덕규칙을 스스로 만들어 준수하는 자율적이고 비판적인 도덕생활을 하는 수준에 해당한다. 발달단계 5단계인 '권리 우선과 사회계약 또는 공리성의 단계', 6단계인 '보편적 윤리 원리의 단계'가 이 수준에 해당된다.

(2) 길리건의 도덕발달이론

여성학자인 캐롤 길리건의 도덕발달이론은 도덕적 이해에 있어서 남녀 사이에 차이가 있다는 점을 제기했다. 도덕성은 정의(남성적 특성)와 보살핌(여성적 특성)이라는 두 가지 측면으로 구성되어 있으며, 여성의 도덕발달단계를 3개의 수준과 2개의 과도기로 설명하고 있다.

길리건의 도덕발달이론에서 여성의 도덕발달단계의 제1수준은 자기이익지향 단계로, 자신의 생존을 위한 돌봄 수준이고 자기중심적인 수준이다. 제1수준과 제2수준 사이의 제1과도기는 이기심과 책임감이 동시에 존재하는 단계이고, 제2수준은 책임감과 자기희생의 수준에 도달하는 단계이다. 제2수준과 제3수준 사이의 제2과도기는 동조하면서 내면적 성찰을 하게 되는 단계로, 외적인 관계보다 자신의 내부로 향하는 선(善)에 관심이 많은 단계이다. 제3수준은 자신과 타인 간의 역동적 인식 단계로, 인간관계가 상호적임을 인식하여 자아와 타아의 연결에 대한 새로운 이해를 통해 이기심과 책임감 사이의 대립이 해소되는 수준이다.

(3) 콜버그와 길리건의 차이점

콜버그의 도덕발달이론과 길리건의 도덕발달이론의 차이점을 비교해 보자. 도덕적 관심에서 볼 때 콜버그는 보편성과 객관성을 중시하였지만, 길리건은 보편성을 거부하고 타인과의 구체적 관계와 상황의 특수성을 중시하였다. 행위자와 대상자의 관점에서 보면, 콜버그는 행위자와 대상자에 대한 구체적인 언급이 없었지만, 길리건은 행위자는 주어진 상황에서 직면하는 관계를 중시하고 타인에 대한 구체적인 이해를 바탕으로 판단하고 행동한다

표 10-1 콜버그 도덕발달이론과 길리건 도덕발달이론의 차이점

구분	콜버그의 도덕발달이론	길리건의 도덕발달이론
도덕적 관심	보편성과 객관성을 중시함	보편성을 거부하고, 타인과의 구체적 관계와 상황의 특수성을 중시함
행위자와 대상자	구체적 언급 없음	행위자는 주어진 상황에서 직면하는 관계를 중시하고, 타인에 대한 구체적인 이해를 바탕으로 판단하고 행동함
도덕 판단	합리성 중시. 정서는 도덕행위에서 최소한의 역할을 함	정서를 중시함
도덕성	옳은 행위와 원리	도덕적 신념 이전에 존재하는 직접적인 연관의 느낌을 중시함

고 설명하였다. 도덕적 판단에서, 콜버그는 합리성을 중시하고, 정서는 도덕행위에서 최소한의 역할을 한다고 보는데, 길리건은 정서를 중시하였다. 콜버그는 도덕성에서 옳은 행위와 원리를 강조했지만, 길리건은 도덕적 신념 이전에 존재하는 직접적인 연관의 느낌을 중시하였다. [표 10-1]은 콜버그의 도덕발달이론과 길리건의 도덕발달이론의 차이점을 요약한 것이다.

2) 윤리적 개념으로서의 돌봄

간호에서 돌봄(caring)은 간호의 도덕적 이상, 간호의 핵심, 간호의 본질로 설명되어 왔다. 윤리학에서 돌봄의 원리에 관심을 가지게 된 것은 도덕발달이론에서 보편성을 거부하고 타인과의 구체적 관계와 상황의 특수성을 중시한 캐롤 길리건이 1982년 「심리이론과 여성의 발달」이라는 책을 출판하면서부터이다. 길리건은 이 책에서 '자율성과 정의의 원리'에 대항하여 '돌봄의 원리'를 도덕 판단의 보편적인 원리로 밝히고 있다.

1990년 미국의 간호학자 제니스 모스(J. M. Morse)는 그의 동료들과 함께 돌봄 이론을 발표하였다. 이 이론에서 돌봄의 개념은 5가지 범주 즉, ① 인간의 존재론적 특성으로서의 돌봄, ② 도덕적 명령과 이상으로서의 돌봄, ③ 정서로서의 돌봄, ④ 대인관계로서의 돌봄, ⑤ 치료적 중재자로서의 돌봄으로 설명되고 있다.

인간의 존재론적 특성으로서의 돌봄은 모든 인간이 잠재적으로 지니고 있는 돌봄으로, 인간 존재의 양식이며 간호행위의 원동력이 된다. 도덕적 명령과 이상으로서의 돌봄은 간호의 가장 근본적인 가치이며, 인간 존엄성을 보호하고 증진시키는 도덕적 이상이다. 정서로서의 돌봄은 간호행위를 촉진시키는 헌신에 의한 정서에서 나오며, 어떠한 물질적인 보상에 대한 기대나 직접적인 만족이 없는, 사심 없는 정서 상태에서 일어나는 활동이다. 대인관계로서의 돌봄은 인간의 상호교류적인 관계 속에서 그 감정과 행위가 촉진된다고 볼 수 있다. 치료적 중재자로서의 돌봄의 활동은 환자를 돕는 모든 가능한 간호 활동을 포함한다.

돌봄과 유사한 개념으로는 동정, 공감, 관심, 지지, 양육, 사랑, 친교, 의무 등이 있으며, 전문적인 돌봄의 구성요소로는 있어줌, 지지, 공감, 의사소통, 도움, 시간, 교호(交互)성 등을 들 수 있다. 한국인의 전통적인 돌봄의 내용은 몸의 편안 도모, 마음 안정의 도모, 자리지킴 등으로 설명되고 있다.

돌봄의 원리를 윤리적 판단의 원리로 보고 있는 돌봄 윤리는 관계와 돌봄을 최상의 도덕적 가치로 보는 여성주의 윤리이론에서 파생되었다고 볼 수 있으나, 최근 돌봄 윤리가 여성적 가치가 아니라 인간의 보편적 가치라고 주장하는 이론들이 제시되면서 여성주의 윤리이론과는 별개로 여겨지기도 한다. 돌봄 윤리에 대한 좀 더 세부적인 내용은 뒤에서 살펴보는 윤리이론 중 돌봄 윤리에 대한 설명을 참조하길 바란다.

활동 과제

✔ 다음 질문에 대하여 팀별로 토론하고 발표해 봅시다.
- 콜버그 도덕발달이론과 길리건 도덕발달이론의 차이점은 무엇인가?
- 윤리적 개념으로서 돌봄에 대하여 어떻게 생각하는가?

4 환자권리장전과 병원윤리위원회

1) 환자권리장전

앞서 생명윤리학의 역사에서 살펴보았듯이 1947년 뉘른베르크 강령이 만들어진 이후 인간을 대상으로 하는 실험의 윤리적 문제와 환자의 권리보장에 많은 관심을 가지게 되었다. 그 후 헬싱키 선언 등이 채택되면서 임상에서의 윤리 문제에도 계속 관심을 가지게 되었고, 1972년에는 미국병원협회에서 환자권리장전(Patient's Bill of Rights)을 명문화하였다. 1981년에는 포르투갈 리스본에서 개최된 제34차 세계의사총회에서는 환자의 권리에 관한 리스본 선언이 채택되었다.

우리나라도 일반인의 권리의식이 보편화되고 의료에 대한 인식이 변화하면서 환자의 권리보장에 관심을 가지게 되었다. 1986년 한국 소비자 단체에서 10개 조항의 환자권리선언을 발표하였다. 1990년에는 한국의료사고가족협의회에서 환자권리선언을 채택하였고, 1993년에는 우리나라 의료기관 최초로 연세의료원에서 환자권리장전을 선포하였다.

지금은 우리나라 모든 병원에서 의료법에 따라 환자권리장전을 게시하고 있다. 대부분의 병원에서 게시하고 있는 환자권리장전의 내용은 의료법 제4조(의료인과 의료기관의 장의 의무) 제3항과 의료법 시행규칙 제1조의3(환자의 권리 등의 게시) 제1항 [별표 1]에서 제시하고 있는 내용을 기초로 하고 있다. 의료법 시행규칙 [별표 1]에서 제시하는 환자의 권리와 의무는 [표 10-2]와 같다.

표 10-2 환자의 권리와 의무

의료법 시행규칙 별표 1. 환자의 권리와 의무(제1조의3 제1항 관련)
〔시행 2023. 11. 17〕〔보건복지부령 제976호, 2023. 11. 17., 타법개정〕

1. 환자의 권리
   가. 진료받을 권리
   환자는 자신의 건강보호와 증진을 위하여 적절한 보건의료서비스를 받을 권리를 갖고, 성별 · 나이 · 종교 · 신분 및 경제적 사정 등을 이유로 건강에 관한 권리를 침해받지 아니하며, 의료인은 정당한 사유 없이 진료를 거부하지 못한다.
   나. 알권리 및 자기결정권
   환자는 담당 의사 · 간호사 등으로부터 질병 상태, 치료 방법, 의학적 연구 대상 여부, 장기이식 여부, 부작용 등 예상 결과 및 진료 비용에 관하여 충분한 설명을 듣고 자세히 물어볼 수 있으며, 이에 관한 동의 여부를 결정할 권리를 가진다.
   다. 비밀을 보호받을 권리
   환자는 진료와 관련된 신체상 · 건강상의 비밀과 사생활의 비밀을 침해받지 아니하며, 의료인과 의료기관은 환자의 동의를 받거나 범죄 수사 등 법률에서 정한 경우 외에는 비밀을 누설 · 발표하지 못한다.
   라. 상담 · 조정을 신청할 권리
   환자는 의료서비스 관련 분쟁이 발생한 경우, 한국의료분쟁조정중재원 등에 상담 및 조정 신청을 할 수 있다.

2. 환자의 의무
   가. 의료인에 대한 신뢰 · 존중 의무
   환자는 자신의 건강 관련 정보를 의료인에게 정확히 알리고, 의료인의 치료계획을 신뢰하고 존중하여야 한다.
   나. 부정한 방법으로 진료를 받지 않을 의무
   환자는 진료 전에 본인의 신분을 밝혀야 하고, 다른 사람의 명의로 진료를 받는 등 거짓이나 부정한 방법으로 진료를 받지 아니한다.

2) 병원윤리위원회

생명윤리학이 발달하며 환자의 권리보장에 관심을 가지게 되고 임상에서 발생하는 다양한 윤리 문제에 대한 체계적 접근의 일환으로 많은 병원에서는 병원윤리위원회를 구성하여 운영하고 있다. 우리나라에서 병원윤리위원회는 법률이나 규칙으로 정해진 형태는 없으나, 보건복지부가 지정한 생명윤리정책연구센터에서 2011년 발표한 '병원윤리위원회 구성 · 운영 표준지침서'가 있다.

병원윤리위원회는 1960년대 미국에서 처음 논의가 시작되었고 1980년대 초반까지만 해도 미국 의료기관의 1% 정도만 운영하였으나 지금은 미국은 거의 모든 의료기관에 설치되어 있다. 우리나라도 병원윤리위원회의 필요성이 점차 강조되고 있으며, 많은 병원에서 병원윤리위원회를 설치하여 운영하고 있다.

생명윤리정책연구센터에서 발표한 병원윤리위원회 구성 · 운영 표준지침서에 의하면, 병원윤리위원회는 건전한 의료관 확립과 환자의 최대이익 보장을 위해 윤리적인 성찰, 상호존중, 환자 중심 의료를 권장하고 지원함을 원칙으로 한다. 병원윤리위원회 활동의 목표는 의료 현장에서 발생하는 다양한 윤리적 갈등 상황을 원활히 해결하기 위한 도움을 제공함으로써 실재적이고 잠재적인 환자의 존엄성, 권리, 안전 및 안녕을 보호하는 데 기여하는 것이다.

병원윤리위원회 구성 · 운영 표준지침서에서는 병원윤리위원회의 기능으로 ① 교육 기

표 10-3 병원윤리위원회의 기능

병원윤리위원회의 기능

(보건복지부 지정 생명윤리정책연구센터, 병원윤리위원회 구성 · 운영 표준지침서, 2011)

1. 교육

병원윤리위원회는 의료 환경에서 발생하는 윤리적인 쟁점에 대한 인식을 높이고 윤리적 의사결정을 지원하기 위해서 병원행정부서, 기타 다른 부서 및 위원회, 의료진과 협력하여, 임상 윤리에 관한 교육 활동을 수행한다.

2. 정책개발 및 심의

병원윤리위원회는 기존 정책 및 입안된 정책의 윤리적 측면을 분석하고 새로운 기관 정책을 개발하는 것을 지원한다. 구체적인 정책개발 및 심의 내용으로는 다음과 같은 것들이 있다.

- 병원 내에서 사용하는 정책 및 지침 개발
  (권장 주제: 의사결정능력이 없는 환자의 자율성, 연명 치료 보류 및 중단, DNR 지시, 환자의 치료 거부, 충분한 설명에 근거한 치료 동의, 동의 없는 환자의 치료, 종교적 신념과 관련한 치료, 기밀성 침해)
- 다른 위원회 또는 의료인 집단이 만든 가이드라인에 윤리적인 조언 제공
- 국가 정책 및 지침에 대한 첨삭 및 해석

3. 상담 및 자문

병원윤리위원회는 의료인, 환자, 대리인 및 환자 가족 구성원 등 치료 결정에 책임이 있는 이들에게 상담 및 자문을 제공한다. 위원회가 상담 및 자문을 제공함에 있어 그 결정의 효력은 권고적 효력을 갖는 데 그치며, 어떠한 의무도 부과하지 않는다.

능, ② 정책 개발 및 심의 기능, ③ 상담 및 자문 기능의 3가지를 제시하고 있다. 이 3가지 기능의 세부 내용을 요약하면 [표 10-3]과 같다.

병원윤리위원회 구성 · 운영 표준지침서에서는 위원회를 위원장 1인과 병원과 이해관계가 없는 외부위원 1인을 포함하여 5인 이상의 위원으로 구성하는 것을 권장하고 있으며, 그 역할을 충실히 수행할 수 있도록 다음과 같은 자격 및 능력을 갖춘 사람들로 구성되어야 한다고 제시하고 있다.

① 주요 심의대상에 대한 의학적 심의 경험과 전문성에 있어 충분한 자격을 갖춘 자
② 환자 및 그 가족의 권리와 복지를 지킬 수 있도록 조언할 수 있는 다양한 배경을 가진 자
③ 생명윤리 및 관련 분야에서 활동하고 있거나 생명윤리 및 관련 분야를 전공한 전문가 1인
④ 법학, 법률 전문가 1인
⑤ 병원과 이해관계가 없는 외부위원 1인

우리나라 법률이나 규칙에 따라 의료기관에 설치되어 있는 윤리 관련 위원회로는 「생명윤리 및 안전에 관한 법률」에 의한 '기관생명윤리위원회', 「의약품 등의 안전에 관한 규칙」에 의한 '임상시험심사위원회', 「장기 등 이식에 관한 법률」에 의한 '뇌사판정위원회', 「호스피스 · 완화의료 및 임종과정에 있는 환자의 연명의료결정에 관한 법률(연명의료결정법)」에 의한 '의료기관윤리위원회' 등이 있다.

최근 연명의료결정법이 제정되어 시행되면서, 의료기관윤리위원회의 역할이 활발해지며 병원윤리위원회의 기능도 일부 수행하고 있다. 연명의료결정법 제14조에는 연명의료중단 등 결정 및 그 이행에 관한 업무를 수행하려는 의료기관은 해당 의료기관에 의료기관윤리위원회를 설치하고 이를 보건복지부장관에게 등록하여야 하며, 다음과 같은 활동을 수행하도록 하고 있다.

- 연명의료중단 등 결정 및 그 이행에 관하여 임종과정에 있는 환자와 그 환자가족 또는 의료인이 요청한 사항에 관한 심의
- 연명의료 중단 등 결정의 이행을 거부한 담당의사의 교체에 관한 심의
- 환자와 환자가족에 대한 연명의료중단 등 결정 관련 상담
- 해당 의료기관의 의료인에 대한 의료윤리교육
- 그 밖에 보건복지부령으로 정하는 사항

연명의료결정법 시행규칙 제9조에, 그 밖에 보건복지부령으로 정하는 사항으로 다음의 사항을 명시하고 있다.

- 연명의료중단 등 결정 및 그 이행에 관한 통계분석
- 연명의료중단 등 결정 및 그 이행에 관한 평가 및 개선방안 마련
- 그 밖에 연명의료중단 등 결정 및 그 이행의 적절한 운영을 위하여 보건복지부장관이 특히 필요하다고 인정하는 사항

또한 연명의료결정법 제14조에 의하면, 의료기관윤리위원회의 위원은 위원장 1명을 포함하여 5명 이상으로 구성하되, 해당 의료기관에 종사하는 사람으로만 구성할 수 없으며, 의료인이 아닌 사람으로서 종교계 · 법조계 · 윤리학계 · 시민단체 등의 추천을 받은 사람 2명 이상을 포함하여야 한다. 의료기관윤리위원회 위원은 해당 의료기관의 장이 위촉하고, 위원장은 위원 중에서 호선하도록 하고 있다.

의료기관윤리위원회를 직접 설치하기 어려운 의료기관은 해당 의료기관이 위치한 지역을 담당하는 공용윤리위원회를 설치한 의료기관과 협약을 맺고 운영을 위탁할 수 있다. 공용윤리위원회는 앞서 살펴본 연명의료결정법 제14조에 따른 윤리위원회 업무의 범위 내에서 위탁기관이 요청한 심의, 상담, 교육 등 위탁기관과 공용윤리위원회가 협약한 사항에 관한 업무를 한다.

활동 과제

✔ 다음 질문에 대해 팀별로 토론하여 발표해 봅시다.
- 병원에 게시되어 있는 환자권리장전에는 어떤 내용이 있는가?
- 병원윤리위원회의 기능은 무엇인가?

5 윤리 이론

가장 대표적인 윤리 이론 2가지는 결과주의(consequentialism)의 대표적 이론인 공리주의(ultilitarianism)와 비결과주의(nonconsequentialism)의 대표적 이론인 칸트 의무론이다. 공리주의와 칸트 의무론의 공통적인 특징은 일반인의 도덕 직관에 부합된다는 점이다.

결과주의인 공리주의와 비결과주의인 칸트 의무론의 차이점에 대해 살펴보자. 예를 들

어, 허위자백을 받아내기 위한 고문과 달리, 인질들을 구하기 위한 고문에 대해, 공리주의자는 도덕적으로 옳다는 입장이다. 왜냐하면 행위의 옳고 그름은 그 결과에 달려 있기 때문이다. 반면, 칸트의 의무론자는 도덕적으로 옳지 못하다는 입장이다. 왜냐하면 결과와 무관하게 고문 행위는 정당화될 수 없기 때문이다.

공리주의의 경우, 칸트의 의무론과 같이 보편성을 인정하나, 그 보편성은 단지 공리주의의 제1원리에만 적용된다. 공리주의의 제1원리는 효용의 원리(the principle of utility) 또는 최대행복의 원리(the greatest happiness)라는 것이다.

윤리이론에는 공리주의와 의무론 외에도 덕 윤리, 여성주의 윤리이론, 돌봄 윤리, 자연법 이론 등이 있다. 이 절에서는 각각의 윤리이론에 대하여 살펴본다.

1) 공리주의

공리주의(功利主義, ultilitarianism)는 19세기 중반 영국에서 나타난 사회사상으로, 가치 판단의 기준을 공리성(utility) 즉, 효용과 행복의 증진에 두었으며, 최대 다수의 최대 행복 실현을 윤리적 행위의 목적으로 보았다. 공리주의는 영국의 철학자이며 법학자였던 제레미 벤담(Jeremy Bentham)이 제임스 밀(James Mill)과 함께 흄(David Hume) 등의 생각을 발전시켰으며, 제임스 밀의 아들이자 벤담의 대자(代子)였던 죤 스튜어트 밀(John Stuart Mill)은 공리주의를 평생 옹호하였다.

공리주의를 이해하기 위해 우선 다음의 3가지 사례를 살펴보고, 각 사례의 상황에서 나는 누구를 구할 것인가 생각해 보자.

사례 10-1 임산부와 태아

출산 중 태아의 머리가 산도에 끼어 임산부의 생명이 위태롭다. 임산부를 살리기 위해서는 태아를 산도로부터 제거해야 하며, 그렇게 하기 위해서는 태아의 머리를 부수어야만 한다. 반면 임산부를 죽게 방치한다면 사후 제왕절개술을 통하여 태아를 살릴 수 있다.

사례 10-2 20대 청년과 70대 노인

소형 어선이 침몰해 20대 청년과 70대 노인이 익사 직전에 있다. 목격자는 그들과 동일한 거리에 있으며, 둘 모두를 구할 수 있는 시간적 여유가 없다.

사례 10-3 **평범한 회사원과 노벨평화상 수상자**

50대 심장질환 환자 두 명이 죽음을 목전에 두고 있다. 그 중 한 명은 평범한 회사원인 반면, 다른 한 명은 노벨평화상 수상자로 전쟁 위기에 있는 제삼국에 중재자로서 방문일정이 잡혀 있다. 양쪽 모두 즉시 이식 수술을 받지 않으면 양쪽 모두 죽을 수밖에 없으나, 장기 기증자는 한 명 뿐이다.

이 사례들의 상황에서 여러분은 누구를 구할 것인가? 만약 〈사례 10-1 : 임산부와 태아〉에서 임산부를 선택하고, 〈사례 10-2 : 20대 청년과 70대 노인〉에서 20대 청년을 선택하고, 〈사례 10-3 : 평범한 회사원과 노벨평화상 수상자〉에서 노벨평화상 수상자를 선택하였다면, 여러분은 공리주의자의 입장을 취하고 있는 것이다. 공리주의가 공유하고 있는 두 가지 원리, 즉 최대효용의 원리와 결과주의 원리에 근거하고 있기 때문이다.

공리주의의 기본원리는 최대효용의 원리이다. 행위의 옳음을 최대 다수의 최대 행복을 도모할 수 있는가에 따라 평가한다. 행위가 행복을 증진하는 경향이 있을 때 옳은 것이고, 불행을 초래하는 경향이 있는 경우는 그릇된 것이다. 옳은 행위는 최대 다수에게 최대 행복을 산출하는 행위이다.

공리주의의 또 다른 기본원리는 결과주의 원리이다. 행위가 도덕적으로 옳은지 여부를 결정하는 데 있어 행위가 산출하는 결과만을 고려한다. 따라서 결과론적 윤리론이라고도 불린다.

공리주의는 여러 측면에서 다양하게 구분하고 있다. 효용 즉, 행복을 의미하는 쾌락을 어떻게 측정하는가에 따라 양적 공리주의와 질적 공리주의로 구분한다. 한편 무엇을 효용으로 보는가에 따라 쾌락주의적 공리주의, 선호 공리주의, 다원적 공리주의로 구분하기도 한다. 또한 효용의 원리 즉, 유용성의 원칙을 어떻게 적용하는가에 따라 행위 공리주의와 규칙 공리주의로 구분하기도 한다.

양적 공리주의는 쾌락을 측정할 수 있는 것으로 보고 쾌락의 질적인 차이를 인정하지 않고 계량이 가능한 것으로 주장했다. 양적 공리주의의 대표적인 학자는 제레미 벤담이다. 질적 공리주의는 죤 스튜어트 밀로 대표되며, 쾌락의 질적 차이를 인정하며 벤담의 사상을 수정하였다.

쾌락주의적 공리주의에서는 쾌락을 최대로 하고 고통을 최소로 하는 행위가 도덕적으로 옳은 행위이다. 선호 공리주의에서는 주어진 상황에서 다수의 사람이 선호하는 것을 최대로 만족시키는 행위를 선택하는 것이 도덕적으로 옳은 행위이다. 다원적 공리주의는 우정, 건강, 아름다움, 행복, 쾌락 등 다양한 내재적 가치의 효용을 인정한다.

쾌락주의적 공리주의는 벤담과 밀에 의하여 옹호된 고전적 유형의 공리주의이다. 쾌락주의적 공리주의의 특징은 쾌락은 행복, 고통은 불행을 구성하는 요소이며, 쾌락적 공리주의자에게는 선택이 가능한 행위 중, 그 행위에 영향을 받는 모든 사람의 쾌락을 극대화시킴으로써 그들 모두에게 최대의 행복을 안겨주는 행위를 선택하는 것이 도덕적인 의무이다.

쾌락주의적 공리주의의 문제점은 개인마다 쾌락과 고통에 대하여 다른 견해를 가질 수 있다는 점이다. 쾌락주의적 공리주의가 안고 있는 문제점을 해결하고자 한 것이 선호 공리주의이다.

선호 공리주의의 특징은 주어진 상황에서 다수의 사람이 선호하는 것을 최대로 만족시키는 행위를 선택하는 것이 도덕적으로 옳은 행위이다. 대통령으로 착각한 과대망상증 환자가 더 많은 양의 행복을 느낀다고 하더라도, 대다수는 과대망상증 환자가 되기를 선호하지 않는다. 선호 공리주의자에게는 선택이 가능한 행위 중, 그 행위들에 영향을 받을 모든 사람이 선호하는 것을 최대한으로 만족시키는 행위를 선택하는 것이 도덕적인 의무이다.

선호 공리주의도 문제점을 가지고 있다. 선호 공리주의의 문제점을 살펴보기 위해 〈사례 10-4 : 흑인지역과 백인지역의 사건〉을 살펴보자.

사례 10-4 **흑인지역과 백인지역의 사건**

흑인 거주지역과 백인 거주지역의 경계에서 흑인 소년이 무참히 살해당한 사건이 발생했다. 인종차별과 관련된 사건일 것이라는 추측에서 수사가 시작되었으나, 아무런 단서가 발견되지 않아 인종차별과는 무관한 사건이라는 쪽으로 수사가 종결되고 있었다. 그러나 이 지역 흑인들은 일주일 내로 범인을 색출하지 못하면 백인들에 대한 대대적인 피의 보복을 시작할 것임을 치안 책임자에게 통보했다. 치안 책임자는 무고한 사람을 희생양으로 삼아 처형해야만 끔찍한 유혈 참사를 막을 수 있는 상황에 놓여 있다. 백인들 대다수 역시 한 사람이 희생되더라도 유혈 폭동은 막아야 한다는 입장을 취하고 있다.

〈사례 10-4 : 흑인지역과 백인지역의 사건〉에서 선호 공리주의자는 다수 흑인의 선호에 따라 무고한 백인 한 사람을 희생양으로 삼아야 한다는, 쉽게 납득하기 어려운 결과론적 판단을 내린 것이다. 따라서 선호 공리주의는 반론에 노출될 수밖에 없는 문제점을 가지고 있다.

행위 공리주의는 행위의 옳고 그름의 판단기준인 유용성의 원리를 구체적인 개별행위에 직접 적용을 시켜 그 행위의 도덕적 가치를 판단한다. 이에 반해 규칙 공리주의는 개별적 행위의 옳고 그름은 그 행위가 규칙에 따른 것인지 그렇지 않은 것인지에 의해 판단한다. 행위 공리주의에서는 효용의 원리가 개별적 행위에 직접 적용되지만, 규칙 공리주의에서는 효용의 원리와 개별적 행위 사이에 도덕 규칙들이 개입되어 적용된다.

행위 공리주의는 어떤 행위가 다른 행위보다 최고의 유용성을 생산할 수 있는 경우에 옳다고 주장한다. 선택이 가능한 행위마다 그 행위 선택 시의 효용(선)과 비효용(악)에 대한 파악이 필요하고, 효용에서 비효용을 감한(선의 합계에서 악의 합계를 뺀) 순효용을 산출하여, 순효용이 가장 큰 행위를 선택한다.

규칙 공리주의의 특징은 개별적 행위의 옳고 그름은 그 행위가 규칙에 따른 것인지 그렇지 않은 것인지에 의해 판단하는 것이다. 최대한의 유용성을 산출할 수 있다고 여겨지는 규칙을 사용한다면 장기적으로 모든 사람에게 더 많은 유용성이 산출될 것이라는 입장이다. 선택이 가능한 규칙마다 그 규칙을 일반적으로 따를 때의 효용과 비효용을 파악하는 것이 필요하고, 효용에서 비효용을 감한 순효용이 가장 큰 규칙을 선택하는 것이다.

행위 및 규칙 공리주의가 안고 있는 문제점은 어떤 행위를 하거나 규칙을 따를 때, 초래되는 직접적인 결과는 물론 간접적인 그리고 장기적인 결과 모두 고려해야 한다는 점이다. 예를 들어 마약을 복용한다면, 그 영향은 행위자 자신에게만 국한되지 않고, 가족에게, 넓게는 사회 전체에 미친다는 것을 고려해야 한다. 또 다른 예로, 납치범을 고문하지 않으면, 열 명의 무고한 인질이 목숨을 잃을 수밖에 없다면, 직접적인 영향을 받을 사람들만을 고려할 경우에는 고문이 옳다. 그러나 장기적으로 볼 때, 고문에 대해 무감해질 수 있으며 고문이 만연될 가능성도 있으므로 옳지 않다.

2) 의무론

(1) 칸트의 의무론

의무론은 18세기 선구자인 독일의 철학자 칸트(Immanuel Kant)에 의해 정리된 칸트의 의무론과 칸트 의무론의 문제점을 보완하여 제시한 로스(William David Ross)의 조건부 의무론으로 구분할 수 있다. 일반적으로 의무론이라고 하면 칸트의 의무론을 말한다. 〈사례 10-5 : 브레이크 파열과 선로 선택〉과 〈사례 10-6 : 다섯 명의 희귀 혈액형 환자와 그 희귀 혈액형 소유 방문객〉을 가지고 의무론과 공리주의를 비교해 보자.

사례 10-5 브레이크 파열과 선로 선택

브레이크 파열로 인하여 통제 불능 상태인 기차가 선로 A를 질주하고 있다. 선로 A에는 5명의 인부가 작업 중에 있으나, 지형이 협소하여 대피할 수 없는 상황이다. 이 광경을 보고 있는 목격자는 레버를 당겨 선로 B로 바꿀 수 있다. 그러나 기차의 방향을 바꾸면 선로 B에서 작업 중인 1명이 죽게 될 것이다. 목격자는 어떤 결정을 내려야 하는가?

사례 10-6 다섯 명의 희귀 혈액형 환자와 그 희귀 혈액형 소유 방문객

다섯 명의 희귀 혈액형 환자가 거부반응이 없는 장기를 구할 수 없어 곧 죽을 수밖에 없는 상황에 놓여있다. 낯선 방문객이 그 희귀한 혈핵형 소유자임을 알게 된 그들의 주치의는 방문객에게 수면제(영양제라고 속이고)를 주사해 방문객의 장기를 적출한다면 다섯 환자를 살릴 수 있을 것이라는 생각에 이르게 되었다. 여러분이 의사라면 어떤 결정을 내려야 하는가?

위의 두 사례에 대한 여러분의 답변은 무엇입니까? 위의 두 사례는 구조가 다르지 않다. 만약 여러분이 선로 B로 기차의 방향을 전환시켜야 한다고 답변했으나, 방문자의 장기를 적출하지 말아야 한다고 대답했다면, 여러분은 일관성 있는 답변을 제시하지 못했다고 봐야 한다. 선로 B로 기차의 방향을 전환시켜야 한다는 것은 결과주의 즉, 공리주의 입장이고, 방문자의 장기를 적출하지 말아야 한다는 것은 비결과주의 즉, 공리주의 입장을 취하지 않은 것이다. 비결과주의의 대표적인 이론이 칸트의 의무론이다.

칸트의 의무론은 윤리적 문제를 초래하는 상황에서는 반드시 존중되고 지켜져야 할 절대 가치가 있다고 보고, 행위의 결과보다는 행동의 형태나 본질을 더 중요하게 보는 이론이다. 행위 그 자체에 그 행위의 옳고 그름을 결정하는 요인이 있거나 도덕적 의무와 관련하여 행위의 옳고 그름이 결정된다고 주장한다. 행위의 결과들과 구별하고 있다.

행위의 옳고 그름은 정언명령(categorical imperative)을 만족시키는 규칙을 따르는지의 여부에 달려 있다. 정언명령은 '오직 보편적인 법칙이 될 수 있는 격률에 따라서만 행동해야 한다'는 것이다. '어떤 것을 원한다면 무엇을 하라'는 것은 가언명령(hypothetical imperative)으로, 특정 목표를 조건으로 한 명령이다. 이에 반해, '거짓말을 하지 말라'는 것은 정언명령이다. 인간을 다루는 행위는 언제나 목적이어야지 수단이 되어서는 안 된다. 정언명령은 인간 이성의 표현이며 순수하게 이성적 존재가 추구해야 하는 원칙으로, 인간의 이성으로부터 비롯된 객관적 진리이다.

그런데 정언명령에도 문제점이 있다. 칸트의 이론체계에 따르면 불완전한 의무에 앞서 완전한 의무를 이행해야 한다. 완전한 의무란 예외가 인정되지 않는 의무이다. 불완전한 의무는 예외가 인정되는 의무이다.

(2) 로스의 의무론

완전한 의무와 불완전한 의무가 충돌하는 다음의 〈사례 10-7 : 친구와의 약속 지키기와 응급환자 구하기〉를 살펴보자.

사례 10-7 친구와의 약속 지키기와 응급환자 구하기

친구와 영화관에 함께 가기로 약속되어 있으나, 약속 장소로 가는 도중, 뺑소니차에 치어 신음하고 있는 사람을 발견했다.

〈사례 10-7 : 친구와의 약속 지키기와 응급환자 구하기〉에서, 약속을 지켜야 한다는 완전한 의무와 타인에게 온정을 베풀어야 한다는 불완전한 의무가 충돌한다. 완전한 의무를 이행해야 하는 칸트의 이론체계에 따르는 경우, 뺑소니차에 치어 신음하고 있는 사람을 방치한 채 친구와의 약속 장소로 향해야 한다. 그러나 이 경우 뭔가 옳지 않다는 느낌을 갖게 될 것이다. 이러한 상황에서 불완전한 의무를 완전한 의무에 앞서 이행해야 한다는 것이 로스의 견해이다.

로스의 의무론은 결과주의를 부정하는 칸트의 기본 입장에는 동조하나, 그의 이론체계가 안고 있는 난점을 극복할 수 있는 하나의 대안을 제시한 것이다. 영국 철학자 로스는 그의 저서 「옳음과 좋음(The Right and the Good, 1930)」에서 조건부 의무론을 전개했다.

로스의 조건부 의무론은 칸트의 이론체계와 공리주의가 결합된 양상을 띤다. 결과주의 입장에 동조하지 않는 점에서는 칸트와 유사하고, 도덕적 사고에 결과를 배제시킬 수 없다는 점은 칸트와 차별된다. 모든 도덕적 의무가 단 하나의 기본원칙인 정언명령에 기초한 칸트의 일원론적 의무론에 반대하고, 무엇이 옳은지를 결정하는 다수의 일차적인 의무가 있다고 주장하며, 인간의 도덕적 현실이 지닌 복잡성을 반영하였다.

로스의 조건부 의무론에서는 현실의 모든 도덕적 고려사항을 비교 평가한 다음에도 실제로 행위자가 따라야 할 의무를 '실제적 의무'라 하였다. 〈사례 10-7 : 친구와의 약속 지키기와 응급환자 구하기〉에서 타인에게 온정을 베풀어야 할 불완전한 의무를 완전한 의무보다 앞서 이행해야 한다고 본 이유는 그렇게 하는 것이 실제적 의무이기 때문이다. 보통의

경우 약속을 지켜야 하는 의무가 온정을 베풀어야 하는 의무보다 더 엄격한 '조건부 의무'이지만, 현실의 모든 윤리적 고려사항을 비교 평가한 다음에 더 엄격한 조건부 의무가 바뀔 수 있다는 것이다. 이 사례의 경우 온정을 베풀어야 할 의무가 실제적 의무가 될 수 있으며 앞서 이행해야 한다는 것이다.

로스는 조건부 의무와 실제적 의무와의 관계에 대하여, 어떤 것을 해도 이행하지 못하게 되는 다른 조건부 의무가 없을 경우, 그 어떤 것을 하는 것이 실제적 의무가 될 수 있다고 설명한다. 로스가 제시하는 대표적인 조건부 의무의 예로는 진실(fidelity) 의무, 배상(reparation) 의무, 보은(gratitude) 의무, 정의(justice) 의무, 선행(beneficence) 의무, 자기계발(self-improvement) 의무, 악행금지(nonmaleficence) 의무가 있다. 그러나 조건부 의무들이 충돌하는 경우 어떤 의무를 실제적 의무로 보아야 하는지의 판별 기준은 제시하지 못했다.

3) 덕 윤리

덕 윤리(Virtue ethics, 德 倫理)는 동양에서는 공자와 맹자, 서양에서는 플라톤과 아리스토텔레스의 윤리학에 기원한다. 영국 분석철학자 엘리자베스 앤스콤(Gertrude Elizabeth Margaret Anscombe)의 「근대 도덕철학(Modern Moral Philosophy, 1958)」을 기점으로 주목받기 시작한 덕 윤리는 의무, 규칙, 혹은 행위의 결과보다는 도덕 행위자의 품성과 덕을 강조한다. 예를 들어, 도움이 필요한 누군가를 왜 도와줘야만 하는지에 대해, 의무론자는 "다른 사람이 해 주었으면 하는 행위를 하라"는 원칙을 내세울 것이고, 공리주의자는 돕는 행위가 행복을 증대시킬 것이라는 이유를 대지만, 덕 윤리학자는 이것이 자비롭고 자애로운 덕의 발현이자 실천지(practical wisdom)의 활용이라고 할 것이다.

일반적인 도덕 이론들은 무엇이 옳거나 그른 행위인지를 구분하는 데 주목해 왔다. 반면 덕 윤리학은 어떻게 살아야 하며 어떤 사람이 되어야 하는지에 대한 질문을 던지기에, 선한 성향을 가지기를 노력하고 올바른 도덕 감정을 키워 이런 도덕적인 성품이 오랜 시간 안정적이고 고정적이 될 수 있도록 해야 한다고 주장한다.

덕은 올바른 이유와 감정으로부터 결정되어 드러나는 것으로, 덕스러운 성향을 가진 사람은 어떠한 상황에도 언제나 올바른 행위를 하고 싶어 하고 또 하게 될 것이기에, 이러한 성향을 가지도록 도움을 줄 수 있는 도덕 교육의 중요성이 강조된다. 도덕의 본성은 다양하며 언제나 변하고 있기 때문에, 덕 윤리학은 어떻게 살아야 하는지에 대해 단 하나의 규칙이 해답으로 제시될 수 없다는 견해를 제시한다.

최근 간호실무에서 간호사와 환자의 관계가 더욱 강조되며 의사소통을 통해 간호사와 환자 간의 치유적인 관계를 형성하는 것이 중요시되고 있다. 치유적인 관계를 형성함에 있어 간호사가 갖추어야 할 덕목이 무엇인가에 대한 관심도 커지게 되었다. 간호사의 덕성이 곧 옳은 행동으로 이어지므로, 덕 윤리 관점에서는 간호사의 인격 형성이 간호실무에서 윤리적 행동을 결정한다고 본다. 이러한 이유에서 덕 윤리는 최근 간호윤리학에서 중요하게 다루어지고 있는 윤리이론이다.

4) 여성주의 윤리이론과 돌봄 윤리

(1) 여성주의 윤리이론

앞서 도덕발달이론에서 살펴보았듯이 캐롤 길리건은 콜버그의 도덕발달이론에 대한 반론으로 여성주의 윤리이론을 제시하였다. 콜버그는 여성들을 도덕 발달이 미숙한 집단으로 보았으며, 여성들은 대체로 본인이 제시한 6단계의 도덕발달 단계 중 3단계에 머물러 있다고 하였다. 그러나 길리건은 여성들이 주로 3단계에 머무르는 이유에 대하여 여성들은 남을 돕고 배려하는 것을 최선의 덕목으로 여기기 때문이라고 주장하였다.

또한 길리건은 기존의 전통적 윤리이론들이 자율성과 정의와 같은 남성 중심적인 가치에 기반을 두고 있음을 비판하며, 여성들이 주로 최고의 가치로 여기는 돌봄과 사랑이 기존의 남성 중심적인 도덕적 가치보다 열등하지 않음을 주장하였다. 기존의 남성 중심적인 도덕적 가치의 핵심을 '정의의 관점'이라고 보았고, 이에 대비되는 여성 중심적인 도덕적 가치로 '돌봄의 관점'을 제시하였다. 그러면서 정의가 돌봄보다 결코 우월하지 않다고 하였다.

이와 같이 길리건의 주장 이후에 많은 여성주의 이론이 나타났다. 여성주의 윤리이론에서는 배려의 관점, 보살핌의 윤리를 중요시하며 동일한 문제에 다양한 도덕적 시각이 있을 수 있음을 인정한다. 사람들 사이의 관계를 중요시하고 돕고 배려하는 것을 도덕적 가치로 보는 여성주의 윤리이론은 간호윤리학에서 유용하게 활용될 수 있다.

(2) 돌봄 윤리

배려 윤리, 보살핌 윤리라고도 불리는 돌봄 윤리(care ethics)는 관계와 돌봄을 최상의 도덕적 가치로 보는 여성주의 윤리이론에서 파생되었다고 볼 수 있다. 돌봄 윤리에서 얘기하는 돌봄은 간호사가 환자에게 제공하는 돌봄도 포함하겠지만 그보다 포괄적인 일반적인 돌봄을 의미한다. 돌봄은 돌보는 행위, 즉 실천을 의미하기도 하고, 돌봄의 가치, 성향, 품성 등으로도 해석된다.

돌봄 윤리에서는 도덕적 중요성을 인간 삶에서의 관계와 상호 의존에 둔다. 따라서 도덕성을 평가하고 도덕적 의사결정을 할 때 인간관계와 맥락을 고려하여 접근한다. 최근에는 돌봄 윤리가 여성적 가치가 아니라 인간의 보편적 가치라고 주장하는 이론들이 제시되면서 여성주의 윤리이론과는 별개로 여겨지기도 한다.

돌봄 윤리학자 조안 트론토(Joan Tronto)는 돌봄의 하위 구성요소로 주의력(attentiveness), 책임감(responsibility), 능력(competency), 반응성(responsiveness)의 4가지를 제시하였다. 트론토의 돌봄 4요소를 간호실무에 적용하면, 첫 번째 요소인 주의력은 간호사가 환자의 요구를 인지하는 것이다. 두 번째 요소인 책임감은 업무에서의 책임과 법적 책임뿐만 아니라 환자의 요구에 반응하고 요구를 해결하는 책임이다. 세 번째 요소인 능력은 환자의 요구에 대해 성공적인 돌봄을 제공할 수 있는 지식, 기술, 태도 등을 말한다. 네 번째 요소인 반응성은 간호사가 제공한 돌봄에 대한 환자의 반응으로, 간호사는 환자의 요구가 해결되었는지 평가해야 한다.

5) 자연법 이론

자연법 이론의 기본 개념은 고대 로마 철학자 키케로에서 시작되었고, 중세 신학자 토마스 아퀴나스에 의하여 발전되었다고 볼 수 있다. 현재까지 로마 카톨릭의 윤리적 관점에 영향을 미치고 있는 자연법 이론은 우주 안에 있는 모든 개체가 목적을 가지고 있으며, 인간 본성 안에서 자연법을 발견할 수 있다고 본다. 인간은 종족을 번성하려는 자연적 성향을 가지고 있으며, 이는 이성에 의해 방해를 받아서는 안 된다는 것이다.

자연법 이론은 칸트의 의무론처럼 규범들을 의무적으로 따라야 한다는 점에서 비슷하다.

그러나 자연법 이론에서는 신이나 자연에 의해 윤리적 의무가 무엇인지 알 수 있지만, 칸트의 의무론에서는 인간 이성(정언명령)에 의해 윤리적 의무가 무엇인지 알 수 있다는 데에 차이가 있다.

활동 과제

✔ 공리주의의 유형에는 어떤 것이 있으며, 각 유형별 특징과 문제점에 대하여 생각해 봅시다.
✔ 의무론의 유형에는 어떤 것이 있으며, 각 유형별 특징과 문제점에 대하여 생각해 봅시다.
✔ 윤리이론의 대표적인 3가지 입장과 임상 적용에 대하여 생각해 봅시다.

(1) 공리주의자의 입장
* 몇 주 밖에 생존 가망이 없다고 믿어지는, 심하게 손상된 신생아가 폐렴에 걸렸다. 항생제를 써서 생명을 연장시킬 것인가?

(2) 칸트적 의무론자의 입장
* 불치병에 걸린 환자에게 '당신의 병은 불치병이 아닙니다.'라고 거짓말을 하는 것이 도덕적으로 옳은가?

(3) 로스의 조건부 의무론자의 입장
* 지하철 기관사가 질병으로 인해 예고 없이 의식을 잃을 수도 있는 경우, 개인의료비밀(confidentiality)을 지켜주는 것이 옳은가?
* 의사의 처방을 따를 때 환자에게 해악이 가해질 것이 명백한 경우, 그 처방을 따라야 하는가?

6 간호윤리의 원칙과 규칙

간호윤리 분야에서 윤리적 의사결정을 할 때 가장 많이 적용하는 윤리 원칙은 톰 비첨(Tom L. Beauchamp)과 제임스 칠드레스(James F. Childress)가 생명의료윤리의 원칙으로 제안한 4가지 원칙 즉, 자율성 존중의 원칙(the principle of respect for autonomy), 악행금지의 원칙(the principle of nonmaleficence), 선행의 원칙(the principle of beneficence), 정의의 원칙(the principle of justice)이다. 비첨과 칠드레스가 제시한 4원칙 이론은 원칙주의라고 불리며, 생명을 다루는 연구와 보건의료 실무에서 윤리적 의사결정 시 구체적인 지침이 되고 있다.

1) 자율성 존중의 원칙

자율성 존중의 원칙은 타인의 자율적인 자기결정을 존중하라는 원칙이다. 여기서 타인이란 치료나 실험과정을 이해할 수 있고, 그와 관련된 주요한 이해득실을 따질 수 있으며, 이러한 심사숙고에 의해 결정을 내릴 수 있는 사람을 의미한다. 이 경우를 의사결정능력이 있는 자로 간주한다. 자율성이란 개인이 스스로 선택한 계획에 따라 행동 과정을 결정하는 행동 자유의 한 형태이다. 이 윤리 원칙에는 환자의 자발적 선택을 위해 거짓 없는 충분한 설명이 전제되어야 한다.

자율성 존중 원칙의 적용 예로, 사전동의(informed consent, 충분한 설명에 근거한 동의)를 들 수 있다. 환자는 의사의 진단과 치료를 받을 때, 자신의 자발적인 선택과 충분한 정보에 근거하여 치료에 동의해야 하고, 의학이나 간호학 연구자는 피험자들에게 동의를 받기 위해 거짓 없는 충분한 정보를 제공해야 한다는 것이다. 기타 낙태, 인공수정, 장기이식과 관련하여 자율성 존중의 원칙 측면에서 생각해 볼 수 있는 문제들을 열거해 보면 다음과 같다.

* 낙태와 관련하여

- 누가 태아의 의견을 대신할 수 있는 대리인이 될 수 있는가?
- 의사는 산모의 낙태 요청을 거부할 권리가 있는가?
- 간호사는 의사의 낙태 수술 돕기를 거부할 권리가 있는가?

* 인공수정과 관련하여

- 대리모가 되는 것을 개인의 결정에만 맡겨도 되는가?
- 의사나 간호사는 환자의 인공수정 요청에 항상 응해야 하는가?

* 장기이식과 관련하여

- 장기기증자는 자발적인 의지로 자신의 장기를 기증하려 하는가?
- 장기기증에 따른 부작용이나 수술에 따른 위험은 충분히 설명되었는가?
- 의사결정능력이 없는 사람의 장기기증 의사를 어떻게 확인할 수 있는가?

본인이 자율적 의사를 표현할 수 없는 경우에는 대리인이 대신하여 결정할 수 있는데, 이때 대리인에 대한 3가지 표준이 준수되어야 한다.

① **대리판단 표준** : '이 환자가 의사를 표현할 수 있다면, 이 상황에서 무엇을 원하는가?'
② **순수자율성 표준** : 환자가 의사표현능력을 상실하기 전에 표명한 견해를 대리인이 그대로 전달하는 방법
③ **환자의 최선이익 표준** : 그 상황에서 무엇이 환자에게 최선의 이익이 되는가를 찾아내는 삶의 질 표준

2) 악행금지의 원칙

악행금지의 원칙은 타인에게 의도적으로 해를 입히거나 타인에게 해를 입히는 위험을 초래하는 것을 금지하는 원칙이다. 치료과정에서 고통이나 불편함이 어쩔 수 없는 것들에 대해서 고통을 위한 고통은 금지되며, 환자들에게 불가피한 고통을 최소화하여야만 한다. 질병이나 장애를 가진 간호사는 환자나 동료가 위험에 처하지 않는 영역에서 간호서비스를 해야 한다.

악행금지 원칙의 적용 예로는, 의사나 간호사가 환자에게 치료에 관한 정보를 정확하게 전달해야 하는 책임이 있다는 것을 들 수 있다. 낡은 지식과 기술로 치료할 경우 환자에게 해악을 입힐 수 있기 때문이다. 기타 낙태, 인공수정, 장기이식과 관련하여 악행금지의 원칙 측면에서 생각해 볼 수 있는 문제들을 열거해 보면 다음과 같다.

＊ 낙태와 관련하여

- 산모의 낙태가 태아에게 해가 되지 않는가?
- 만약 낙태가 산모의 건강에 해가 된다면, 간호사는 의사의 낙태 수술을 도와야 하는가?

＊ 인공수정과 관련하여

- 실험실에서 수정된 수정란을 폐기처분 해도 되는가?

＊ 장기이식과 관련하여

- 개인은 자신의 신체 장기 처분에 대한 권리를 가지고 있는가?
- 장기기증의 조건이 되는 사람이 기증할 의사가 없다고 할 때 강제할 수 있는가?

3) 선행의 원칙

선행의 원칙은 해악의 예방과 제거 및 적극적인 선의 실행을 요구하는 원칙이다. 일반적으로 선행은 호혜성에 근거하지만, 선행의 원칙에서, 의료인은 환자에게 선행을 베풀 의무를 가지고 있다는 의미를 함축하고 있다. 간호사는 어떤 환자라도 고통이나 죽음을 원하지 않을 것이라는 가정에서 환자를 도우려고 간섭하는 것이다.

선의의 간섭주의(paternalism, parentalism)는 좋은 뜻에서 타인의 행동을 간섭하는 것으로, 온정적 간섭주의라고도 말하며, 본래의 뜻은 부모가 자녀의 이익을 위해 무엇인가 하라고 강요하거나 조정하는 것이다.

선의의 간섭주의가 정당화되는 경우는 결과가 자녀에게 이익이 된다는 것이 논리적으로 확실할 때, 자녀가 문제되는 행위와 자신의 이익을 연관 지어 이해할 능력이 없을 때, 자녀가 부모의 목적이나 논리를 이해할 수 있는 시기가 되면, 부모의 행위를 인정하고 동의할 것이라고 추측하는 것이 합리적일 때이다.

대상이 성인일 경우, 한 인간을 독립적 인격체로 존중한다는 것은 그 사람이 가진 가치관과 삶의 계획을 있는 그대로 인정해 주는 것이다. 타인의 결정을 무시하는 것은 칸트에 의하면 인간을 수단으로 취급하는 것이다. 목적으로 대우하는 것이 아니므로 자존감을 손상하는 것이다. J.S. 밀에 의하면, 어떤 행동이 해를 가할 우려가 있을 때에만 타인의 행동을 간섭할 수 있으며, 예외가 인정되는 경우는 당사자가 위험의 내용을 모르고 있고, 그 위험을 알려줄 만한 여유가 없을 때이다.

칸트와 밀의 주장을 기반으로 할 때, 성인 환자를 간섭할 수 있느냐의 여부는 두 가지 조건에 좌우된다. 즉, 개인의 합리적 사고 능력의 손상 또는 무지와 선의의 간섭주의적 중재가 없을 경우 야기될 수 있는 상해의 크기 및 가능성에 따라 손해의 예방을 위해 간섭할 수 있다. 이익을 주려는 목적에서 간섭하거나 강요하기도 한다. 밀은 이익을 주려는 근거에서 간섭할 수 없으며, 해를 예방하려는 경우에만 간섭할 수 있다는 '해의 원리(The Harm principle)'를 주장한다. 따라서 간호사가 환자의 결정이나 행동을 간섭하려고 할 때는, 업무상 편의를 위한 것인지, 환자에게 이익을 주려는 것인지, 해를 방지하려는 것인지 등에 대하여 잘 살펴보고 간섭 여부를 결정해야 한다.

제럴드 드워킨(Gerald Dworkin)은 선의의 간섭주의적 간호 제공의 세 가지 조건을 다음과 같이 제시하였다.

① **'자율성의 조건(autonomy condition)'** : 어떤 상황에서 그 대상자가 관련되는 정보를 전혀 모르거나 합리적 사고 능력에 장애가 있을 때

② **'해의 조건(harmed condition)'** : 대상자를 제지하지 않으면 반드시 손상을 입을 수 있는 경우

③ **'승인의 조건(ratification condition)'** : 대상자가 합리적인 사고 능력이 회복되거나 좀 더 많은 지식을 가지게 될 경우, 현재의 제재 결정을 시인할 것이라고 합리적으로 생각되는 경우

선의의 간섭주의는 약한 의미의 선의의 간섭주의(weak paternalism)와 강한 의미의 선의의 간섭주의(strong paternalism)로 구분할 수 있다. 약한 의미의 선의의 간섭주의는 환자가 질병이나 우울증 등으로 인해 판단력이 흐려졌거나 어느 정도 판단 능력이 있다고 하더라도 환자의 해악을 방지하기 위하여 간섭하는 경우이다. 약한 의미의 선의의 간섭주의는 개인의 충분히 자율적인 행동에는 간섭하지 않는다. 강한 의미의 선의의 간섭주의는 선을 실행하기 위해 환자의 의사 표현 능력과 관계없이, 환자의 자율성을 무시하고 간섭하는 경우이다. 강한 의미의 선의의 간섭주의는 악용될 가능성이 높다.

강한 의미의 선의의 간섭주의이건 약한 의미의 선의의 간섭주의이건, 선의의 간섭주의적 행동들이 정당화될 수 있으려면 다음의 4가지 조건들이 반드시 충족되어야만 한다.

① 환자가 중대한 위험에 처해 있고, 그것을 예방할 수 있다.

② 아마도 선의의 간섭주의적 행동이 그 위험을 예방할 것이다.

③ 그 행동이 환자에게 가져다주는 이득이 위험을 능가할 것으로 예상된다.

④ 선택이 가능한 행동들 중에서 자율성 침해가 가장 적은 행동을 택한다.

선행의 원칙을 적용하는 데 있어서 고려해야 하는 2가지 측면은 이득과 위험이다. 환자에게 이득을 제공하는 것은 복지 추구와 함께 위험을 제거하고 예방하는 활동을 포함하고 있다. 이득을 창출하거나 위험을 예방하는 데에는 어려움이 따르기 마련이다. 이득과 위험 또는 비용을 저울질하게 되는데, 선행의 원칙을 적용하는 데 있어 이득과 위험 간의 균형(balance)의 원칙을 잘 고려해야 한다.

선행의 원칙의 적용 예로는 의사결정능력이 결여된 환자의 생명 유지 치료를 계속할 것인가 아니면 중단할 것인가, 치료의 성공 가능성을 고려한 후 이득과 비용 또는 위험을 저울질하기(균형의 원칙), 길에서 어떤 사람이 심장마비를 일으켰을 때 의사나 간호사는 응급 서비스를 제공해야 할 의무를 져야 하는 것 등을 들 수 있다. 기타 낙태, 인공수정, 장기이식과 관련하여 선행의 원칙 측면에서 생각해 볼 수 있는 문제들을 열거해 보면 다음과 같다.

＊ 낙태와 관련하여

- 장애가 있는 태아를 낙태시키는 것이 산모에게 이득이 되는가?
- 사회는 태아의 생명권을 적극적으로 보호해 주어야 하는가?

＊ **인공수정과 관련하여**

- 인공수정을 위해 의료진은 우생학적으로 우수한 유전자를 사용해야만 하는가?

＊ **장기기증과 관련하여**

- 장기기증자가 장기를 매매하려 한다는 것을 알고 있다면, 의사나 간호사는 이식수술을 해야 하는가?

4) 정의의 원칙

정의의 원칙은 해악과 선행(이득)이 공존하는 상황이 발생했을 때 해악과 이득을 공평하게 분배해야 한다는 원칙이다. 정의의 핵심은 각자에게 그들의 몫을 공평하게 분배하는 데 있다. 몫을 분배하는 다섯 가지 기준으로는 균등한 분배, 필요에 따른 분배, 노력에 따른 분배, 성과에 따른 분배, 공적(merit)에 따른 분배를 들 수 있다.

균등한 분배는 획일적인 분배를 의미하며, 예를 들어 선착순에 따라 의료자원을 균등하게 분배하는 것이다. 필요에 따른 분배는 필요한 경우에 균등하게 분배하는 것으로, 우리나라 건강보험제도를 예로 들 수 있다. 납부한 보험료와 관계없이 질병이나 부상이 발생했을 때 즉, 필요할 때 같은 요양급여를 균등하게 지급한다.

정의의 원칙의 적용 예로는 첨단 의료기술 개발과 고가 의료에 대한 사회 재원의 투자 문제, 장기이식에 있어서 분배의 문제 등을 들 수 있다. 기타 낙태와 관련하여 정의의 원칙 측면에서 고려할 수 있는 문제들을 열거하면 다음과 같다.

＊ **낙태와 관련하여**

- 낙태를 금지한다면, 태어난 아기의 양육비용은 누가 부담해야 하는가?
- 낙태 수술이 건강보험의 적용을 받을 수 있는가?

5) 간호윤리의 규칙들

윤리규칙은 윤리 원칙의 하위 개념으로, 하나의 원칙으로부터 여러 개의 규칙이 도출될 수 있다. 간호윤리와 관련하여 가장 많이 적용되는 윤리 규칙으로는 정직(veracity)의 규칙, 신의(confidentiality)의 규칙, 성실(fidelity)의 규칙이 있다.

(1) 정직의 규칙

정직이란 진실을 말하는 것이며, 간호사가 지녀야 할 성품의 하나이다. 환자와 간호사의 치료적 관계에서 개방적이고 효과적인 의사소통은 매우 중요하며, 이는 서로를 존중하는 마음을 바탕으로 한 진실함을 전제로 한다. 환자가 알아야 할 정보를 공개하지 않거나 속이는 행위는 환자의 자율성을 침해하는 행위가 될 수 있다.

정직의 규칙은 다른 사람을 존중하고 선을 위해 진실을 말해야 한다는 의무이다. 정직해야 하는 이유는 그렇게 함으로써 다른 사람을 존중할 수 있기 때문이다. 거짓말을 하거나 속이는 것은 다른 사람을 존중하지 않는 것이다.

(2) 신의의 규칙

신의의 규칙은 환자의 사생활을 유지할 의무와 환자의 비밀을 지킬 의무이다. 신의의 규칙은 나이팅게일 선서와 의료법에 명시되어 있다. 보건의료인들은 환자의 개인차를 존중하고 그들의 독자적 인격을 성실하게 돌보면서 그들의 사생활이나 의료 중 알게 된 정보나 비밀을 보장해야 할 의무가 있다.

그러나 이 규칙은 특정 상황에서 다른 규칙들과 갈등을 빚기도 한다. 어떤 특정 상황에서 대상자의 비밀을 다른 사람에게 알려야 할 때는 법적 · 윤리적 근거를 기반으로 한 전문적인 판단이 필요하다.

(3) 성실의 규칙

성실의 규칙은 약속을 이행하는 의무이다. 이것은 자율성의 원리와 독자성의 개념에서 나온 것으로, 의료인이 지켜야 하는 윤리규칙 중에서 가장 강한 규칙이라 할 수 있다.

성실의 규칙은 계약관계에서 기본적인 도덕 규칙으로, 현대의 의료인과 환자와의 관계는 의료인-환자 계약 모델로 설명되고 있다. 의료인과 환자의 계약적인 관계에서, 의료인이 환자에게 성실하게 진료 및 간호를 제공해야 하는 것은 일종의 계약이며, 제대로 약속이 지켜지지 않는다면 계약은 의미가 없는 것이다. 이러한 점을 고려할 때 성실의 규칙은 의료인에게 특히 중요하다.

6) 원칙이나 규칙들 사이의 충돌

윤리적 의사결정 상황에서 적용될 수 있는 원칙이나 규칙들이 서로 충돌하는 경우, 어느 원칙에 더 우선권을 주어야 하는가? 환자들이 해로운 선택을 할 때, 환자의 자율성을 존중할 것인가? 아니면 환자에게 이득이 되도록 선행의 원칙을 적용할 것인가? 환자의 결정에 간섭하는 것이 옳은가? 만약 간섭한다면 어떤 방식으로 해야 옳은가? 〈사례 10-8 : 탈장 수술 환자의 침대 레일 올리기〉를 가지고 자율성 존중의 원칙과 선행의 원칙이 충돌하는 경우에 대해 좀 더 살펴보자.

사례 10-8 탈장 수술 환자의 침대 레일 올리기

환자 : 23세 운동선수 Mr. C는 탈장(hernia) 수술을 받기로 되어, 수술 전 투약을 받는다. 약을 먹은 후 침대 양쪽 레일 올리는 것을 원하지 않는다. 왜 레일을 올리는 규칙이 필요한지 이해하고는 있으나, 이 규칙이 본인에게 적용될 필요가 없다고 한다. 본인은 졸리지 않고 침대에서 굴러 떨어지지 않을 것이기 때문이다.

간호사 : Mr. C는 방금 약을 먹어 약효가 아직 나타나지 않았지만, 일반적으로 이 분량의 약을 먹는 환자들과 똑같이 반응한다고 볼 때, 곧 졸리게 되고 침대에서 떨어질 위험이 있다.

출처: 한성숙 외. 간호윤리학. 3판. 서울: 대한간호협회; 2012. p. 81.

〈사례 10-8 : 탈장 수술 환자의 침대 레일 올리기〉에서 환자는 가족도 없으므로, 잠재적 위험으로부터 보호받아야 한다. 이 사례에서 간호사는 책임에서 벗어나거나 비난받지 않으려는 의도에서 자율성을 제한하는 것이 아니라, 환자를 상해로부터 보호하기 위해서 자율성을 제한하는 것이다. 이 사례에서는 앞서 선행의 원칙에 대한 설명에서 살펴보았던, 선의의 간섭주의가 정당화되기 위해 충족되어야 하는 조건 4가지를 모두 충족하므로 정당화될 수 있다.

일반적으로는 선행의 원칙이 자율성 존중의 원칙보다 우선 적용되지만, 그렇지 않고 자율성 존중의 원칙이 선행의 원칙보다 우선 적용되는 경우가 있다. 사체 장기(cadaver organs)를 기증하는 것은 선의의 간섭주의가 정당화될 수 있는 조건을 만족하며 선행의 원칙에 해당하지만, 사자(死者)나 가족이 원하지 않는다면 선행의 원칙을 강요해서는 안 된다. 이 경우는 자율성 존중의 원칙이 선행의 원칙보다 더 우선 적용된다.

선행의 원칙과 악행금지의 원칙이 충돌되는 경우를 살펴보자. 대체로 악행금지의 의무가 선행의 의무보다 엄격하지만, 항상 그런 것은 아니다. 〈사례 10-9 : 극심한 고통 환자에게 염화칼륨 주사 놓기〉를 가지고 악행금지의 원칙과 선행의 원칙이 충돌되는 경우에 대해 좀 더 생각해 보자.

사례 10-9 극심한 고통 환자에게 염화칼륨 주사 놓기

환자 : 70세 여자로, 지난 20년간 극심하게 고통스러운 형태의 류마치스성 관절염으로 고생했다. 팔과 다리에 궤양과 종기, 척추골절, 뇌출혈 등이 발생했고, 손발이 기형으로 변했고, 관절이 부풀어 올랐고, 스테로이드 치료 결과로 피부가 부패해 버렸다. 살짝 만지기만 해도 그녀는 엄청나게 고통스러워했고, 죽도록 도와달라고 말했다. 그렇게 못하면 치료를 중단해 달라고 한다.

의사 : 치료 중단에 동의했지만, 그 바람에 고통은 더욱 심해졌다. 아편계통 진통제도 더 이상 효과를 보지 못했다. 환자의 요청과 두 아들의 지지로, 헤로인 주사가 통증을 멎게 하지 못하자, 염화칼륨 2병(2명분의 치사량, 치료나 진통 효과 전혀 없음)의 주사를 놓았다. 부인은 편안해졌고, 아들이 몇 달 만에 처음으로 그녀의 손을 잡을 수 있었고, 그리고 그녀는 숨을 거두었다.

출처: 한성숙 외. 간호윤리학. 3판. 서울: 대한간호협회; 2012. p. 84..

활동 과제

- ✔ 간호윤리의 원칙 4가지와 각각의 적용 예를 들어 봅시다.
- ✔ 간호윤리의 규칙 3가지와 각각의 적용 예를 들어 봅시다.
- ✔ 간호윤리의 원칙들 사이에서 충돌이 일어나는 경우를 예로 들고, 해결방법에 대해 생각해 봅시다.

7 윤리적 의사결정

1) 윤리적 관점

윤리적 판단을 해야 하는 상황에서 가장 중요한 것은 윤리적 관점을 갖는 것이다. 윤리적 문제를 해결하는 과정에서 정당화 시도를 하면서 해결하는 관점이 보편화가 가능하다면 윤리적 관점이라고 할 수 있다. 정당화 시도를 한다는 것은 윤리적 영역 안에 들어가기에 충분하다. 정당화 시도와 함께 윤리학은 보편적인 관점을 취해야 한다. '나'와 '너'를 초월하여 보편적인 법칙에 근거하여야 하고, 보편화가 가능한 판단 혹은 공평한 관망자나 이상적인 관찰자의 입장을 취해야 한다.

2) 윤리적 의사결정 과정

딜레마(dilemma)란 어느 쪽을 선택하여도 곤란한 상황을 말한다. 윤리적 딜레마(ethical dilemma, moral dilemma)란 갈등이 내재해 있는 상황에서, 그 이유가 윤리적일 때, 어느 쪽 행위를 선택하더라도 나름대로 윤리적으로 옳은 근거가 있어 결정하기 어려운 경우를 말한다. 다시 말해, 윤리적 딜레마는 특정 행위에 대해 찬성하는 이유와 반대하는 이유가 둘 다 윤리적으로 동등한 설득력을 가지고 있는데, 반드시 어느 한쪽을 선택해야 하는 상황을 말한다.

윤리적 의사결정이란 윤리적 딜레마 상황에서 윤리 문제를 파악하고 해결하는 과정이다. 윤리적 문제를 분석하여 특정한 행위를 선택하는 윤리적 논의를 하는 목적은 이해관심의 상충(conflict of interest)을 해결하는 것이다. 윤리적 의사결정 과정이 명확하게 해결책을 제시하는 것은 아니다. 그러나 어떤 결정을 정당화해 주는 윤리적 근거가 무엇인지를 확인하고 더 나은 결정이 무엇인지를 고민하는 것은 중요하다. 내가 선택한 것이 윤리적으로 어떤 의미인지, 어떤 정당성을 갖는지를 알고 행동하는 데 도움이 된다.

간호 상황에서 윤리적 의사결정 과정에 대해 제시하는 모델이 여러 가지 있으나 대체로 우리가 잘 알고 있는 간호과정(nursing process)과 크게 다르지 않다. 간호과정이 크게 4단계 즉, 사정, 계획, 수행(중재), 평가 단계의 순서로 진행되듯이, 윤리적 의사결정 과정도 비슷하게 진행된다. 윤리적 의사결정 과정을 제시하는 모델들이 여러 가지 있지만, 간략하게 요약해 보면 윤리적 의사결정 과정은 크게 4단계 즉, ① 윤리 문제의 파악과 정의, ② 관련 정보의 수집, ③ 관점의 차이 도출과 분석, ④ 논증의 구성과 평가 단계로 구분할 수 있다.

(1) 윤리 문제의 파악과 정의

윤리 문제를 파악하고 정의하는 단계에서는 해결하려는 문제가 윤리적 가치와 관련된 것인지 그렇지 않고 의료적 문제인지를 구별하고, 윤리적 가치와 관련된 문제라면 핵심적인 문제가 무엇인지 간략하게 표현하는 단계이다.

당면 문제가 '윤리적 문제인가?' 아니면 '의료적 전문성과 관련된 문제인가?'를 구별하여 살펴보고, 만약 당면 문제에 의료와 무관한 어떤 의사결정이나 갈등이 포함되어 있다면, 윤리적 의사결정 과정을 계속 진행한다.

당면 문제가 의료와 무관한 어떤 윤리적 의사결정이나 갈등을 포함하고 있다면, 그 문제의 가장 핵심적인 사항이 무엇인지를 간략하게 표현하면서 윤리 문제를 정의한다. 아울러 그 문제에 관련된 사람이 누구인가를 파악하고, 관련된 모든 사람이 논의에 참여하는 것을 돕는다.

(2) 관련 정보의 수집

당면 문제와 관련된 구체적인 정보를 수집한다. 환자의 정확한 예후, 의학적 사실, 선택 가능한 치료 방안들, 간호 진단, 법적 자료, 환자의 사회심리적 상태, 환자의 신념이나 종교 관련 정보, 환자의 사회적 지지체계 등을 당면 문제와 관련된 구체적인 정보의 예로 들 수 있다. 문제 해결 과정을 진행하다 보면 각 정보의 중요성은 달라질 수 있다.

(3) 관점의 차이 도출과 분석

주요 개념 즉, 당면 문제와 관련된 윤리학적 용어와 표현의 의미를 명확히 하고, 대립하고 있는 주장에 대해 관점의 차이를 찾아내어 정리한다. 근거가 확실한 해결을 위해 각 주장과 관련하여 심층적으로 분석하고 적용이 가능한 윤리 원칙이나 규칙, 윤리 이론 등 윤리적 근거들을 제시한다. 개념과 의미와 견해의 정확한 차이를 찾아낸다는 것은 환자에게 수술할 때 정교한 도구를 사용하는 것과 같이 복잡한 문제를 쉽고 정확하게 분석할 수 있게 도와준다.

(4) 논증의 구성과 평가

당면 문제와 관련된 개념을 명료화하고 관점의 차이를 도출한 다음에는 당면 문제 해결을 위한 논증을 구성하고 평가하는 과정으로 이루어진다. 근거가 확실한 해결을 위해 심층적으로 분석하고 추론을 위한 다양한 방법을 사용하게 된다.

응용윤리학의 추론 방법은 크게 연역적 추론(deductive reasoning)과 귀납적 추론(inductive reasoning)으로 구분할 수 있다. 연역적 추론은 일반적인 윤리 이론이나 원리를 바탕으로 구체적이고 특별한 사실을 추론하는 접근법으로, 하향식 모형이다. 연역적 추론은 이론이나 원리 자체의 한계 때문에 비판을 받을 수 있는 추론 방법이다. 귀납적 추론은 연역적 추론의 문제를 극복하고자 구체적인 사례에서 일반적인 속성을 이끌어 내어 추론하는 방법으로, 구체적인 사실에서 공통점을 찾아 일반 원리를 찾는 상향식 모형이다.

아리스토텔레스의 실천적 삼단논법(practical syllogism)과 같이 일반적인 윤리 이론이나 원칙을 대전제로 하여 구체적인 행위를 정당화하는 방법은 연역적 추론인 하향식 모형에 속한다. 맥락주의나 결의론(決疑論, casuistry)과 같은 방법은 귀납적 추론인 상향식 모형에 속한다. 윤리적 의사결정에서는 연역적 방법보다는 귀납적 방법이 더 많이 이용되고 있는 편이다.

맥락주의는 윤리 문제가 발생하는 맥락에 의거하여 해결책을 찾는 추론 방법이다. 맥락주의 지지자들은 어떤 중요한 측면에서 행동, 발화 또는 표현되는 것은 해당 맥락과 관련해서만 이해될 수 있다고 주장한다.

결의론은 어떤 특정한 경우로부터 이론적 규칙들을 추출하거나 확장함으로써 윤리적 문제들을 해결하기 위한 추론의 과정으로, 사례를 분석단위로 하는 유비추론(analogy)의 방법으로 새로운 윤리 문제를 다루는 접근법이다. 결의론은 옳고 그름이 명확한 것으로 입증된 '패러다임 사례(paradigm case)'에 비추어 문제 사례를 비교해 보는 추론 방법이다. 여기서 사례는 '윤리 원칙, 규칙 혹은 가치들'과 이들을 둘러싸고 있는 '상황'으로 구성된다. 결의론은 국어사전에 '사회적 관습이나 교회, 성서의 율법에 비추어 도덕적인 문제를 해결하려는 윤리학 이론'이라고 정의되어 있다.

연역적 방법의 일반적인 원칙이나 귀납적 방법의 패러다임 사례도 어떤 상황에서는 도덕적 신념을 정당화하는 데 한계가 있다. 또한 일반적인 원칙들은 사례에 맞게 구체화될 필요도 있고, 한편 패러다임 사례 분석은 일반적인 원칙들에 의해 조명될 필요도 있다. 이러한 두 가지 접근법의 한계를 극복하고자 하는 방법으로 '반성적 평형(reflective equilibrium)' 방법이 있다.

반성적 평형 방법은 철학자 넬슨 굿맨(Nelson Goodman)의 논의로부터 시작되었고, 존 롤스(John Rawls)가 그의 저서 「정의론」에서 이를 다루며 본격적으로 알려지기 시작했다. 롤스는 '인간은 누구나 정의를 분별하는 감각을 지녔다.'고 주장하며, 이를 전제로 반성적 평형의 개념을 소개한다. 반성적(상호적)으로 알아가려는 과정, 즉 상호조정과정을 일컫는 개념이다. 어떤 사건이나 이론에 대해 의견 불일치가 생길 경우, 논의를 통해 심사숙고하고 상호수정하여 의견 일치를 끌어내는 방법 또는 이미 끌어낸 상태를 말한다.

반성적 평형 방법은 기존의 심사숙고된 도덕적 신념과 판단에서 출발하지만, 그 판단과 윤리 이론 및 윤리 원칙들이 반성적 검토 과정을 통해 서로에 의해 수정되고, 또한 다루고 있는 윤리 문제와 관련된 배경 이론에 의해 다시 수정되므로 탄력적이고 개방적이다. 학문적 발전에 따라 심사숙고된 기존의 판단도 달라질 수 있고, 생명공학과 같이 이전에는 상상도 할 수 없었던 것들이 가능해지고 있는 영역의 윤리 문제를 논의하는 방법으로는 반성적 평형 방법이 적합하다는 의견도 있다.

반성적 평형 방법은 기존의 심사숙고된 판단이 윤리 이론 및 원칙들, 그리고 배경 이론과의 서로 일치 여부에 따라 기존 판단의 옳고 그름을 논증해 나간다. 그러나 그 평형을 언제 이루며, 평형을 제대로 이루었는지 명확하게 알기 어렵다는 지적과 함께 반성적 평형은 성취하기 어려운 이상에 불과하다는 비판도 받고 있다. 또한 논증하는 사람이 어떤 윤리 이론이나 배경 이론을 선호하느냐에 따라 다른 결론에서 평형에 도달할 수도 있고, 같은 사람이라도 시간이 지남에 따라 관점이 달라진다던가 또는 배경 이론이 달라진다면 평형의 지점도 달라질 수 있다는 한계점을 가지고 있다.

3) 윤리적 의사결정 과정의 적용 예

실제 상황에서 윤리문제를 파악하고 해결하는 방법에 대하여 아래 〈사례 10-10 : 환자에게 예후를 사실대로 알릴 것인가?〉를 가지고 살펴보자.

사례 10-10 **환자에게 예후를 사실대로 알릴 것인가?**

환자 : 40대 중반의 이혼한 여성으로 대장암 치료를 위해 입원하였다. 그러나 암이 이미 임파선까지 전이되어 효과적인 치료방법이 없는 상태이다. 수술 후 2일째, 환자는 자신이 암이라는 말을 들었으나, 상태의 심각성과 예후가 매우 나쁘다는 사실은 모르고 있다.

간호사 : 수술 3일 전부터 환자를 간호했기 때문에 라포 형성이 잘 되어 있다.

환자의 딸 : 간호사에게 '모든 것이 좋다'고 어머니에게 확신시켜 달라고 요청했다. 어머니가 이혼한 지 얼마 되지 않았기에 불치의 병에 걸렸다는 것을 알리고 싶지 않다는 것이다.

간호사 : 환자가 자신의 상태를 사실대로 들음으로써 스스로 치료에 협조적으로 되는 것이 좋겠다고 생각하고 있다.

환자 : 자신의 치료와 예후를 알고 싶어 하였다.

간호사 : 수간호사와 상의했다.

수간호사 : 담당 의사의 의견을 따르는 것이 좋겠다고 하였다.

간호사 : 담당 의사를 만나서 상황을 얘기하였다.

담당의사 : 환자에게 암이라는 진단명을 이미 말해 주었으며, 이제 더 이상 불필요한 불안을 야기할 필요는 없고, 환자는 신앙으로 잘 대처할 것이며, 환자에게 예후를 알려주는 것은 환자의 안녕에 도움이 되지 않고, 간호사의 역할에 모순되는 일이라고 답하였다.

수간호사 : 간호사가 부딪친 갈등에 대해 의사의 지시에 따르고 불필요한 대립은 피하는 것이 좋겠다. 갈등이 계속되면 담당 환자를 바꾸어 주겠다고 답하였다.

출처: 한성숙 외. 간호윤리학. 3판. 서울: 대한간호협회; 2012. p. 28-29

(1) 윤리 문제의 파악과 정의

〈사례 10-10 : 환자에게 예후를 사실대로 알릴 것인가?〉에서의 당면 문제는 의료적 전문성과 관련이 없는 윤리적인 문제로, 환자 자신의 상태에 관한 질문에 대한 윤리적 딜레마를 다음과 같이 2가지로 요약할 수 있다.

(A) 간호사가 사실대로 대답해 줄 것인가?

(B) 계속 회피하면서 걱정할 것이 없다고 피상적으로 안심시켜 줄 것인가?

이 사례의 경우, 가장 핵심적인 문제는 '환자에게 예후를 사실대로 알릴 것인가?'로 간략하게 표현할 수 있다. 그 문제에 관련된 사람으로는 담당 의사, 간호사, 수간호사, 환자, 환자의 보호자를 들 수 있으며, 이 사람들이 논의에 참여할 수 있도록 도와야 한다.

(2) 관련 정보의 수집

당면 문제 즉, '환자에게 예후를 사실대로 알릴 것인가?'와 관련하여 좀 더 구체적인 정보를 수집한다. 환자의 정확한 예후, 환자의 사회심리적 상태, 환자의 사회적 지지체계 등에 관하여 조사하고 정리한다.

(3) 관점의 차이 도출과 분석

필요하면 당면 문제 즉, '환자에게 예후를 사실대로 알릴 것인가?'와 관련된 윤리학적 용어와 표현의 의미를 명료화하고, 관련된 사람들 즉, 담당 의사, 간호사, 수간호사, 환자, 그리고 보호자의 견해를 정리하면서 관점의 정확한 차이를 찾아낸다.

(A) 주장, 즉 '간호사가 환자에게 사실대로 대답해 주어야 한다.'는 주장은 성인으로서 알 권리와 자기결정 권리에 기초를 두고 있으며, 간호사가 사실대로 대답해 주지 않는 것은 환자의 자기결정 권리를 침해하는 것이고, 한 인격체로서 환자가 가지는 자유와 존엄성을 손상시키는 것이라는 근거에서 주장하는 것이다. 이는 윤리 원칙 중 자율성 존중의 원칙에도 근거하고 있다. 사실대로 진실을 말하는 것은 윤리 규칙 중 정직의 규칙에도 근거하고 있다. 또한 사실대로 대답해 주지 않는 것은 간호사 자신과 환자 사이의 관계를 손상시키는 것이라는 의견이다. 이는 윤리 규칙 중 신의의 규칙에 근거하고 있다.

(B) 주장, 즉 '계속 회피하면서 걱정할 것이 없다고 피상적으로 안심시켜 주어야 한다.'는 의사의 주장은 환자의 고통 경감은 도덕적 명령이고, 오랫동안 간호윤리의 초석이며, 환자 상태에 대해 사실대로 밝히는 것은 전통적 간호윤리를 염두에 둘 때, 간호사로서의 역할과 모순되는 행위라는 근거에서 주장하는 것이다. 환자의 고통 경감은 윤리 원칙 중 악행금지

의 원칙에 근거한다. 또한 간호사가 환자, 간호직, 병원 측에 대해 도덕적 책임을 진다고 가정하더라도 사실대로 얘기하는 것은 도덕적 반항이라는 것이다.

(4) 논증의 구성과 평가

각 주장에 대한 논증을 다양하게 구성할 수 있다. 먼저 이 사례에서 (B) 주장(의사의 주장)을 도덕적 삼단논법(아리스토텔레스의 실천적 삼단논법)으로 정리하면 다음과 같이 정리할 수 있다.

- **대전제** : 환자에게 불필요한 불안을 주지 말아야 한다. (일반적인 원칙)
- **소전제** : 환자에게 사실을 말하는 것은 불필요한 불안을 초래할 것이다. (개별상황에 대한 사실)
- **결론** : 그러므로 환자에게 예후를 사실대로 말해주지 말아야 한다.

사례에 대한 의사의 도덕적 삼단논법은 외견상 타당성이 있어 보이지만, 적합성에 의문의 여지가 있다. 소전제에서, 사실을 말하면 환자가 불안해질 것이라고 하지만, 오히려 환자는 정확한 정보를 듣지 못함으로써 더 불안해질 수도 있다. 대전제와 소전제에 들어 있는 '불필요한 불안'의 개념을 분석하고 명료화할 필요가 있다.

또한 일반적인 원칙으로 보이는 대전제에도, 인간 존재의 본성과 의미에 관한 사람들의 견해는 획일적이지 않기 때문에 의문의 여지가 있다. 이러한 비판을 근거로 간호사가 환자에게 사실대로 대답해 주어야 한다는 (A) 주장과 같은 다른 논증을 구성할 수 있고, 따라서 다른 주장을 할 수도 있다.

4) 논증 구성을 위한 윤리적 사고 과정

윤리적 사고(ethical thinking, moral thinking) 즉, 윤리적 추론(ethical reasoning, moral reasoning)이란 윤리적 판단과 행동에 이르기까지 거치는 과정을 말한다. 앞서 살펴본 생명의료윤리학의 원칙 4가지를 제안한 비첨과 칠드레스는 일반적인 윤리적 사고 과정을 다음과 같은 4단계로 구분하여 설명하고 있다.

① 1단계 : 윤리적 판단과 행동

② 2단계 : 윤리 규칙

③ 3단계 : 윤리 원칙

④ 4단계 : 윤리 이론

윤리적 판단과 행동은 실제 상황에서의 윤리적 결정을 의미한다. 윤리 규칙은 특정 상황에서 선택해야 할 행동을 결정하기 위한 것을 의미하며, 윤리 규칙은 윤리 원칙에 기본을 두고 있다. 하나의 윤리 원칙에서 여러 개의 윤리 규칙이 도출될 수 있으며, 윤리 규칙이 윤리 원칙보다 더 구체적이다. 윤리 이론은 개별 판단, 규칙 및 원칙을 궁극적으로 정당화해 주는 것으로, 가장 일반적인 수준의 윤리적 사고 즉, 규칙들과 원칙들의 모체이다.

윤리적 사고 4단계 사이의 관계는 윤리적 판단과 행동을 정당화(justification) 또는 연역(deduction)하는 단계적 적용 과정에서 서로 관련된다. 윤리적 판단과 행동의 근거를 찾기 위해 윤리 규칙 또는 윤리 원칙을 적용하고, 윤리 원칙을 뒷받침하는 윤리 이론을 찾아가는 순서로 접근하는 것이 정당화 방향이다. 정당화는 더 일반화된 규범에 호소함으로써 나의 주장이 정당화됨을 보여 준다. 반대로 윤리 이론에 기반을 두고 윤리 원칙을 도출하고, 그 윤리 원칙에 기반을 두고 윤리 규칙을 도출하고, 그 윤리 원칙 또는 윤리 규칙에 기반을 두고 윤리적 판단과 행동을 결정하게 되는 순서로 접근하는 것은 연역 방향이라 한다.

이런 식의 정당화 추론이 우리의 일상적인 윤리적 판단에 비슷하게 맞는 경우가 많기는 하지만 이런 식의 방법으로 설명하기 어려운 경우도 많이 있다. 이런 식의 정당화 모델이 갖는 문제점의 대표적인 것은 적용할 수 있는 규범들이 경쟁적으로 상충할 때 해결해 줄 수 있는 상위의 원리가 없다는 것이다. 만약 내가 적용하는 윤리 원칙이 옳지 않다고 생각하는 사람이 있어 설득해야 하는 경우가 있다면, 그 윤리 원칙을 지지해 주는 윤리 이론에 근거하여 설명해야 한다. 그러나 내가 옳다고 믿는 윤리 이론과 다른 사람이 옳다고 믿는 윤리 이론이 다를 수도 있다. 이 경우 해결해 줄 수 있는 상위의 원리는 없다. 임상에서 윤리적 의사결정을 할 때 의무론을 기저로 판단하는 경우가 많지만, 공리주의를 받아들이는 경우도 드물지 않다.

활동 과제

✔ 실제 상황에서 윤리 문제를 파악하고 해결하는 방법에 대하여 토의하고 발표해 봅시다.
✔ 윤리적 사고의 단계적 접근에 대하여 토의하고 발표해 봅시다.

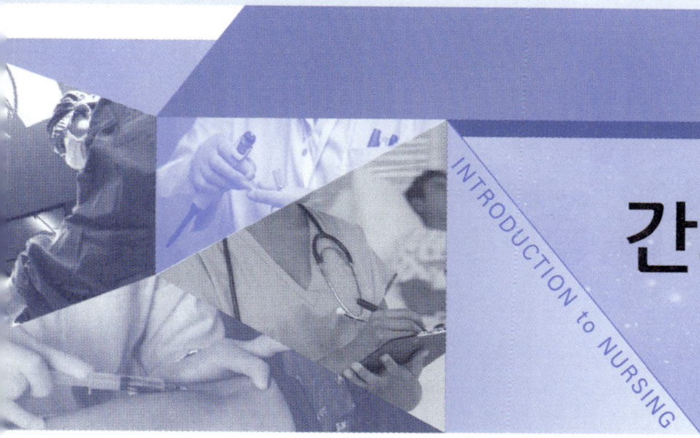

제 11 장

간호전문직 윤리강령

학습목표

1. 전문직 윤리강령의 개념과 기능을 설명할 수 있다.
2. 한국 간호사 윤리강령의 제정 배경을 설명할 수 있다.
3. 한국 간호사 윤리강령의 전문(서문)과 각론 내용을 설명할 수 있다.
4. 국제 간호사 윤리강령의 주요 내용을 설명할 수 있다.

1 전문직 윤리강령

전문직을 뜻하는 영어 낱말 profession은 '서약을 하다'는 의미의 'profes'에서 유래되었다. 전문직은 해당 분야의 전문조직을 갖추고, 일반대중에 대한 봉사 신념, 자기 규제, 소명 의식, 전문적 자율성, 특수한 능력과 기법, 실천, 서비스 개발 등에 대한 관심을 가지며, 전문가로서의 개인적 책임을 지는 직업을 뜻한다.

파발코(P. M. Pavalko) 등 전문직에 관하여 연구한 학자들이 제시한 전문직의 특성으로는 사회적 가치 추구, 이타적인 선택 동기, 장기간에 걸친 교육훈련기간, 이론이나 지적 기술을 가짐, 스스로 통제할 수 있는 자율성, 공동체 의식이 있음, 윤리강령이 있음, 직업에 대한 헌신이 강하여 평생 또는 장기간 종사한다는 것 등이 있다. 이렇듯 대부분의 전문직은 전문단체를 결성하고 구성원들이 스스로 책임감 있게 업무를 수행하도록 윤리강령을 제시하고 지키도록 권유하고 있다.

네이버 지식백과(교육평가용어사전) 정의에 의하면, 윤리강령(code of ethics)이란 한 단체가 직업상으로 지켜야 할 기본적인 윤리적 덕목이나 권고를 압축해서 제시해 놓은 것이다. 윤리강령에서 제시하고 있는 윤리는 두 종류이다. 하나는 자신과 자신이 종사하거나 봉사하고 있는 대상과 관련된 윤리이고, 다른 하나는 사회 전체가 직무나 그 일에 종사하고 있는 사람에게 요구하는 윤리이다. 공무원과 같이 국가에 봉사하는 직업이나 의료나 법률 분야와 같은 고도의 지적 혹은 기술적인 전문성을 요하는 직업은 다른 일반 직업보다 높은 수준의 직업윤리가 요구되어 반드시 윤리강령을 포함하고 있다.

네이버 지식백과(사회복지학사전) 정의에 의하면, 윤리강령은 전문직 성립의 한 조건으로서 전문직 단체가 중심으로 하는 가치관을 명문화하고 스스로 나아가야 할 자아상, 자기 책무, 최소한의 행동 준칙 등을 내걸어 자기 규제를 행할 기준을 명시한다. 그 기능으로서는 가치 지향적 기능, 교육 개발적 기능, 관리적 기능, 제재적 기능의 4가지가 고려된다고 명시하고 있다.

많은 전문직 단체에서는 윤리강령과 함께, 윤리강령의 핵심 내용을 간략히 정리하여 사회적 표시 수단으로 윤리선언을 제정하여 사용하기도 하고, 윤리강령을 바탕으로 해당 전문직 종사자들이 갖추어야 할 바람직한 윤리적 자세와 윤리적 행동들을 구체적으로 제시한 윤리지침을 제정하여 사용하기도 한다.

윤리선언, 윤리강령, 윤리지침을 구분하여 설명하면, 윤리선언은 해당 전문직의 높은 윤리성을 사회적으로 선언하는 것이고, 윤리강령은 전문직 종사자들이 갖추어야 하는 행동의 윤리적 책임을 명시한다. 윤리지침은 윤리선언과 윤리강령을 바탕으로 해당 전문직 종사자들이 일상에서 갖추어야 할 바람직한 윤리적 자세와 실천 가능한 윤리적 행동들을 구체적인 행동 언어로 제시한다. 이러한 윤리규약은 법은 아니지만, 직업적 행동의 도덕성을 지키기 위하여, 전문직에 부여된 책임에 대하여 전문직 단체가 중심이 되어 신뢰를 얻으며 실천하고자 함을 명백히 하는 것이다.

2 간호사 윤리강령

모든 전문직이 책임감 있는 업무수행을 스스로 통제하기 위하여 윤리강령을 제시하고 지키도록 권유하고 있듯이 간호전문직도 윤리강령을 제정하여 자율적으로 윤리적 간호를 제공하도록 스스로 통제하고 있다.

네이버 지식백과(간호학대사전) 정의에 의하면, 간호윤리강령(Code for Nurses, Ethical

Concepts Applied to Nursing)은 1953년 국제간호협의회(ICN) 회원 협회 대표자회의에서 채택된 간호사를 위한 윤리규정을 말한다. ICN에서 1953년 간호사를 위한 첫 번째 윤리강령을 채택한 이후 전 세계적으로 많은 국가에서 ICN 간호사 윤리강령을 바탕으로 다양한 수정안을 채택하여 간호윤리 실무에서 이용하고 있다. ICN 간호사 윤리강령은 시대에 따라 변화하는 사회와 문화를 반영하여 부분적으로 개정되어 왔으며, 가장 최근에 개정되어 발표된 것은 2021년이다.

간호전문직은 그 직업적 목적과 기능 그리고 이념이 인간을 중심으로 이루어지는 만큼 역사적으로 볼 때 어느 직업보다 윤리적 측면이 강조되어 왔다. 간호사는 간호의 전문성, 권한, 책임감, 자율성의 특징을 갖추고 인류와 사회에 봉사해야 하므로 간호사의 자율적인 통제의 표준을 사회에 알리고 간호사들에게 지키도록 권유하기 위해 간호사 윤리강령이 제정된 것이다.

ICN 간호사 윤리강령은 서문(Preamble)과 본문 (The ICN Code)으로 구성되어 있으며, 본문은 윤리적 행동 기준에 대한 4개의 기본적인 요소들로 구성되어 있다. 본문의 4가지 기본적 요소는 간호사와 환자 혹은 돌봄이나 서비스를 필요로 하는 자(Nurses and patients or other people requiring care or services), 간호사와 실무(Nurses and practice), 간호사와 전문직(Nurses and the profession), 간호사와 글로벌 건강(Nurses and Global Health)으로, 윤리적 간호행위의 틀을 제시하고 있다. 간호사 윤리강령은 권리 · 의무 관계의 사고방식에 바탕을 두고 명확한 간호 개념을 기본으로 하여 선언된 국제적인 전문직 윤리규정이라 할 수 있다. 간호사 윤리강령의 항목별 세부 내용은 뒤에서 서술하고 있는 [4. 국제 간호사 윤리강령]에서 설명한다.

3 한국 간호사 윤리강령

한국 간호사 윤리강령은 윤리선언, 윤리강령, 윤리지침으로 구분하여 제정, 활용되고 있다. 1972년 한국 간호사 윤리강령이 제정되었고, 윤리선언은 2006년 윤리강령 3차 개정과 함께 윤리강령을 바탕으로 제정되었다. 윤리지침은 2007년 윤리강령과 윤리선언을 바탕으로 제정되었다. 한국 간호사 윤리선언, 윤리강령, 윤리지침의 제정 및 개정과정과 세부내용을 살펴본다.

1) 한국 간호사 윤리선언

한국 간호사 윤리선언은 2006년 2월에 제정되었다. 2014년 2월에 1차 개정이 이루어졌고, 2023년 2월에 2차 개정이 이루어졌다. 한국 간호사 윤리선언은 간호전문직의 높은 윤리성을 사회적으로 천명한 것으로, 한국 간호사 윤리강령을 바탕으로 2006년 윤리강령 3차 개정과 함께 작성되었다. 윤리강령 4차 개정(2013년) 이후 2014년에 윤리선언 1차 개정이 이루어졌고, 2023년 윤리강령 5차 개정과 함께 윤리선언 2차 개정이 이루어졌다. 윤리선언 개정의 배경은 윤리강령과 같다(개정 관련 세부 내용은 윤리강령 개정에 관한 내용 참조). 2023년에 개정된 한국 간호사 윤리선언의 내용은 [표 11-1]과 같다.

표 11-1 한국 간호사 윤리선언

한국 간호사 윤리선언

제 정 2006. 2. 23
개 정 2014. 2. 19
2023. 2. 28

우리 간호사는 인간 생명을 존중하고 인권을 지킴으로써 국가와 인류사회에 공헌하는 숭고한 사명을 부여받았다.

이에 우리는 국민의 건강 증진 및 안녕 추구를 간호 전문직의 본분으로 삼고 이를 실천할 것을 다음과 같이 다짐한다.

우리는 어떤 상황에서도 간호 전문직으로서의 명예를 지키고 품위를 유지하며, 국민건강 지킴이의 역할에 최선을 다한다.

우리는 인간 생명에 영향을 줄 수 있는 첨단 의과학 기술을 포함한 첨단 생명 과학 기술을 적용하는 것에 대해 윤리적 판단을 견지하며, 부당하고 비윤리적인 의료행위에는 참여하지 않는다.

우리는 간호의 질 향상을 위해 노력하고, 모든 보건 의료 종사자의 고유한 역할을 존중하며 국민 건강을 위해 상호 협력한다.

우리는 이 다짐을 성실히 지킴으로써 간호 전문직으로서의 사회적 소명을 완수하기 위해 최선을 다할 것을 엄숙히 선언한다.

2) 한국 간호사 윤리강령

1966년 대한간호협회는 국제 간호사 윤리강령을 홍보하고, 윤리의 중요성을 강조하기 위하여 윤리위원회를 발족하였으며, 국제 간호사 윤리강령을 기초로 하여 '한국 간호사 윤리강령(안)'을 작성하였다. 그로부터 6년이 지난 1972년에 제39회 정기대의원총회를 거쳐 채택, 공포함으로써 윤리강령을 제정하게 된다. 그 후 사회적 변화에 따른 간호사의 역할 변화 등을 반영하기 위해 총 다섯 차례에 걸쳐 개정 작업이 진행되었다. 1983년에 1차 개정, 1995년에 2차 개정, 2006년에 3차 개정, 2013년에 4차 개정, 2023년에 5차 개정이 이루어졌다.

(1) 한국 간호사 윤리강령 제정

간호사는 간호의 전문성, 권한, 책임감, 자율성의 특징을 갖추고 인류와 사회에 봉사해야 하고, 간호전문직은 그 직업적 목적과 기능, 이념이 인간을 중심으로 이루어지는 만큼, 역사적으로 볼 때 어느 직업보다 윤리적 측면이 강조되어 왔다. 한국 간호사 윤리강령 제정의 배경은 간호사의 자율적인 통제의 표준을 사회에 알리고 간호사들에게 지키도록 권유하기 위함이다.

한국 간호사 윤리강령 제정의 일차적 목적은 간호사가 전문인으로서 사회적 책임을 완수하는 것이고, 이차적 목적은 간호전문직이 허용하는 최소한의 행동에 대한 표준을 제공하는 것이다.

(2) 한국 간호사 윤리강령 1차 개정

한국 간호사 윤리강령 1차 개정은 1983년에 이루어졌다. 간호사의 역할 확대에 따른 새로운 역할과 책임을 수용하고 변화하는 사회에 부응하는 내용을 포함하기 위해서 개정을 하게 되었다. 또한 대상자의 주체적 참여와 자율성이 강조됨을 반영하였다.

(3) 한국 간호사 윤리강령 2차 개정

1995년에 한국 간호사 윤리강령 2차 개정이 이루어졌다. 현대사회의 변화와 의료현실의 변화에 따라 간호사가 부딪히는 윤리문제의 유형과 특성의 변화를 반영하고, 간호대상자의 권리의식의 변화로 권리보장에 대한 간호사의 책임을 구체화해야 할 필요성이 증가하여 개정하게 되었다.

한국 간호사 윤리강령 2차 개정에서는 간호에서 대상자의 주체적인 참여와 자율성이 중요해졌고, 실무에서 세계화뿐만 아니라 한국의 문화적인 특성에 대한 배려가 중요함을 강조하였다. 또한 환경에 대한 문제의식과 책임이 더욱 중요해짐을 반영하였다.

(4) 한국 간호사 윤리강령 3차 개정

2006년에 한국 간호사 윤리강령 3차 개정이 이루어졌다. 의료관련 법규 개정, 전문간호사 제도 및 요양시설의 확대에 따라 간호영역이 확장되었고, 인구특성의 변화, 취약계층의 확대, 환경오염 및 생명윤리의 중요성 대두 등 사회 변화에 대처하고자 개정되었다. 간호실무 현장에 적용 가능한 새로운 윤리원칙과 표준 개발에 대한 간호사의 요구 증가도 반영되었다.

(5) 한국 간호사 윤리강령 4차 개정

2013년에 한국 간호사 윤리강령 4차 개정이 이루어졌다. 급변하는 사회정세를 반영하고 간호사의 역할 확대에 따른 책임을 구체적으로 명시하기 위하여 대한간호협회 중앙회이사회를 거쳐 최종 수정안이 확정되었다. 기존의 윤리강령과 마찬가지로 서문과 각론으로 구성되어 있고, 각론은 3개 영역 15개 항목으로 구성된 점은 같으나, 서문의 문장을 좀 더 간결하게 기술하였고, 각론의 항목 내용이 변경되었다. 각론의 내용 중 간호표준 준수, 정의와 신뢰의 증진, 안전한 간호, 관계윤리 준수 항목을 보완하였다.

(6) 한국 간호사 윤리강령 5차 개정

2023년에 한국 간호사 윤리강령 5차 개정이 이루어졌다. 급변하는 한국 사회가 요구하는 간호사의 윤리적 행위에 대한 지침으로서 간호사 윤리강령 개정이 필요하게 되었는데, 5차 개정의 배경을 요약하면 다음과 같다.

- 연명의료결정법 개정 및 환자안전법 시행
- 환자의 권리의식 강화
- 인공지능(AI) 등 첨단 의료 기술의 진화
- 간호사 역할 확대에 따른 간호전문직의 윤리적 책무 강화 등

2020년 개정(안)을 마련하여 대한간호협회 중앙회이사회를 거쳤고, 국문학자, 법학자, 철학윤리학자 등의 자문을 거쳐 2023년 최종 수정안을 확정하였다. 기존의 윤리강령과 마찬가지로 서문과 각론으로 구성되어 있으나, 각론은 3개 영역 15개 항목에서 3개 영역 16개 항목으로 변경되었다. 각론의 첫 번째 영역에 '인간의 존엄성 보호' 항목이 추가되었고, 각론의 두 번째 영역의 '교육과 연구' 항목을 제외하고 서론과 각론의 각 항목 내용 모두 조금씩 수정 및 보완되었다.

(7) 한국 간호사 윤리강령의 내용

한국 간호사 윤리강령은 서문과 각론으로 구성되어 있다. 서문에는 간호의 근본이념, 간호사의 책무, 간호의 대상과 간호사의 역할, 윤리강령 제정의 목적에 대한 내용이 기술되어 있다. 서문의 내용은 [표 11-2]와 같다.

표 11-2 한국 간호사 윤리강령의 서문

한국 간호사 윤리강령

제 정 1972. 5. 12
개 정 1983. 7. 21
1995. 5. 25
2006. 2. 23
2013. 7. 23
2023. 2. 28

간호의 근본이념은 인간 생명을 존중하고 인권을 지키는 것이다.
간호사의 책무는 인간 생명의 시작부터 삶과 죽음의 전 과정에서 간호대상자의 건강을 증진하고, 질병을 예방하며, 건강을 회복하고, 고통이 경감되도록 돌보는 것이다.
간호사는 간호대상자의 자기결정권을 존중하고, 간호대상자 스스로 건강을 증진하는 데 필요한 지식과 정보를 획득하여 최선의 결정을 할 수 있도록 돕는다.
이에 대한간호협회는 국민의 건강과 안녕에 이바지하는 전문직 종사자로서 간호사의 위상과 긍지를 높이고, 윤리 의식의 제고와 사회적 책무를 다하기 위하여 이 윤리강령을 제정한다.

한국 간호사 윤리강령의 각론은 총 3개 영역 16개 항으로 구성되어 있다. 각론의 첫 번째 영역 '간호사와 간호대상자'는 평등한 간호 제공, 개별적 요구 존중, 사생활 보호 및 비밀유지, 알 권리와 자기결정권 존중, 취약한 간호대상자 보호, 건강 환경 구현, 인간의 존업성 보호의 7개 항(1부터 7까지)으로 구성되어 있고, 항목별 세부 내용은 [표 11-3]과 같다.

표 11-3 한국 간호사 윤리강령 각론 I 영역(간호사와 간호대상자)의 내용

I. 간호사와 간호대상자

1. 평등한 간호 제공
간호사는 간호대상자의 국적, 인종, 종교, 사상, 연령, 성별, 정치적 · 사회적 · 경제적 지위, 성적 지향, 질병,

장애, 문화 등의 차이에 관계없이 평등하게 간호한다.

2. 개별적 요구 존중
간호사는 간호대상자의 관습, 신념 및 가치관에 근거한 개인적 요구를 존중하여 간호하는 데 최선을 다한다.

3. 사생활 보호 및 비밀유지
간호사는 간호대상자의 개인 건강 정보를 포함한 사생활을 보호하고, 비밀을 유지하며 간호에 필요한 정보 공유 시 신중한 판단을 한다.

4. 알 권리 및 자기결정권 존중
간호사는 간호의 전 과정에 간호대상자를 참여시키며, 충분한 정보 제공과 설명으로 간호대상자가 스스로 의사결정을 하도록 돕는다.

5. 취약한 간호대상자 보호
간호사는 취약한 환경에 처해 있는 간호대상자를 보호하고 돌본다.

6. 건강 환경 구현
간호사는 건강을 위협하는 사회적 유해환경, 재해, 생태계의 오염으로부터 간호대상자를 보호하고, 건강한 환경을 보전 · 유지하는 데 적극적으로 참여한다.

7. 인간의 존엄성 보호
간호사는 첨단 의과학 기술을 포함한 생명 과학 기술의 적용을 받는 간호대상자를 돌볼 때 인간 생명의 존엄과 가치를 인식하고 간호대상자를 보호한다.

한국 간호사 윤리강령 각론의 두 번째 영역 '전문인으로서 간호사의 의무'는 간호표준 준수, 교육과 연구, 정책 참여, 정의와 신뢰의 증진, 안전을 위한 간호, 건강 및 품위 유지의 6개 항(8부터 13까지)으로 구성되어 있고, 항목별 세부 내용은 [표 11-4]와 같다.

표 11-4 한국 간호사 윤리강령 각론 II 영역(전문인으로서 간호사의 의무)의 내용

II. 전문인으로서 간호사의 의무

8. 간호표준 준수
간호사는 모든 업무를 대한간호협회 간호 표준에 따라 수행하고 간호에 대한 자신의 판단과 행위에 책임을 진다.

9. 교육과 연구
간호사는 간호 수준의 향상과 근거 기반 실무를 위한 교육과 훈련에 참여하고, 간호표준 개발 및 연구에 기여한다.

10. 정책 참여
간호사는 간호 전문직의 발전과 국민 건강 증진을 위해 간호 정책 및 관련 제도의 개선 활동에 적극적으로 참여한다.

11. 정의와 신뢰의 증진
간호사는 의료자원의 분배와 간호 활동에 형평성과 공정성을 유지함으로써 사회의 공동선과 신뢰를 증진하는 데에 기여한다.

12. 안전을 위한 간호
간호사는 간호의 전 과정에서 간호대상자의 안전을 우선시하며, 위험을 최소화하기 위한 조치를 취해야 한다.

13. 건강 및 품위 유지
간호사는 자신의 건강을 보호하고 전문인으로서의 긍지와 품위를 유지한다.

한국 간호사 윤리강령 각론의 세 번째 영역 '간호사와 협력자'는 관계 윤리 준수, 간호대상자 보호, 첨단 생명 과학 기술 협력과 경계의 3개의 항(14부터 16까지)으로 구성되어 있고, 항목별 세부 내용은 [표 11-5]와 같다.

표 11-5 한국 간호사 윤리강령 각론 III 영역(간호사와 협력자)의 내용

III. 간호사와 협력자

14. 관계 윤리 준수
간호사는 동료 의료인이나 간호 관련 종사자와 협력하는 경우 상대를 존경과 신의로서 대하며, 간호대상자 및 사회에 대한 윤리적 책임을 다한다.

15. 간호대상자 보호
간호사는 동료 의료인이나 간호 관련 종사자에 의해 간호대상자의 건강과 안전이 위협받는 경우, 간호대상자를 보호하기 위한 적절한 조치를 취한다.

16. 첨단 생명 과학 기술 협력과 경계
간호사는 첨단 생명 과학 기술을 적용한 보건 의료 연구에 협력함과 동시에, 관련 윤리적 문제에 대해 경계하고 대처한다.

3) 한국 간호사 윤리지침

한국 간호사 윤리지침은 바람직한 윤리적 자세와 실천 가능한 윤리적 행동들을 구체적으로 제시한 것으로, 윤리선언과 윤리강령을 바탕으로 2007년에 제정되었다. 그 후 윤리선언과 윤리강령 개정 시와 마찬가지로 사회적 변화에 따른 간호사의 역할 변화 등을 반영하기 위해 2014년에 1차 개정이, 2023년에 2차 개정이 이루어졌다. 한국간호사 윤리지침은 총 5개의 장 즉, 총칙, 일반적 윤리, 간호대상자에 대한 윤리, 전문직으로서의 윤리, 협력자에 대한 윤리로 나누어져 있으며, 전체 구성은 [표 11-6]과 같다.

표 11-6 한국 간호사 윤리지침의 구성

한국 간호사 윤리지침

제 정 2007. 2. 23
개 정 2014. 2. 19
2023. 2. 28

제1장 총 칙
제1조(목적) 제2조(제반 법령 준수)

제2장 일반적 윤리
제3조(간호사의 사명) 제4조(인간 존엄성 및 인권 존중) 제5조(윤리적 간호 제공) 제6조(건강 및 품위 유지)

제3장 간호대상자에 대한 윤리
제7조(평등한 간호 제공) 제8조(개별적 요구 존중) 제9조(인격 존중과 사생활 보호) 제10조(비밀 유지) 제11조(의무 기록 관리 책임) 제12조(알 권리 존중) 제13조(자기 결정권 존중) 제14조(취약한 간호대상자 보호) 제15조(건강한 환경 구현) 제16조(인간 존엄성 보호와 생명과학 기술) 제17조(장기 이식과 간호) 제18조(연명 의료와 간호) 제19조(말기 및 임종 과정의 간호)

제4장 전문직으로서의 윤리
제20조(간호표준 준수) 제21조(자율성과 책임) 제22조(간호업무의 위임) 제23조(옹호자 역할 수행) 제24조(비윤리적 행위 거부) 제25조(비윤리적 행위 보고) 제26조(비공인 간호행위 금지) 제27조(간호사의 자기계발)

제28조(간호 연구 활동) 제29조(전문직 단체 활동) 제30조(건강 정책 참여) 제31조(정의와 신뢰의 증진)

제5장 협력자에 대한 윤리
제32조(보건의료인의 존중과 협력) 제33조(대외협력) 제34조(첨단 생명 과학 기술 협력과 경계)

한국 간호사 윤리지침 제1장 '총칙'에서는 한국 간호사 윤리지침 제정의 목적, 제반 법령 준수 등에 관한 내용을 2개 조(제1조부터 제2조까지)로 나누어 제시하고 있으며, 제1장 각 조의 구체적인 내용은 [표 11-7]과 같다.

표 11-7 한국 간호사 윤리지침 제1장(총칙)의 내용

제1장 총칙

제1조(목적)
이 '한국 간호사 윤리지침'(이하 '지침'이라 한다.)의 목적은 대한간호협회가 제정한 '한국 간호사 윤리선언'과 '한국 간호사 윤리강령'의 정신을 실천하기 위한 구체적 행동 지침을 마련함으로써 국민의 건강 및 안녕을 증진하고 인권 신장에 기여하는 데 있다.

제2조(제반 법령 준수)
이 지침은 국제적으로 공인된 간호 윤리에 관한 선언 · 강령 · 지침과 대한민국의 관련 법령, 대한민국 정부가 조인하거나 승인한 관련 조약과 국제협약 등을 준수한다.

한국 간호사 윤리지침 제2장 '일반적 윤리'에서는 간호사의 사명, 인간 존엄성 및 인권 존중, 윤리적 간호 제공, 건강 및 품위유지 등에 관한 내용을 4개 조(제3조부터 제6조까지)로 나누어 제시하고 있으며, 제2장 각 조의 구체적인 내용은 [표 11-8]과 같다.

표 11-8 한국 간호사 윤리지침 제2장(일반적 윤리)의 내용

제2장 일반적 윤리

제3조(간호사의 사명)
간호사는 인간 생명의 존엄성을 존중하고 인권을 지키며, 간호대상자의 건강과 안녕을 증진하는 것을 사명으로 한다.(본 지침에서 간호대상자는 개인, 가족, 지역사회를 포함한다.)

제4조(인간 존엄성 및 인권 존중)
① 간호사는 어떠한 이유로도 인간을 수단으로 이용해서는 안 되며, 목적 자체로 대우해야 한다.
② 간호사는 인간의 윤리적, 법적 권리를 존중하고 지켜야 한다. 특히 다음 각호의 인권을 존중해야 한다.
1. 인간은 인간으로서 존경받으며 태어날 권리가 있다.
2. 인간은 존엄하게 죽음을 맞이할 권리가 있다.
3. 인간은 자신의 신체를 침해받지 않을 권리가 있다.
4. 인간은 건강한 삶을 영위할 권리가 있다.

제5조(윤리적 간호 제공)
① 간호사는 인간 생명의 존엄과 가치, 간호대상자의 최선의 이익을 위해 행동해야 한다.
② 간호사는 간호대상자의 알 권리와 자기결정권을 존중하고, 간호대상자에게 충분한 정보를 제공하여 최선의 결정을 할 수 있도록 도와야 한다.
③ 간호사는 어떠한 경우라도 간호대상자에게 해를 끼치는 행위를 해서는 안 된다.
④ 간호사는 선의를 가지고 성실하게 간호대상자에게 최선의 간호를 제공하도록 노력한다.
⑤ 간호사는 간호대상자에게 공정하고 공평하게 간호를 수행해야 한다.

제6조(건강 및 품위유지)
① 간호사는 민주사회의 시민으로서 갖추어야 할 품위와 명예를 지키고, 법과 사회상규가 요구하는 사항을 준수하여야 한다.
② 간호사는 신체적, 정신적, 사회 심리적, 영적으로 건강한 생활을 유지해야 한다.
③ 간호사는 음주, 마약 및 향정신성 약물 사용 상태에서 간호행위를 해서는 안 된다.
④ 간호사는 간호행위와 일상생활, 인터넷, 소셜 미디어 활동에서도 전문직으로서 간호사의 품위유지와 이미지 향상에 힘써야 한다.
⑤ 간호사는 교차 감염이나 의인성 질병이 발생하지 않도록 자기의 위생 관리를 철저히 해야 한다.
⑥ 간호사는 자신의 직위를 이용하여 특혜나 정당하지 않은 이익을 취하여서는 안 된다.
⑦ 간호사는 간호대상자가 성적 접촉으로 오인하거나 유도될 수 있는 행동을 피하고 사적 관계를 형성해서는 안 된다.
⑧ 간호사는 간호직의 품위를 손상시키는 동료의 행위를 묵인해서는 안 된다.

한국 간호사 윤리지침 제3장 '간호대상자에 대한 윤리'에서는 평등한 간호 제공, 개별적 요구 존중, 인격 존중과 사생활 보호, 비밀 유지, 의무 기록 관리 책임, 알 권리 존중, 자기결정권 존중, 취약한 간호대상자 보호, 건강한 환경 구현, 인간 존엄성 보호와 생명과학 기술, 장기이식과 간호, 연명의료와 간호, 말기 및 임종 과정의 간호 등에 관한 내용을 13개 조(제7조부터 제19조까지)로 나누어 제시하고 있으며, 제3장 각 조의 구체적인 내용은 [표 11-9]와 같다.

표 11-9 한국 간호사 윤리지침 제3장(간호대상자에 대한 윤리)의 내용

제3장 간호대상자에 대한 윤리

제7조(평등한 간호 제공)
① 간호사는 간호대상자의 국적, 인종, 연령, 성별, 정치적 · 사회적 · 경제적 지위, 성적 지향 등의 차이에 관계없이 평등하게 간호해야 한다.
② 간호사는 간호대상자의 질병과 장애의 종류와 정도 등의 차이에 관계없이 평등하게 간호해야 한다.
③ 간호사는 간호대상자의 종교와 신념, 사상의 자유를 존중하여야 하며, 이와 관계없이 평등하게 간호해야 한다

제8조(개별적 요구 존중)
① 간호사는 간호대상자의 신체적, 사회 심리적, 영적 요구에 따라 개별적으로 간호해야 한다.
② 간호사는 간호대상자의 관습과 문화의 다양성, 그리고 가치관에 근거한 개인의 요구를 존중하여 간호해야 한다

제9조(인격 존중과 사생활 보호)
① 간호사는 간호대상자가 인격을 지닌 존재로 대우받는 치료 환경을 조성하고 이를 유지하도록 도와야 한다.
② 간호사는 간호대상자와의 대화와 간호 처치 및 개인위생 시 사생활이 보호되도록 노력해야 한다.
③ 간호사는 간호 관련 종사자와 간호 학생 등이 간호대상자의 사생활을 보호하도록 교육하고 지도해야 한다.
④ 간호사는 간호대상자의 사생활에 대한 정보가 인터넷이나 소셜 미디어 등을 통해 유출되지 않도록 보호해야 한다
⑤ 간호사는 유전정보, 생체인식정보를 포함한 개인 건강 정보 보호 원칙을 준수하여 건강정보의 분실, 도난, 유출, 위조, 변조, 훼손 등을 방지하며, 간호대상자가 정보 주체로서 자신의 권리를 보호받을 수 있도록 도와야 한다.

제10조(비밀 유지)
① 간호사는 간호대상자나 가족, 보건의료인으로부터 전달받은 사항뿐 아니라 간호사가 행한 것, 관찰한 것, 들은 것, 이해한 것 등 간호대상자에 대한 비밀을 유지해야 한다.
② 간호사가 간호대상자에 대한 최선의 치료 및 간호를 위해 필요한 정보에 한해서만 의료진과 공유해야 한다.
③ 간호사는 인수인계와 보고 시 간호대상자의 개인 정보가 관계자 이외의 타인에게 노출되지 않도록 주의해야 한다.
④ 간호사는 학술 집담회의 사례발표나 학술 연구 및 조사 등에서 간호대상자의 개인정보를 공개해서는 안 된다
⑤ 간호사는 간호대상자가 자신이나 타인에게 해를 가할 우려가 있다고 판단될 때는 법령이 허용하는 범위 안에서 관계자에게 필요한 정보를 제공할 수 있다.
⑥ 간호사는 간호대상자의 동의 없이 간호나 치료 상황을 녹음 · 촬영하여 공개하는 행위를 하지 않아야 하고, 그러한 상황을 묵인해서도 안 된다
⑦ 간호사는 간호 관련 종사자 및 간호 학생 등에게 간호대상자의 비밀을 보장하도록 교육하고 지도해야 한다

제11조(의무 기록 관리 책임)
① 간호사는 의무기록, 전자의무기록 및 건강기록부 등 간호대상자에 대한 기록을 신중하고 엄격하게 관리해야 한다.
② 간호사는 간호 수행 직후 사실에 근거하여 진실하고 성실하게 의무기록을 작성해야 하며, 고의로 위조, 변조, 누락, 추가 등을 해서는 안 된다.
③ 간호사는 의무기록 등에 대해 사실과 다른 허위 기록 및 수정을 요구받을 경우 이를 거부해야 한다.
④ 간호사는 적법한 의무기록 규정을 준수해야 한다.

제12조(알 권리 존중)
① 간호사는 간호대상자가 자신의 건강 상태나 자신에게 수행되는 치료와 간호에 대해 정확한 정보를 알 권리가 있음을 인정하고 이를 존중해야 한다.
② 간호사는 간호를 제공할 때 간호대상자의 요구와 관심, 교육 정도, 연령, 심신 상태, 이해 능력 등을 고려하여 간호의 목적, 방법, 기대되는 결과와 그에 따르는 위험성 등 충분한 정보를 제공해야 한다.
③ 간호사는 간호대상자가 간호 전문직의 권한과 책임을 벗어나는 정보를 요구할 때 관계자의 도움을 받을 수 있도록 주선해야 한다.

제13조(자기 결정권 존중)
① 간호사는 간호대상자가 자신에게 수행되는 진료 및 간호에 대해 충분한 정보를 가지고 의사결정에 참여할 권리를 존중해야 한다.
② 간호사는 간호대상자가 제반 간호에 대하여 선택하거나 거부할 권리가 있음을 알려야 한다.
③ 간호사는 간호대상자가 위해를 당하지 않고 최선의 이익이 되는 결정을 할 수 있도록 지지해야 한다.
④ 간호사는 간호대상자가 의사 결정 능력이 없거나 부족한 경우, 의사결정을 할 수 없는 경우, 미성년자인 경우, 기타 이에 상응하는 경우에는 법정 대리인 또는 성년후견인의 동의 과정을 확인해야 한다.
⑤ 간호사는 간호대상자의 가족을 간호의 동반자로 인정해야 하며, 간호대상자의 치료와 간호 등에 대해 설명하고 의사결정을 하는 과정에서 가족의 참여를 존중해야 한다.

제14조(취약한 간호대상자 보호)
① 간호사는 노인, 여성, 아동, 장애인, 시설수용자, 불법 체류자, 정신질환자, 빈곤자, 다문화가족 등 자신의 권익을 위한 주장과 의사결정이 어려운 취약한 대상자의 인권을 옹호해야 한다.
② 간호사는 취약한 환경에 처해 있는 간호대상자들이 의료 자원의 분배나 진료 및 간호의 우선순위 결정 등에서 불공정한 대우를 받지 않도록 그들의 권익을 대변해야 한다.
③ 간호사는 취약한 환경에 처해 있는 간호대상자가 신체적, 정신적, 성적 학대를 받지 않고 인권이 침해되지 않도록 감시하고 보호해야 한다.
④ 간호사는 취약한 환경에 처해 있는 간호대상자를 대상으로 연구가 이루어지는 경우, 기관생명윤리위원회의 승인 여부를 확인하고, 취약한 대상자 보호를 위한 연구윤리지침 준수 여부를 감시해야 한다.

제15조(건강한 환경 구현)
① 간호사는 간호대상자의 생명과 안전을 보전하는 건강한 환경의 유지와 제도 개선을 위해 노력해야 한다.
② 간호사는 간호대상자의 생명과 안전을 위협하는 감염이나 사고 발생 등의 위험이 있는 의료 환경을 간과해서는 안 되며, 이를 방지하기 위한 적절한 관리와 조치를 취해야 한다.

③ 간호사는 감염병이나 재해 위협, 사회적 위해 환경, 생태계의 오염 등으로부터 간호대상자의 생명과 안전을 보호하고, 재난 발생 시 개인 또는 집단으로 구호 활동을 수행해야 한다.

제16조(인간 존엄성 보호와 생명과학 기술)
① 간호사는 급변하는 생명과학 기술의 발전에 따른 올바른 가치관을 정립하고 인간을 중심으로 하는 간호에 관심을 두어야 한다.
② 간호사는 새로운 생명과학 기술을 적용받는 간호대상자를 돌볼 때 해당 과학기술의 목적, 이득, 한계 등을 인식하고 간호대상자를 보호해야 한다.
③ 간호사는 기증에 의한 인공수정, 시험관 아기, 대리출산 등 보조 생식술 사용이 윤리 · 도덕적으로 정당한 선택인지 확인해야 한다.
④ 간호사는 유전자 검사나 유전자 치료와 관련해서 유전정보의 복제, 편집, 유출 등이 인간 생명의 존엄성을 침해할 가능성을 인지하고 간호대상자를 보호해야 한다.

제17조(장기이식과 간호)
① 간호사는 잠재적 장기 기증자에게서 장기 및 조직의 이식에 대한 동의 여부를 확인하고, 기증결정자가 경제적, 사회적, 심리적 조건에 영향을 받지 않고 자유롭게 결정할 수 있도록 도와야 한다.
② 간호사는 다양한 이해관계인들과 협력적 의사소통을 통해, 관련 법령의 범위 내에서 기증자와 수혜자 모두의 권익을 위한 돌봄을 수행해야 한다.
③ 간호사는 장기 및 조직 이식 과정에서 장기 및 조직 등을 매매하거나 이러한 행위의 교사 · 알선 · 방조 사실을 알게 된 경우, 이를 관련 부서나 기관에 신고해야 한다.

제18조(연명의료와 간호)
① 간호사는 간호대상자의 존엄성 유지와 최선의 이익을 위한 연명의료 결정이 될 수 있도록 간호대상자를 지지하고 간호대상자와 가족, 의료진과의 의사소통을 촉진해야 한다.
② 간호사는 간호대상자의 연명의료 결정과 이행의 과정에서 윤리적 갈등이 발생했을 때, 적절한 해결책을 마련하기 위해 병원 윤리위원회 등 자원을 연계하고 관련 활동에 참여할 수 있다.

제19조(말기 및 임종 과정의 간호)
① 간호사는 말기 및 임종 과정에 있는 간호대상자에게 동반자 역할을 수행함으로써 인간의 존엄성을 유지할 수 있도록 돌본다.
② 간호사는 말기 및 임종 과정에 있는 간호대상자나 가족, 대리인이 호스피스 · 완화 간호를 요구할 때 이를 제공해야 한다.
③ 간호사는 임종 과정에 있는 간호대상자에게도 수분과 영양공급 등 생명 유지에 필요한 기본적인 간호와 적절한 돌봄을 제공해야 한다.

한국 간호사 윤리지침 제4장 '전문직으로서의 윤리'에서는 간호표준 준수, 자율성과 책임, 간호업무의 위임, 옹호자 역할 수행, 비윤리적 행위 거부, 비윤리적 행위 보고, 비공인 간호행위 금지, 간호사의 자기계발, 간호 연구 활동, 전문직 단체 활동, 건강 정책 참여, 정의와 신뢰의 증진 등에 관한 내용을 12개의 조(제20조부터 제31조까지)로 나누어 제시하고 있으며, 제4장 각 조의 구체적인 내용은 [표 11-10]과 같다.

표 11-10 한국 간호사 윤리지침 제4장(전문직으로서의 윤리)의 내용

제4장 전문직으로서의 윤리

제20조(간호표준 준수)
간호사는 간호지식과 기술을 바탕으로 대한간호협회에서 인정한 간호표준에 따라 모든 간호업무를 수행해야 한다.

제21조(자율성과 책임)
① 간호사는 자신의 전문적인 판단과 자율적 의사결정을 통해 간호를 수행해야 한다.
② 간호사는 자신이 수행한 간호에 대해 그 정당성을 설명하고 책임질 수 있어야 한다.

제22조(간호업무의 위임)
① 간호사는 간호행위를 위임할 경우 업무의 특성과 위임받는 자의 자격 및 업무능력을 고려하여야 한다.
② 간호사는 위임하는 간호업무의 범위와 책임 소재 등을 명확히 정해야 한다.
③ 간호사는 무면허자나 무자격자에 의한 간호행위를 묵인하거나 방조해서는 안 된다.
④ 간호사는 교육에 필요한 제한된 범위 내에서 간호사의 지도 · 감독 하에 간호 학생에게 간호업무를 수행하게 할 수 있으며, 그 결과에 대해 책임져야 한다.

제23조(옹호자 역할 수행)
간호사는 보건의료인, 가족 등의 의사결정이 간호대상자의 인권을 침해하거나 불이익을 초래한다고 판단될 경우, 간호대상자의 권익을 보호해야 한다.

제24조(비윤리적 행위 거부)
간호사는 인공임신중절, 안락사, 뇌사와 장기이식, 임종과정의 환자 치료 및 간호 등과 관련하여 윤리적으로 정당하지 않은 행위에는 참여를 거부하여야 한다.

제25조(비윤리적 행위 보고)
① 간호사는 보건의료인에게서 불법 행위 또는 윤리적으로 정당하지 않은 행위에 대한 협조 요청을 받았을 경우, 이를 거부하고 관련 부서에 보고해야 한다.
② 간호사는 보건의료인의 부적절한 행위로 인해 간호대상자의 안녕이 위협받거나 위협받을 우려가 있는 경우, 정해진 절차에 따라 관련 부서나 기관에 보고해야 한다.

제26조(비공인 간호행위 금지)
간호사는 근거 중심의 간호를 수행해야 하며, 간호학계에서 공인하지 않은 간호 중재를 환자에게 적용해서는 안 된다.

제27조(간호사의 자기계발)

① 간호사는 간호 전문직에 필요한 대인 관계 및 의사소통 기술의 향상을 위해 노력해야 한다.
② 간호사는 건강전문가로서 건강 증진을 위한 실천과 모범을 보여주어야 한다.
③ 간호사는 평생 학습을 통해 직무역량을 유지하고 계발하도록 노력해야 한다.
④ 간호사는 대한간호협회, 시 · 도 간호사회, 의료기관, 분야별 학회, 연구회 등에서 주관하는 연수, 보수 교육에 참여하여 새로운 간호지식과 기술을 습득하고 발전시켜야 한다.

제28조(간호 연구 활동)

① 간호사는 간호 지식 및 중재를 개발하기 위한 연구를 할 경우, 참여자의 권리, 안전과 이익을 최우선으로 고려하여, 연구 윤리 지침을 준수해야 한다.
② 간호연구자는 연구 참여자에게 연구목적을 충분히 설명한 후 자발적인 동의를 받아야 한다.
③ 간호연구자는 연구 과정 및 결과와 관련해 연구 참여자의 개인 정보가 유출되지 않도록 주의해야 한다.
④ 간호연구자는 연구 방법에 대한 지식을 갖추어 연구 과정에서 연구 참여자에게 발생할 수 있는 위해 방지 및 이의 최소화를 위해 노력해야 한다.
⑤ 간호연구자는 연구 결과를 이론과 실무에 활용하여 간호지식의 수준을 높이고 간호 실무의 질을 향상하도록 노력해야 한다.

제29조(전문직 단체 활동)

① 간호사는 권익보장과 전문성 향상을 위하여 대한간호협회, 시 · 도 간호사회, 산하단체 등 전문직 단체 활동에 적극적으로 참여해야 한다.
② 간호사는 전문직 단체를 통하여 바람직한 간호 실무 환경을 조성하고, 사회경제적으로 공정한 근무조건을 갖추고 유지하기 위한 활동에 참여해야 한다.
③ 간호사가 전문직 단체 행동에 참여할 때는 간호대상자의 안전과 이익을 먼저 고려해야 한다.

제30조(간호 정책 참여)

① 간호사는 간호 및 건강 관련 정책의 형성과정과 입법 활동에 관심을 가지고 참여해야 한다.
② 간호사는 생명 과학 기술을 이용한 치료 및 간호에 관한 정책 수립에 참여해야 한다.
③ 간호사는 국민 건강을 위한 보건 의료 환경 조성을 위하여 필요한 제도나 정책을 국가와 사회에 요구해야 한다.
④ 간호사는 국가의 보건 의료 환경에 관한 제도나 정책 수립 및 수행과정을 감시해야 한다.

제31조(정의와 신뢰의 증진)

① 간호사는 간호 활동의 공정성과 형평성을 유지하며, 공정한 보건의료체계의 유지와 사회적 공동선을 지향하는 데 기여해야 한다.
② 간호사는 간호대상자에게 필요한 의료 자원과 사회 · 경제적 자원의 공정한 분배가 이루어질 수 있도록 감시한다.
③ 간호사는 국민 건강을 위한 사회적 요구에 대해 간호 전문직 가치에 부합하는 윤리적 행위를 함으로써 사회적 신뢰를 증진한다.

한국 간호사 윤리지침 제5장 '협력자에 대한 윤리'에서는 보건의료인의 존중과 협력, 대외협력, 첨단 생명 과학 기술 협력과 경계 등에 관한 내용을 3개의 조(제32조부터 제34조까지)로 나누어 제시하고 있으며, 제5장 각 조의 구체적인 내용은 [표 11-11]과 같다.

표 11-11 한국 간호사 윤리지침 제5장(협력자에 대한 윤리)의 내용

제5장 협력자에 대한 윤리

제32조(보건의료인의 존중과 협력)
① 간호사는 보건의료인으로서 고유한 역할과 직무 가치를 이해하고 존중하며, 직무상 동료 및 다른 보건의료인과 상호협력적인 관계를 유지해야 한다.
② 간호사가 동료 및 다른 보건의료인으로부터 업무를 위임받거나 위임할 때, 상호 협력하며 직무의 권한과 책임의 한계를 명확히 해야 한다.
③ 간호사는 상호존중과 신뢰를 바탕으로 동료 및 다른 보건의료인과 개방적이고 수평적 의사소통을 해야 한다.
④ 간호사는 동료 및 다른 보건의료인과 상호 비방, 모함, 사생활 공개, 폭력 등의 언행을 삼가고 상호 신뢰 관계를 유지하기 위해 노력해야 한다.
⑤ 간호사는 직무수행의 과정에서 동료 및 다른 보건의료인과 갈등이 발생했을 때, 간호대상자의 이익과 안전을 최우선으로 두고 갈등을 해결해야 한다.

제33조(대외협력)
① 간호사는 국민의 건강요구를 충족시키기 위한 지역적 · 국가적 · 국제적 차원의 노력에 협력해야 한다.
② 간호사는 천재지변 등의 자연 재난이나 사회적 재난 및 국가 위급 상황에서 간호사의 협력이 필요할 경우, 구호 활동에 참여해야 한다.
③ 간호사는 감염병 등 공중보건 위기 상황이 발생하였을 때, 지역적 · 국가적 · 국제적 방역과 검역 및 치료 활동에 협력해야 한다.

제34조(첨단 생명 과학 기술 협력과 경계)
① 간호사는 첨단 생명 과학 기술을 적용한 연구나 중재 개발 등에 협력하여 보건 의료 미래 세대를 준비해야 하며, 그 과정에서 발생할 수 있는 윤리적 문제를 경계하고 민감하게 대처해야 한다.
② 간호사는 첨단 생명 과학 기술을 적용한 연구나 중재 개발 등의 참여 과정에서 간호사의 양심, 전문직 가치와 갈등이 발생하는 경우에 문제를 제기하여야 하며, 문제가 계속되는 경우 참여를 거부해야 한다.

4 국제 간호사 윤리강령

1800년대 후반에 현대 간호가 정립되면서 간호 분야에서도 윤리에 대한 논의가 시작되었다. 1893년에는 디트로이트 간호학교 교장인 리스트라 그레터가 나이팅게일 선서(Nightingale Pledge)를 작성하였고, 6년 후인 1899년에는 국제간호협의회(ICN)가 설립되었고, 그 후 국제간호사 윤리강령이 발표되었다.

1960년대에 간호사의 중요한 의무는 기술 훈련과 의사에 대한 복종이었다. 1965년에 발표된 ICN 간호사 윤리강령(The ICN Code of Ethics for Nurses)에서는 기술 훈련과 의사에 대한 복종을 강조했다. 그러나 1973년에 이르러 ICN 윤리강령은 그 초점이 의사에 대한 복종에서 환자의 필요에 대한 충족으로 옮겨가게 되었다.

ICN은 1953년 간호사를 위한 첫 번째 윤리강령을 채택하였다. 1953년 이후 전 세계적으로 많은 국가에서 ICN 간호사 윤리강령을 바탕으로 다양한 수정안을 채택하여 간호윤리 실무에서 이용하고 있다. 가장 최근에 개정되어 발표된 것은 2021년이다. ICN 간호사 윤리강령은 간호사들에게 윤리적 간호행위의 틀을 제시하고 있다.

2021년 개정되어 발표된 윤리강령을 기준으로 살펴보면, ICN 간호사 윤리강령은 서문과 본문으로 구성되어 있다. 서문은 3개의 단락으로, 본문은 윤리적 행동 기준에 대해 4개의 요소(영역)로 나누어 제시되어 있다. 본문의 4가지 영역은 간호사와 환자 혹은 돌봄이나 서비스가 필요한 자(Nurses and patients or other people requiring care or services), 간호사와 실무(Nurses and practice), 간호사와 전문직(Nurses and the profession), 간호사와 글로벌 건강(Nurses and Global Health)이다.

ICN 간호사 윤리강령 서문의 첫 번째 단락에서는 간호사의 기본 책임은 건강 증진, 질병 예방, 건강 회복, 고통 경감 등 네 가지이며, 간호에 대한 필요는 전 세계적으로 보편적이라 명시하고 있다.

서문의 두 번째 단락에서는 간호 본연의 자세는 인간 생명의 존엄성과 원리를 존중하는 것이며, 이러한 간호는 국적이나 인종, 종교, 피부 색깔, 나이, 정치 또는 사회적 배경에 의해 제한받지 않는다고 명시하고 있다.

서문의 세 번째 단락에서는 간호사들은 지역적으로, 국가적으로 그리고 전 세계적으로 개인, 가족, 공동체와 주민의 건강 증진에 기여함으로써 소중히 여겨지고 존중받는다. 간호사들은 간호 서비스를 다른 건강관리 전문가나 관련 그룹들의 서비스와 조정한다. 간호사들은 존중, 정의, 공감, 즉각 대응, 돌봄, 연민, 신뢰, 진실성과 같은 전문직의 가치를 보여준다고 명시하고 있다.

ICN 간호사 윤리강령 서문의 전체 내용은 [표 11-12]와 같다.

표 11-12 ICN 간호사 윤리강령의 서문

THE ICN CODE OF ETHICS FOR NURSES

PREAMBLE

From the origins of organised nursing in the mid-1800s and recognising nursing care is deeply rooted in the traditions and practices of equity and inclusion and in the appreciation of diversity, nurses have consistently recognised four fundamental nursing responsibilities: to promote health, to prevent illness, to restore health, and to alleviate suffering and promote a dignified death. The need for nursing is universal.

Inherent in nursing is a respect for human rights, including cultural rights, the right to life and choice, the right to dignity and to be treated with respect. Nursing care is respectful of and unrestricted by considerations of age, colour, culture, ethnicity, disability or illness, gender, sexual orientation, nationality, politics, language, race, religious or spiritual beliefs, legal, economic or social status.

Nurses are valued and respected for their contributions to improving the health of individuals, families, communities and populations locally, nationally and globally. They coordinate services with those of other health care professionals and related groups. Nurses demonstrate values of the profession such as respect, justice, empathy, responsiveness, caring, compassion, trustworthiness and integrity.

ICN 간호사 윤리강령

서 문

1980년대 중반 조직적인 간호가 시작된 이래로 간호가 다양성의 진가를 인식하며 공평과 포용의 전통과 실무에 깊게 뿌리를 두고 있음을 인정하며, 간호사는 일관되게 네 가지 기본 책임을 인식하고 있다 : 건강 증진, 질병 예방, 건강 회복, 고통 경감과 존엄한 죽음 고취. 간호에 대한 필요는 보편적이다.

문화적 권리, 생명과 선택에 관한 권리, 존엄성의 권리, 존중받을 권리 등을 포함하는 인권에 대한 존중은 간호에 있어서 고유하다. 간호는 나이, 피부색, 문화, 민족성, 장애나 질병, 성별, 성적 취향, 국적, 정치, 언어, 인종, 종교적 또는 영적 신념, 법적 또는 경제적 또는 사회적 상태에 대한 고려에 제한받지 않고, 그러한 사항들을 존중한다.

간호사들은 지역적으로, 국가적으로 그리고 전 세계적으로 개인, 가족, 공동체와 주민의 건강 증진에 기여함으로써 소중히 여겨지고 존중받는다. 간호사들은 간호 서비스를 다른 건강관리 전문가와 관련 그룹들의 서비스와 조정한다. 간호사들은 존중, 정의, 공감, 즉각 대응, 돌봄, 연민, 신뢰, 진실성과 같은 전문직의 가치를 보여준다.

ICN 간호사 윤리강령 본문의 1영역은 '간호사와 환자 혹은 돌봄이나 서비스가 필요한 자(Nurses and patients or other people requiring care or services)'에 대한 것으로, 총 11개 조항으로 구성되어 있다. 2021년 개정에서 추가되었거나 개정된 주요 내용은 1.1 조항과 1.11 조항이다. 1.1에서는 간호사는 개인, 가족, 공동체나 주민들이든 현재 혹은 미래에 간호가 필요한 모든 사람에게 일차적이고 전문가적인 책임이 있다고 명시하고 있다. 1.11에서는 간호사는 기술과 과학적 발전성과를 사용할 때 환자의 안전과 존엄과 권리가 지켜지도록 한다. 돌봄 로봇이나 드론과 같은 인공지능이나 장치를 사용하는 경우 간호사는 돌봄이 사람 중심적으로 유지되고 이러한 장치가 인간관계를 지지하되 대체하지는 않도록 한다고 명시학고 있다. 본문 1영역의 조항별 세부 내용은 [표 11-13]과 같다.

표 11-13 ICN 간호사 윤리강령 본문 1영역(간호사와 환자 혹은 돌봄이나 서비스가 필요한 자)의 내용

1. NURSES AND PATIENTS OR OTHER PEOPLE REQUIRING CARE OR SERVICES

1.1 Nurses' primary professional responsibility is to people requiring nursing care and services now or in the future, whether individuals, families, communities or populations (hereinafter referred to as either 'patients' or 'people requiring care').

1.2 Nurses promote an environment in which the human rights, values, customs, religious and spiritual beliefs of the individual, families and communities are acknowledged and respected by everyone. Nurses' rights are included under human rights and should be upheld and protected.

1.3 Nurses ensure that the individual and family receive understandable, accurate, sufficient and timely information in a manner appropriate to the patient's culture, linguistic, cognitive and physical needs, and psychological state on which to base consent for care and related treatment.

1.4 Nurses hold in confidence personal information and respect the privacy, confidentiality and interests of patients in the lawful collection, use, access, transmission, storage and disclosure of personal information.

1.5 Nurses respect the privacy and confidentiality of colleagues and people requiring care and uphold the integrity of the nursing profession in person and in all media, including social media.

1.6 Nurses share with society the responsibility for initiating and supporting action to meet the health and social needs of all people.

1.7 Nurses advocate for equity and social justice in resource allocation, access to health care and other social and economic services.

1.8 Nurses demonstrate professional values such as respect, justice, responsiveness, caring, compassion, empathy, trustworthiness and integrity. They support and respect the dignity and universal rights of all people, including patients, colleagues and families.

1.9 Nurses facilitate a culture of safety in health care environments, recognising and addressing threats to people and safe care in health practices, services and settings.

1.10 Nurses provide evidence-informed, person-centred care, recognising and using the values and principles of primary health care and health promotion across the lifespan.

1.11 Nurses ensure that the use of technology and scientific advances are compatible with the safety, dignity and rights of people. In the case of artificial intelligence or devices, such as care robots or drones, nurses ensure that care remains person-centred and that such devices support and do not replace human relationships.

1. 간호사와 환자 혹은 돌봄이나 서비스가 필요한 자

1.1 간호사는 개인, 가족, 공동체나 주민들(이하 '환자' 혹은 '돌봄이 필요한 사람'을 말함)이든 현재 혹은 미래에 간호가 필요한 모든 사람에게 일차적이고 전문가적인 책임이 있다.

1.2 간호사는 개인, 가족, 공동체의 인권, 가치, 관습, 종교적 정신적 신념이 모든 사람으로부터 인정받고 존중받을 수 있도록 환경을 촉진한다. 간호사의 권리도 인권에 포함되며 유지되고 보호되어야 한다.

1.3 간호사는 대상자와 가족이 간호와 그에 관련된 치료에 동의할 때 이해할 수 있고, 정확하고 충분하고 시의적절한 정보를 환자의 문화, 언어적, 인지적, 신체적 요구와 심리적인 상태에 적절한 방식으로 받도록 해야 한다.

1.4 간호사는 개인 정보를 비밀로 유지하고, 개인 정보를 합법적으로 수집, 사용, 접근, 전달, 저장, 공개하는 데 있어 환자의 프라이버시, 기밀 유지, 이해관계를 존중한다.

1.5 간호사는 동료와 돌봄이 필요한 사람들의 프라이버시와 기밀 유지를 존중하고, 사람과의 관계와 소셜 미디어를 포함한 모든 매체에서 간호 전문직의 진실성을 유지한다.

1.6 간호사는 모든 사람의 건강과 사회적 필요에 부응하는 행동을 개시하고 지지함에 있어 사회와 함께 책임을 공유한다.

1.7 간호사는 보건의료와 사회경제적 서비스에 대한 자원 배분과 접근이 사회정의에 맞게 공평하게 이루어지기를 옹호한다.

1.8 간호사는 존중, 정의, 즉각 대응, 돌봄, 동정심, 공감, 신뢰성, 진실성과 같은 전문가적 가치를 행동으로 보여준다. 또한 환자, 동료, 가족을 포함한 모든 사람의 존엄성과 보편적 권리를 지지하고 존중한다.

1.9 간호사는 건강관리 실무, 서비스, 세팅에서 사람들에게 위협이 되는 것들을 인지하고 고심하여 다룸으로써 보건의료 환경에서 안전 문화를 가능하게 한다.

1.10 간호사는 전 생애에 걸쳐 가장 기본적인 건강 돌봄과 건강 증진의 가치와 원리를 인지하고 사용함으로써 근거를 충분히 설명하는, 사람 중심의 돌봄을 제공한다.

1.11 간호사는 기술과 과학적 발전성과를 사용할 때 사람들의 안전과 존엄과 권리가 지켜지도록 한다. 돌봄 로봇이나 드론과 같은 인공지능이나 장치를 사용하는 경우 간호사는 돌봄이 사람 중심적으로 유지되고 이러한 장치가 인간관계를 지지하되 대체하지는 않도록 한다.

ICN 간호사 윤리강령 본문의 2영역은 '간호사와 실무(Nurses and practice)'에 대한 것으로, 총 12개 조항으로 구성되어 있다. 2021년 개정에서 추가되었거나 개정된 주요 내용은 2.11 조항이다. 2.11에서 간호사는 환자 안전을 촉진하는 능동적 참여자이다. 실수나 실수에 가까운 일들이 발생할 때 간호사는 윤리적 행동을 고취하고, 환자 안전이 위협받는 때 분명히 밝히고, 투명성을 옹호하고, 발생 가능한 오류를 줄이기 위해 다른 사람들과 협력한다고 명시하고 있다. 본문 2영역의 조항별 세부 내용은 [표 11-14]와 같다.

표 11-14 ICN 간호사 윤리강령 본문 2영역(간호사와 실무)의 내용

2. NURSES AND PRACTICE

2.1 Nurses carry personal responsibility and accountability for ethical nursing practice, and for maintaining competence by engaging in continuous professional development and lifelong learning.

2.2 Nurses maintain fitness to practice so as not to compromise their ability to provide quality, safe care.

2.3 Nurses practise within the limits of their individual competence and regulated or authorised scope of practice and use professional judgement when accepting and delegating responsibility.

2.4 Nurses value their own dignity, well-being and health. To achieve this requires positive practice environments, characterised by professional recognition, education, reflection, support structures, adequate resourcing, sound management practices and occupational health and safety.

2.5 Nurses maintain standards of personal conduct at all times. They reflect well on the profession and enhance its image and public confidence. In their professional role, nurses recognise and maintain personal relationship boundaries.

2.6 Nurses share their knowledge and expertise and provide feedback, mentoring and supporting the professional development of student nurses, novice nurses, colleagues and other health care providers.

2.7 Nurses are patient advocates, and they maintain a practice culture that promotes ethical behaviour and open dialogue.

2.8 Nurses may conscientiously object to participating in particular procedures or nursing or health-related research but must facilitate respectful and timely action to ensure that people receive care appropriate to their individual needs.

2.9 Nurses maintain a person's right to give and withdraw consent to access their personal, health and genetic information. They protect the use, privacy and confidentiality of genetic information and human genome technologies.

2.10 Nurses take appropriate actions to safeguard individuals, families, communities and populations when their health is endangered by a co-worker, any other person, policy, practice or misuse of technology.

2.11 Nurses are active participants in the promotion of patient safety. They promote ethical conduct when errors or near misses occur, speak up when patient safety is threatened, advocate for transparency, and work with others to reduce the potential of errors.

2.12 Nurses are accountable for data integrity to support and facilitate ethical standards of care.

2. 간호사와 실무

2.1 간호사는 지속적인 전문가적 개발과 평생 학습을 통하여 윤리적 간호 실무와 역량 유지에 대한 개인적 책임과 책무를 수행한다.

2.2 간호사는 양질의 안전한 돌봄을 제공하는 데 문제가 되지 않을 정도로 실무를 수행할 수 있는 체력을 유지한다.

2.3 간호사는 책임을 맡거나 맡길 때 개인의 역량과 규정되어 있거나 권한이 부여된 실무의 범위 내에서 실무를 수행하고 전문가적 판단을 한다.

2.4 간호사는 그들 자신의 존엄성, 웰빙, 건강을 소중히 여긴다. 이를 성취하기 위해서는 전문가적 인식, 교육, 성

찰, 지지 구조, 적절한 자원 확보, 견실한 관리 실무, 직업적인 건강과 안전을 특징으로 하는 긍정적인 실무 환경이 요구된다.
2.5 간호사는 항상 개인적 행동에 있어서 표준을 유지한다. 전문직업인임을 잘 되돌아 보고 이미지와 대중 신뢰도를 높인다. 전문가적 역할 수행에 있어서 대인 관계의 경계를 인식하고 유지한다.
2.6 간호사는 학생 간호사, 초보 간호사, 동료 및 다른 건강 돌봄 제공자들을 멘토링하고 전문가로의 발전을 지원하며 지식과 전문 기술을 공유하고 피드백을 제공한다.
2.7 간호사는 환자의 옹호자이며, 윤리적 행위와 열린 대화를 촉진하는 실무 문화를 유지한다.
2.8 간호사는 특별한 목적의 절차나 간호나 건강 관련 연구에 참여하는 것은 양심적으로 반대하고, 사람들이 그들 개개인의 필요에 적절한 돌봄을 확실히 받도록 존경받을 만하고 시의적절한 행동을 가능하게 해야 한다.
2.9 간호사는 사람들이 개인적, 건강, 그리고 유전적 정보에 접근하기 위해 사전 동의를 하고 철회하는 개인의 권리를 유지한다. 유전적 정보와 인간 게놈 기술의 사용, 프라이버시, 기밀 유지를 보호한다.
2.10 간호사는 동료나 어떤 다른 사람, 정책, 실무 또는 기술 오용으로 개인, 가족, 공동체와 주민들의 건강이 위험해질 때 보호하기 위한 적절한 행동을 취한다.
2.11 간호사는 환자 안전을 촉진하는 능동적 참여자이다. 실수나 실수에 가까운 일들이 발생할 때 간호사는 윤리적 행동을 고취하고, 환자 안전이 위협받을 때 분명히 밝히고, 투명성을 옹호하고, 발생 가능한 오류를 줄이기 위해 다른 사람들과 협력한다.
2.12 간호사는 돌봄의 윤리적 표준을 지지하고 용이하게 하기 위해 데이터 보전을 책임져야 한다.

ICN 간호사 윤리강령 본문의 3영역은 '간호사와 전문직(Nurses and the profession)'에 대한 것으로, 총 7개 조항으로 구성되어 있다. 2021년 개정에서 추가되었거나 개정된 주요 내용은 3.7 조항이다. 3.7에서 간호사는 응급상황, 재난, 갈등, 유행병, 팬데믹, 사회적 위기 그리고 자원 부족에 대비하고 대응한다. 돌봄과 서비스를 받는 사람들의 안전은 개개인 간호사와 건강 시스템과 조직의 리더들이 공유하는 책임이다. 이것은 위험을 평가하고, 그 위험을 완화하는 계획을 개발하고 실현하고 필요 자원을 조달하는 것을 포함한다고 명시하고 있다. 본문 3영역의 조항별 세부 내용은 [표 11-15]와 같다.

표 11-15 ICN 간호사 윤리강령 본문 3영역(간호사와 전문직)의 내용

3. NURSES AND THE PROFESSION
3.1 Nurses assume the major leadership role in determining and implementing evidence-informed, acceptable standards of clinical nursing practice, management, research and education.
3.2 Nurses and nursing scholars are active in expanding research-based, current professional knowledge that supports evidence-informed practice.
3.3 Nurses are active in developing and sustaining a core of professional values.

3.4 Nurses, through their professional organisations, participate in creating a positive and constructive practice environment where practice encompasses clinical care, education, research, management and leadership. This includes environments which facilitate a nurse's ability to practice to their optimal scope of practice and to deliver safe, effective and timely health care, in working conditions which are safe as well as socially and economically equitable for nurses.
3.5 Nurses contribute to positive and ethical organisational environments and challenge unethical practices and settings. Nurses collaborate with nursing colleagues, other (health) disciplines and relevant communities to engage in the ethical creation, conduct and dissemination of peer reviewed and ethically responsible research and practice development as they relate to patient care, nursing and health.
3.6 Nurses engage in the creation, dissemination and application of research that improves outcomes for individuals, families and communities.
3.7 Nurses prepare for and respond to emergencies, disasters, conflicts, epidemics, pandemics, social crises and conditions of scarce resources. The safety of those who receive care and services is a responsibility shared by individual nurses and the leaders of health systems and organisations. This involves assessing risks and developing, implementing and resourcing plans to mitigate these.

3. 간호사와 전문직

3.1 간호사는 임상 간호 실무, 관리, 연구, 교육에 대해 근거 정보가 제공되고 사회적으로 용인되는 표준을 결정하고 구현하는 데 있어서 주요한 리더십 역할을 맡는다.
3.2 간호사와 간호학자는 근거가 충분히 제공되는 실무를 지원하는, 연구 기반의 현재 전문지식을 확장하는 데에 적극적이어야 한다.
3.3 간호사는 전문가로서 지켜야 할 핵심 가치를 적극적으로 계발하고 지속시킨다.
3.4 간호사는 전문조직을 통하여 실무가 임상 돌봄, 교육, 연구, 관리, 리더십을 아우르는 긍정적이고 건설적인 실무 환경을 만드는 데 참여한다. 이는 간호사가 사회경제적으로 공평하고 안전한 작업 상태에서 최적의 실무를 수행하고 안전하고 효과적이고 시의적절한 건강 돌봄을 제공할 수 있게 하는 환경을 포함한다.
3.5 간호사는 긍정적이고 윤리적인 조직 환경 조성에 기여하고 비윤리적인 실무와 환경에 이의를 제기한다. 간호사는 간호 동료, 다른 건강 분야 관련 공동체와 함께 협력하여, 환자 돌봄, 간호, 건강과 관련되는, 동료 검토를 거친 윤리적으로 책임질 수 있는 연구와 실무 발전 성과에 대한 윤리적인 창조, 행동, 전파에 관여한다.
3.6 간호사는 개인과 가족과 공동체의 건강관리성과 개선을 위한 연구를 시작하고 전파하고 적용하는 일에 종사한다.
3.7 간호사는 응급상황, 재난, 갈등, 유행병, 팬데믹, 사회적 위기 그리고 자원 부족에 대비하고 대응한다. 돌봄과 서비스를 받는 사람들의 안전은 개개인 간호사와 건강 시스템과 조직의 리더들이 공유하는 책임이다. 이것은 위험을 평가하고, 그 위험을 완화하는 계획을 개발하고 실현하고 필요 자원을 조달하는 것을 포함한다.

ICN 간호사 윤리강령 본문의 4영역은 '간호사와 글로벌 건강(Nurses and Global Health)'에 대한 것으로, 총 8개 조항으로 구성되어 있다. 2021년 개정에서 기존의 '간호사와 협력자'에 관한 내용뿐만 아니라 글로벌 건강에 관한 내용으로 확장하였다.

4.1에서는 간호사는 모든 인간에게 건강 돌봄에 대한 보편적 접근 권리를 단언하며 건강 돌봄을 인간의 권리로서 소중히 여긴다고, 4.2에서는 모든 인간의 존엄성, 자유, 존재가치를 옹호하고 인신매매나 아동노동과 같은 모든 형태의 착취에 반대한다고, 4.3에서는 건전한 건강 정책 개발을 주도하거나 그것에 기여한다고 명시하고 있다. 4.4에서는 간호사는 주민들의 건강에 기여하고 UN의 지속 가능한 개발 목표(SDGs) 달성을 위해 일한다고, 4.5에서는 건강과 관련된 사회적 결정 요인들의 중요성을 인식하고, 그것을 다루는 정책과 프로그램에 기여하고 옹호한다고 명시하고 있다.

그리고 4.6에서는 간호사는 자연환경을 보존, 지속, 보호하기 위해 협력하고 실행하며, 기후변화와 같은 환경악화가 건강에 미치는 영향에 대해 의식한다. 또한 건강과 웰빙을 위해 환경에 유해한 관행을 줄여나가는 계획적 활동을 옹호한다고 명시하고 있다. 4.7에서는 간호사는 다른 건강 및 사회적 돌봄 전문가와 대중들과 협력하여 인권, 공평성, 공정성에서의 책임을 고취하고, 공공 선과 지구 행성의 건강을 촉진함으로써 정의 원칙을 옹호한다고, 4.8에서는 글로벌 건강을 발전시키고 유지하며 이를 위한 정책과 원칙을 확실히 하기 위해 모든 국가와 함께 협력한다고 명시하고 있다. 본문 4영역의 조항별 세부 내용은 [표 11-16]과 같다.

표 11-16 ICN 간호사 윤리강령 본문 4영역(간호사와 글로벌 건강)의 내용

4. NURSES AND GLOBAL HEALTH

4.1 Nurses value health care as a human right, affirming the right to universal access to health care for all.

4.2 Nurses uphold the dignity, freedom and worth of all human beings and oppose all forms of exploitation, such as human trafficking and child labour.

4.3 Nurses lead or contribute to sound health policy development.

4.4 Nurses contribute to population health and work towards the achievement of the United Nations Sustainable Development Goals (SDGs). (UN n.d.)

4.5 Nurses recognise the significance of the social determinants of health. They contribute to, and advocate for, policies and programmes that address them.

4.6 Nurses collaborate and practise to preserve, sustain and protect the natural environment and are aware of the health consequences of environmental degradation, e.g. climate change. They advocate for initiatives that reduce environmentally harmful practices to promote health and well-being.

4.7 Nurses collaborate with other health and social care professions and the public to uphold principles of justice by promoting responsibility in human rights, equity and fairness and by promoting the public good and a healthy planet.

4.8 Nurses collaborate across countries to develop and maintain global health and to ensure policies and principles for this.

4. 간호사와 글로벌 건강

4.1 간호사는 모든 인간에게 건강 돌봄에 대한 보편적 접근 권리를 단언하며 건강 돌봄을 인간의 권리로서 소중히 여긴다.

4.2 간호사는 모든 인간의 존엄성, 자유, 존재가치를 옹호하고 인신매매나 아동노동과 같은 모든 형태의 착취에 반대한다.

4.3 간호사는 건전한 건강 정책 개발을 주도하거나 그것에 기여한다.

4.4 간호사는 주민들의 건강에 기여하고 UN의 지속 가능한 개발 목표(SDGs) 달성을 위해 일한다.

4.5 간호사는 건강과 관련된 사회적 결정 요인들의 중요성을 인식하고, 그것들을 다루는 정책과 프로그램에 기여하고 옹호한다.

4.6 간호사는 자연환경을 보존, 지속, 보호하기 위해 협력하고 실행하며, 기후변화와 같은 환경악화가 건강에 미치는 영향에 대해 의식한다. 또한 건강과 웰빙을 위해 환경에 유해한 관행을 줄여나가는 계획적 활동을 옹호한다.

4.7 간호사는 다른 건강 및 사회적 돌봄 전문가와 대중들과 협력하여 인권, 공평성, 공정성에서의 책임을 고취하고, 공공 선과 지구 행성의 건강을 촉진함으로써 정의 원칙을 옹호한다.

4.8 간호사는 글로벌 건강을 발전시키고 유지하며 이를 위한 정책과 원칙을 확실히 하기 위해 모든 국가와 함께 협력한다.

5 윤리강령의 한계점

일반적으로 규약은 상반되는 지침을 피할 수 없으며 그에 따라 광범위하게 수용하게 된다. 규약이 광범위한 수용을 하려면 매우 많은 양의 내용을 포함하게 되므로 간결성과 단순성으로 얻게 되는 유용성을 잃게 된다. 규약이 모든 가능한 상황에 대해 분명한 지침을 주는 목표를 가진다면 규약이 아무리 구체적이라 할지라도 그러한 규약은 항상 불완전한 것이다. 의무와 금지사항에 대해 불명확한 부분이 있으며 의무에 대해 불완전한 부분이 있게 된다. 자율적 통제에 대해서도 불명확하며 간호사가 임상에서 겪는 윤리적 딜레마에 대한 명쾌한 극복 방안을 제시해 줄 수 없다.

윤리강령은 도덕적 문제를 해결하기 위한 답을 주는 것은 아니며 최소한의 지침을 주는 것이다. 간호사가 간호 현장에서 따라야 할 윤리규칙이나 함양해야 할 품성도 시대와 환경에 따라 달라질 수밖에 없으므로 윤리강령은 절대적인 지침이 될 수 없다. 따라서 규약은 너무 간단하지도 단순하지도 않으며, 길거나 구체적이지도 않아야 하며, 분명한 지침과 광범위한 수용의 두 측면을 모두 제공할 수 있어야 한다.

활동 과제

- ✔ 한국 간호사 윤리강령의 제정목적과 개정 과정을 살펴보고, 전문(서문)과 각론의 주요 내용을 정리해 봅시다.
- ✔ 한국 간호사 윤리선언과 윤리지침의 주요 내용을 정리해 봅시다.
- ✔ 국제 간호사 윤리강령의 제정과 개정 과정을 살펴보고, 서문과 각론의 주요 내용을 정리해 봅시다.

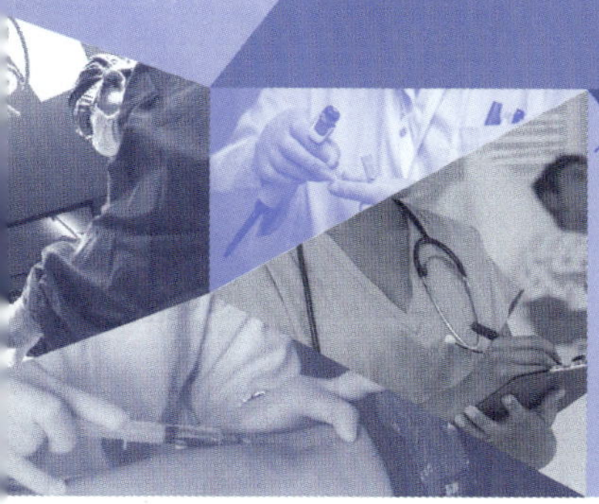

INTRODUCTION to NURSING

제12장 간호실무에서의 윤리

학습목표

1. 인공임신중절과 관련된 간호윤리문제를 설명할 수 있다.
2. 인공수정 및 대리모와 관련된 간호윤리문제를 설명할 수 있다.
3. 말기환자와 관련된 간호윤리문제를 설명할 수 있다.
4. 존엄사 및 안락사와 관련된 간호윤리문제를 설명할 수 있다.
5. 장기이식 및 뇌사와 관련된 간호윤리문제를 설명할 수 있다.
6. 생명공학과 관련된 간호윤리문제를 설명할 수 있다.
7. 연구 및 출판과 관련된 윤리문제를 설명할 수 있다.
8. 간호사와 협동자와 관련된 간호윤리문제를 설명할 수 있다.
9. 간호업무의 공평한 분배와 관련되어 제기되는 윤리문제를 설명할 수 있다.

1 간호사와 대상자 사이의 윤리

1) 인공임신중절과 관련된 윤리문제

인공임신중절(artificial arbortion)이란 태아가 모체 내에서 충분히 자라기 전 인위적 수단으로 모체 밖으로 축출하는 행위이다. 인공임신중절은 치료적 임신중절과 임의적 임신중절로 구분된다. 치료적 임신중절은 임신의 지속이 산모에게 심각한 위험 또는 태아에게 중대한 결함이 있다는 의학적인 판단이 있을 때 실시되는 것이며, 임의적 임신중절(criminal abortion)은 의학적인 이유없이 자의적으로 행해지는 것이다. 치료적 임신중절은 산모의 생명을 구하기 위해 태아에게 직접적으로 시술을 하여 태아를 죽게 하는 직접치료 임신중절과, 산모의 몸에 시술을 행하나 그 결과에 의해 태아가 사망하는 간접치료 임신중절로 구분된다.

인공임신중절에 대한 문제는 "생명의 시작이 어디부터 인가?"로 시작되어 개인의 자율성 및 자기결정권의 문제로 귀착될 수 있다. 따라서 여러 가지 다른 이론들이 서로 상충하고 같은 이론이라고 하더라도 받아들이는 사람에 따라 서로 다른 결론에 도달할 수도 있다. 인간생명의 시작 이후 임신중절은 결국 무고한 인간을 살인하는 것이 되므로 매우 중요한 의미를 지닌다고 할 수 있다.

우리나라는 2019년 이전까지 모자보건법 제14조에서 허용하는 경우에 한해서만 합법적인 인공임신중절이 가능하였다. 그러나 2019년 4월 11일 헌법재판소에서 낙태금지를 위헌으로 판결하고 2020년 12월 31일까지 법 개정을 명령하였다. 이에 따라 2020년 10월 법률개정안이 제안되었으나 통과되지는 않았으며, 따라서 2021년 1월 이후부터 낙태는 더 이상 불법이 아니게 되어 현재까지 낙태와 관련된 입법은 공백 상태이다.

임신중절은 법적 허용에 앞서 윤리적 정당성에 대한 많은 논쟁이 있어 왔다. 그리고 그 논쟁들은 태아의 생명권과 여성의 자기결정권을 중심으로 대립되고 있다. 보수주의적 입장은 태아의 생명권 수호를 주장하고 있으며, 진보주의적 입장은 여성의 권리가 태아의 생명보다 중요하다는 입장이다. 그러나 인간 생명의 시작에 대한 입장은 사람마다 모두 다르기 때문에 어느 것이 절대 옳다고 주장할 수는 없다. 이는 과학적 사실에 대한 물음이 아니라 윤리적인 물음이며 사람들 간의 합의에 의해서도 결정될 수 없는 문제이기 때문이다.

(1) 보수주의적 입장

보수주의적 입장은 생명우선론적(pro-life) 입장이며, 일단 임신된 태아는 모체의 생명이 위험한 경우를 제외하고는 어떠한 경우에도 결코 용인되어서는 안된다는 주장이다. 보수주의자들이 인공임신중절에 접근하는 논리는 다음과 같다(Singer, 1993). ① 무고한 인간을 죽이는 것은 도덕적으로 나쁘다. ② 태아는 무고한 인간이다. ③ 임신중절은 태아를 죽이는 행동이며, 따라서 임신중절은 도덕적으로 나쁘다. 이러한 논증의 결과는 태아는 임신되는 순간부터 이미 태어난 사람이 소유하는 것과 동일한 생명의 권리를 가진다는 것이며, 태아의 생명권은 여성이 자신의 몸에서 일어나는 일을 선택할 권리 등 다른 권리보다 우선한다는 입장이다. 즉 어린이들이 부모의 요청에 의해 살해되는 것을 허락하지 않듯 태아를 살해할 수는 없다는 것이며, 이는 태아가 완전한 인격체로서 법률에 의해 보호받을 권리를 가진다는 것을 의미한다. 이러한 태아의 생명권에 대한 주장은 '인간=인격적 존재'로 정의하기는 모호한 점이 있는데 태아를 합리적이거나 자의식이 있다고 볼 수는 없기 때문이다. 따라서 태아의 생명권에 기초한 보수주의적 입장은 일반적인 도덕과는 일치하지만 논쟁에 한계점이 있다.

(2) 진보주의적 입장

진보주의적 입장은 선택우선론적(pro-choice) 입장이며, 임신중절은 언제나 도덕적으로 허용가능하다는 입장이다. 이는 선택의 자유에 대한 여성의 권리가 태아의 생명권보다 우선한다고 생각하는 것이며, 태아에게는 보통 시민들에게 보장되는 생명권이나 신체상 온전에 대한 권리가 없다는 주장에 근거한다. 또 이러한 권리 중에는 여성이 자신의 신체에서 일어나는 바를 마음대로 할 수 있는 권리와 더불어 어머니가 될 것인지에 대한 선택과 언제 될 것인지에 대해 결정할 권리와 자유가 있으므로 임신중절을 원하면 언제든지 허용되어야 한다는 것이다. 선택우선론자들은 태아가 생명의 권리를 가지고 있다는 것은 부정하지 않지만 태아의 권리가 다른 사람의 신체를 사용할 권리를 가지는 것은 아니라는 입장이다. 생명권이란 생존을 위해 다른 사람에게 그 무엇을 요구할 수 있는 적극적 권리가 아니라 이유 없이 죽음을 당하지 않을 소극적 권리라는 것이다. 이러한 논리에서 태아가 생명권을 지닌다 하더라도 산모의 육체를 적극 사용할 권리를 가지는 것은 아니므로, 산모는 태아의 생존에 필요한 임신을 지속하는 도덕적 의무를 지니지 않는다고 주장하였다. 임신의 지속은 산모의 의무가 아니라 '의무 이상의 행위'라고 볼 수 있는 것이다.

(3) 절충주의적 입장

절충주의적 입장은 진보주의적 입장과 자유주의적 입장 사이의 중립적인 입장이다. 이는 인공임신중절을 비극적이고 손실이 뒤따르는 경우에만 허용하는 것이다. 절충주의자들은 태아는 생명유지의 권리를 가지며 그 어머니 또한 권리를 가지고는 있으나 태아의 권리가 이미 태어난 인간인 어머니의 권리보다는 약하다는 입장이다. 따라서 중대한 이유가 있을 경우에는 태아의 생명권이 어머니의 권리에 의하여 양보될 수 있다고 주장한다. 우리나라는 과거 모자보건법에 인공임신중절이 허용되는 경우를 명시하여 절충주의적 입장을 취한 바 있다.

2) 인공수정 및 대리모와 관련된 윤리문제

(1) 인공수정과 관련된 윤리문제

인공수정(artificial insemination)은 자연적인 성관계를 통해 정자와 난자가 만나는 것이 아니라 인간이 인위적으로 정자와 난자를 결합시키는 것으로 자녀가 없는 부부가 자녀를 갖기 위해 선택하는 방법이다. 인공수정의 종류는 크게 배우자 간 인공수정(artificial insemination homologous, AIH)과 비배우자 간 인공수정(artificial insemination by donor, AID)으로 구분된다. 배우자 간 인공수정은 남편의 정자를 사용하는 방법이며, 비배우자 간 인공수정은 남편 이외 남자의 정자를 사용하는 방법이다. 이에 비하여 성관계 없이 부부의 정자와 난자를 시험관 등에서 수정하여 수정체를 여자에게 주입하는 방법을 체외수정이라고 한다. 체외수정은 주로 남편의 생식능력은 완전한데 부인에게 생식능력의 결함이 있어 임신이 불가능할 때 적용된다.

인공수정은 초기에 가축에게 우량종을 얻기 위해 실시되었다. 인간의 인공수정은 1785년 영국의 외과 의사인 헌터(John Hunter)가 최초로 실시하였으며, 1950년 이후부터 여러 나라에서 보편화되어 실시되고 있다. 인간의 인공수정은 불임에 대한 치료적인 차원에서 발전된 의학적 기술이다. 인공수정이 본격적으로 실시되면서 신체적인 이유로 아기를 가질 수 없었던 불임 부부에게 큰 기쁨과 보람을 주고 있다. 그러나 인공수정은 단순히 개인 차원에 국한되지 않으며 자연의 질서를 거스르는 인위적 조작이 개입되므로 이와 관련된 여러 문제들을 발생시키고 있는 것이 현실이다. 따라서 아무리 좋은 목적을 가진다고 하더라도 그 목적이 수단의 정당성을 제공할 수 없으며, 태어날 아기의 생명에 깊이 연관되어 있다는 점을 간과해서는 안될 것이다. 인공수정과 관련된 의학적, 사회 · 윤리적, 법적 문제점은 다음과 같다.

① 의학적 문제

의학적으로는 정자제공자의 유전병 등을 사전에 충분히 조사하지 못할 경우 태어난 자녀가 정자제공자의 유전인자에 영향을 받아 유전적 결함이 있는 자녀가 태어날 수 있다. 예를 들면 RH 음성인 부인이 RH 양성인 남자로부터 정자를 받아 임신하게 되면 태아는 혈구 파괴로 사산된다. 또 임신의 부작용으로 불임 여성이 늦은 나이로 임신하였을 경우 임신 중독증이나 분만의 위험을 초래할 수 있다.

② 사회 · 윤리적 문제

가장 문제가 되는 것이 정자은행(sperm bank)과 대리모(surrogate mother)이다. 대리모는 주로 부인의 생식능력 결함으로 선택된다. 이러한 대리모의 문제는 직업적 성향을 띄고 발전할 우려가 있으며 때로는 단순히 의학적 원인보다 편의주의적, 물질주의적 동기와 결부되어 나타날 수도 있다. 예를 들면 아기를 원하되 산통을 원하지 않거나 임신으로 인해 사회 · 경제적인 활동을 중지하고 싶지 않은 여성들에 의해 확산될 우려도 있다. 더욱이 미혼 여성이나 독신주의 여성에 의한 비배우자 간 인공수정은 자연적인 성교에 대한 단절뿐 아니라 여성이 어린이 생산기구로 전락하거나 아기의 유익보다 자신들의 수단으로 이용하기도 한다. 또한 우생학적으로 보다 건강하고 지적 수준이 높은 후세들을 선호하여 정자 제공자로 사회적으로 인지도가 높은 사람들의 정자를 요구할 수도 있다. 이는 정자은행의 상업화를 촉발하고 시간의 제약을 받지 않는 냉동정자로 인해 가계 보존의 파괴를 초래할 수도 있다.

③ 법적인 문제

1921년 미국 법원에서는 남편의 동의없는 비배우자간 인공수정을 간음으로 판정내렸다. 그러다 1967년 캘리포니아 주에서 인공수정으로 출산한 자녀도 적출자(legitimate)로 보아야 한다는 판결이 나옴으로써 현재는 적출자로 인정되고 있다. 우리나라는 1983년 박모씨가 이혼한 아내가 낳은 인공수정아의 친자여부 소송에서 민법 제844조에 의거 “인공수정아도 친생자로 보아야 한다.”는 판결로 적출자임이 인정되었다. 인공수정아의 법적인 문제는 법의 평등성의 원리에 입각하여 태어나게 될 태아의 권리 뿐 아니라 부부의 참된 자녀로 출생할 권리가 있으며, 따라서 살 권리 및 자기정체성을 침해당하지 않을 권리도 있음을 간과해서는 안될 것이다.

(2) 대리모와 관련된 윤리문제

대리모란 다른 사람이 양육할 아이를 임신 및 분만을 하는 여성을 말한다. 어린이를 갖기 원하는 부부의 부인을 대신하여 임신하는 것으로 친구나 가족 중에서 대신 임신 · 분만해주거나 상업적인 대리모에 의해 임신 · 분만해 줄 수도 있다. 대리모는 인공수정과 체외수정 등 의학기술의 발달로 인해 가능해졌다. 대리모와 관련된 사회적 · 윤리적 문제점은 다음과 같다.

① 자본주의 사회의 비인간화

대리모는 대리모와 난자, 임대 자궁이 전문가에 의해 제공되는 서비스, 즉 대리모 사업으로 변화할 수 있다. 이러한 대리모 사업은 가족과 공동체를 붕괴시킬 수 있으며, 이 과정에서 믿음과 신뢰로 유지되었던 인간적, 가족적, 사회적 관계들이 무너질 수 있다. 특히 돈을 전제로 이루어지는 대리모 사업은 인간 본연의 고유한 가치를 침해하고 비인간화된 사회를 초래할 수 있다.

② 여성의 인권 침해

대리모는 여성을 착취한다는 문제를 가진다. 대리모 문제에서 착취는 여성의 육체를 착취하고 있다는 것과 대리모 여성을 포함하여 대리모를 의뢰하는 여성의 인권까지 침해한다는 것이다. 육체적인 면에서는 난자를 추출하거나 수정란을 자궁에 이식하는 과정에서 여성에게 불안감과 여러 가지 신체적인 문제를 발생시킬 수 있다. 대리모를 의뢰하는 여성 역시 피해자라고 볼 수 있는데 아이를 낳지 못하는 여성은 대리모를 이용해서라도 본연의 역할을 해야 한다는 사회적 분위기 속에서 압박에 억눌리어 대리모를 이용하게 되며, 더불어 이에 대한 죄책감도 가지게 된다. 이 과정에서 여성은 한 인간으로써의 다양한 능력이 아닌 오직 생식 능력으로만 평가되기 때문에 여성의 자존감과 존엄성은 낮아지게 된다.

③ 태어난 아기의 법적 지위 및 복지 문제

대리모에서 태어난 아기의 법적 어머니 결정에 대한 문제가 있다. 전통적인 친자법에서는 유전적인 어머니인 동시에 포태적 어머니인 여성이 아이에 대한 법적인 친권 행사 및 양육을 담당한다. 그러나 대리모에서는 유전적 어머니와 포태적 어머니가 분리됨으로써 아이의 법적 어머니를 누구로 할 것인지가 명확하지 않으면 여러 문제가 발생하게 된다. 즉 자궁대리모를 통해 탄생한 아이들은 난자엄마, 자궁엄마, 양육엄마로 어머니가 분리될 수도 있으며, 이때 아이의 법적 어머니를 누구로 할지는 아이의 양육과 관련된 문제이므로 매우 중요하다. 대리모와 계약이 이행되지 않아 문제가 된 사건으로 미국에서 대리모 임신계약을 맺은 여성이 출산 후 상대방에게 출산아의 인도를 거부한 사건이 있다. 이 사건으로 대리모 계약이 유효한지, 친권을 어느 쪽에 인정하여야 하는지 등의 법적 쟁점이 격렬하게 일어났다. 반면 대리모를 통해 태어난 장애아가 외부로부터 버림받는 사건도 있다. 따라서 대리모가 낳은 아기를 자신의 친자로서 수용할 마음의 준비가 되어 있는지, 성장 과정에서 어떤 문제가 생기면 대리모의 탓으로 돌리지 않을지, 그리고 아기의 유전적 부친과 가족들이 온전히 그 아기를 자신의 자녀로 인정할 수 있는지에 대한 문제들이 법적인 안전장치를 통해 명확하게 해결되어야 할 부분이다.

사례 12-1 메리베스 사건

뉴욕 출신 부자인 스턴(Stern) 부부는 아이를 갖고 싶었으나 아내가 다발성 경화증으로 아이를 갖기엔 위험이 있어 대리출산을 결심하고 대리모 광고를 내었다. 이 광고를 보고 두 아이의 어머니이자 환경미화원의 아내였던 29세의 가난한 여성 메리베스(Mary Beth Whitehead)가 대리출산에 지원하였다. 메리베스는 스턴의 정자로 인공수정을 거쳐 임신을 한 후 출산과 동시에 아이를 스턴부부에게 주기로 계약서에 서명하였다. 또 어머니의 친권을 포기하고 스턴부부에게 아이를 입양하겠다는 약속도 하였다. 스턴은 메리베스에게 1만 달러와 함께 의료비를 지급하기로 약속하였다. 메리베스는 몇 차례의 인공수정 후 임신을 하였고 1986년 3월 여자 아이를 낳았다. 스턴부부는 아이 이름을 멜리사라 정하고 입양 준비를 하였다. 그런데 메리베스는 막상 출산을 하여 아이를 본 후에 도저히 떨어질 수가 없어 거래의 이행을 거절하고 돈을 돌려준 후 아이를 데리고 플로리다 주의 친정으로 달아났다. 이에 스턴부부는 법원에 양육권 소송을 내었다. 이 사건은 대중매체에 의해 대대적으로 다루어졌으며 법원은 스턴부인이 아이를 입양하도록 판결하였다.

3) 말기환자와 관련된 윤리문제

현대 의학의 발전과 더불어 회복이 불가능한 말기의 환자를 언제까지 치료해야 하는지에 대한 문제는 지속적으로 논쟁이 되고 있다. 생명윤리학 분야에서 말기환자 관리와 관련된 윤리문제들은 생명유지기술이나 치료의 보류와 중단, 통증관리, 임종의 보조, 진실을 말하기, 심폐소생술 실시 여부결정 등 다양하다. 이러한 윤리적 주제 중 가장 중요한 것은 환자의 자율성 존중인데 이는 환자의 알 권리 보장과 자기결정권을 포함한다.

말기환자에게 자신이 죽어가고 있다는 진실을 말하는 것은 어려운 일이다. 그러나 말기환자의 알 권리를 박탈하는 것이 과연 옳은 것인지는 생각해보아야 할 문제이다. 환자가 자신의 상태에 대해 잘 알지 못한다면 자신의 권리를 행사할 수 없다. 일반적으로 생애 말에는 생명 연장보다는 삶의 질이나 인간으로서의 존엄성 유지에 더욱 관심을 갖는 경우가 많다. 그러나 생명을 연장하는 연명의료를 어느 시점부터 무의미하다고 해야 할지는 정해져 있지 않으므로 환자 개인의 가치와 판단에 따라서 결정할 수 있을 것이다.

4) 안락사와 관련된 윤리문제

안락사는 Oxford 사전에서 '조용하고 편안한 죽음으로 유도하는 행위'로 정의하고 있다. 현재 사회적으로 통용하는 안락사의 의미는 살아날 가망이 없거나 불치의 병에 걸려 죽음을 선고받고 커다란 고통을 겪는 환자들이 본인의 희망이나 가족의 요청에 따라 환자의 생명을 단축시키는 행위를 말한다.

안락사는 인류역사의 초기부터 시행되어 왔다. 고대 희랍의 철학자 아리스토텔레스와 플라톤은 말기 환자나 불치의 환자에 대한 안락사를 옹호하였다. 현대 사회에서는 개인의 자율성을 존중하는 실존주의 철학을 기반으로 비교적 긍정적으로 받아들여져 왔으며, 최근에는 의학의 발전으로 인간의 수명이 연장됨에 따라 만성질환의 증가 및 뇌사 등과 함께 식물인간 상태의 삶이 증가하게 되고, 무의미한 생명연장에 대한 거부와 인간답게 죽겠다는 요구가 대두되게 되었다. 안락사는 '인간답게 살 권리'와 마찬가지로 '인간답게 죽을 권리'를 주장하는 것이며, 죽임을 당하는 사람에게 어떠한 이익이 없다면 안락사라는 개념이 성립되지 않는다.

(1) 안락사의 형태

안락사는 생명주체의 의사, 행위자의 행위, 생존의 윤리성의 기준에 따라 몇 가지로 구분된다.

① 생명주체의 의사에 따른 분류

㉠ 자의적 안락사

자의적 안락사(voluntary euthanasia)란 죽임을 당하는 당사자의 의사에 의해 행해지는 것으로, 생명 주체의 의뢰 · 신청 · 자발적 명령 등 적극적인 요구에 의해 이루어지는 의뢰적 안락사와 생명 주체가 적극적으로 원하는 것은 아니나 안락사에 대한 동의 등 소극적 의사에 의해 이루어지는 안락사, 즉 승인적 안락사로 구분된다. 자의적 안락사는 조력자살과 다소 구별하기가 어렵다.

사례 12-2 자의적 안락사

지그매니악(George Zygmaniac)은 자기 집 근처에서 오토바이 사고로 다쳐 병원으로 옮겼으나 목 아래의 전신이 마비되었고 고통도 심했다. 그는 의사와 형인 레스터(Lester)에게 이런 상태로 살기를 원하지 않는다고 말하며 자신을 죽여주기를 청했다. 레스터는 의사에게 동생이 회복될 가망이 있는지 물었고 의사는 회복가능성이 없다고 답하였다. 이에 레스터는 병원으로 총을 몰래 가지고 들어가 동생에게 "네 고통을 끝내주려고 하는데 그래도 좋아?"라고 물었다. 기관절개술을 하여 말을 할 수 없었던 조지는 동의한다는 뜻으로 머리를 끄덕여 동의를 하였고 레스터는 그의 관자놀이를 쏘았다.

㉡ 임의적 안락사

임의적 안락사(nonvoluntary euthanasia)란 생명 주체가 생명 현상의 종식 의사를 표시할 수 없거나 의사결정이 불가능한 경우 또는 가능하다 할지라도 외부에서 이를 이해할 수 없을 때, 즉 생명현상의 중단 의사를 표현하고는 있으나 시행자에게 직접적으로 정확하게 전달되지 않은 상황에서 시행되는 것을 의미한다.

사례 12-3 임의적 안락사

86세의 데이비스(Davis)여사는 유방암 말기환자로 수술시기를 놓친 시한부 환자이다. 그녀는 항암요법에 따른 부작용을 참아내는 것보다 편안하게 죽는 것이 낫다고 생각하였다. 이에 따라 가족과 의료진은 합의에 의해 부작용이 심한 항암제 치료를 포기하고 치료효과는 적으나 부작용이 적은 호르몬 치료를 받기로 하였다. 그녀는 수액공급과 인공영양 공급관으로만 지내다가 죽음이 임박하자 인공공급관도 중단하고 진통제로 통증조절만 하였다. 데이비스여사의 심장이 멈추었을 때 의사는 심폐소생술을 원치 않았던 환자의 의사에 따라 심폐소생술을 실시하지 않았다.

㉢ 타의적 안락사

타의적 안락사(involuntary euthanasia)란 생명 주체가 적극적으로 반대하는데도 불구하고 이에 반하여 시행자가 실시하는 것으로 일명 '강제적 안락사'라고도 한다. 즉 타의적 안락사는 자신의 안락사에 동의할 능력이 있음에도 동의하지 않은 상태에서 안락사를 수행하는 것을 말한다.

② 행위자의 행위에 따른 분류

㉠ **능동적(적극적) 안락사**

능동적(active euthanasia) 안락사는 행위자가 처음부터 어떤 생명 주체의 죽음을 단축시킬 것을 목적으로 이루어지는 것을 말하며 '작위적 안락사'라고도 한다. 예를 들면, 혈관에 공기를 주입하여 공기색전증을 야기시켜 사망케 하는 경우 등이다.

㉡ **수동적(소극적) 안락사**

수동적 안락사(passive euthanasia)란 생명체가 어떤 원인으로 죽음의 과정에 들어선 것이 확실할 때, 시행자가 그 진행을 일시적이나마 저지하거나 지연시킬 수 있는데도 불구하고 이를 방치하는 것으로 일명 '부작위적 안락사'라고도 부른다. 중증의 기형신생아를 수술하지 않고 방치하여 사망케 하는 경우 등이다.

㉢ **간접적 안락사**

간접적 안락사(indirective euthanasia)는 어떤 일정한 현실적 변화를 목표로 한 자기의 의도적 행위가 결과적으로 죽음을 초래한다는 것을 알면서도 이를 행하여 죽음이 야기되는 것으로 일명 '결과적 안락사'라고도 한다. 죽음이 초래된다는 것을 알면서도 그 동통을 감소시키기 위하여 모르핀을 계속 증가하여 사용하는 경우 등이다.

③ 생존의 윤리성에 따른 분류

㉠ **자비적 안락사**

자비적 안락사(beneficient euthanasia)란 격렬한 고통이 진정될 가능성이 없을 때, 육체적 고통만을 지닌 인간 생명을 무의미한 존재로 생각하여 그 생명을 단축시키는 것이 오히려 자비로운 행위로 생각하는 것이다. 따라서 이것을 '반고통사(反苦痛死, antidythanasia)'로 표현하기도 한다.

㉡ **존엄적 안락사**

존엄적 안락사(euthanasia with dignity)란 비이성적인 인간 생명은 무의미한 생존이기 때문에 이를 거부한다는 것이다. 의식이 없어 정신적인 활동이 전혀 불가능한

'산송장'으로서의 인간은 그 생존의 의미가 없기 때문에 인격의 존엄성을 지키기 위하여 생명을 단축시켜야 한다는 것으로 '존엄사'라고도 한다.

㉢ **도태적 안락사**

도태적 안락사(selective euthanasia)란 어떤 생명체가 때로는 질병이나 사고로 심신의 상태가 극도로 약화되어 공동체가 많은 부담이 되며 그 희생을 공동체가 더 이상 인내할 수 없는 경우에 그 생명 주체는 생존의 의미가 없다고 생각하는 것이다. 즉 쓸모없는 존재로서의 생명 주체의 배제는 공동체의 부정을 의미하는 것이 아니라, 반대로 공동체를 강화하기 위한 것이라는 주장에서 나온 것으로 '도태사', 또는 '포기적 안락사'라고도 한다.

의사조력자살

의사가 환자에게 자살하는데 필요한 수단이나 정보를 제공하여 환자 스스로 죽음을 유도하거나, 약물 주입을 돕는 행위 등이며, 환자의 생명을 인위적으로 단축시키도록 적극적으로 유도한다는 점에서 적극적 안락사에 포함된다. 최근 윤리적 논쟁이 많은 주제이기도 하다.

(2) 안락사에 대한 찬 · 반론

① 안락사를 찬성하는 입장

안락사를 찬성하는 입장은 사람들을 고통받게 하는 것이 도덕적으로 악하다는 의견이며 다음의 4가지를 주장한다(Beauchamp and Perlin, 1978).

㉠ **자발성과 선택의 권리**

자발성이란 어떤 선택이 비록 실수처럼 보여진다 해도 그것을 존중해 주어야 한다는 것이며 선택의 권리에는 죽음을 선택할 권리, 즉 죽을 권리도 포함되어 있다는 주장이다. '죽을 권리를 부여한다'는 의미는 타인이 그 사람의 결정에 대해 방해하지 말아야 하며 심지어 죽기를 원하나 육체적인 문제로 자신의 삶을 끝낼 수 없을 경우에는 죽는 것을 적극적으로 도와주어야 할 의무까지도 포함된다는 것이다.

㉡ 존엄성의 상실과 존엄성을 유지할 권리

자발적인 선택을 존중받을 권리는 그 사람의 존엄성을 유지하고 존중해야 한다는 주장이다. 환자들은 지속적인 고통 속에서 자아존중감을 침해받기 쉬우며 자신이 다른 사람의 짐이 된다는 것에 자존감이 저하됨을 느낀다. 이러한 상태에서 자신의 죽음을 선택하도록 허락하지 않는다면 이는 '미개하고 비인간적인' 것이며, 이들에게 안락사는 가장 고귀한 선택이라는 것이다.

㉢ 고통의 감소

환자의 고통이 매우 심하여 참을 수 없는 정도이고 치유되기 어려운 경우 고통으로부터 해방되기 위한 수단으로 죽음을 선택하지 못하도록 하는 것은 잔인하며, 따라서 안락사는 '잔혹성의 금지' 혹은 '자비'의 이름으로 정당화될 수 있다는 것이다.

㉣ 정당하게 치료받을 권리

모든 사람들은 정당하게 치료받을 권리가 있고 삶의 짐과 편익을 동등하게 가질 권리가 있다. 그리고 환자만이 자신의 이익에 대해 판단할 수 있는 것이므로 자신의 죽음을 선택할 권리를 부인하는 것은 그들의 권리를 부당하게 침범한다는 것이다.

② 안락사를 반대하는 입장

안락사를 반대하는 입장은 주로 다음의 5가지를 주장한다.

㉠ 삶의 존엄성

삶은 신성하고 불가침한 것이므로, 참을 수 없고 치유할 수 없는 고통을 포함한 그 어떤 것으로도 안락사를 정당화시킬 수 없다는 것이다.

㉡ 회복가능성

의사들이 실수나 오류를 범할 수 있으며 환자들이 지속적으로 혹은 새로운 치료 방법의 개발 등으로 회복될 수 있는 가능성이 있음에도 안락사가 시행되고 나면 모든 것들을 돌이킬 수 없다는 것이다.

㉢ **남용의 위험**

삶을 끝내는 것과 같은 중대한 권리를 어떤 집단에게 준다는 것은 매우 위험하며 오용이나 남용될 수 있다는 것이다.

㉣ **차별**

안락사는 생명에 대한 노골적인 차별을 가질 수 있는데, 즉 몇몇의 생명을 다른 사람들의 생명보다 덜 가치있게 볼 수 있으며 이는 도덕적으로 위배된다는 것이다.

㉤ **비이성적이거나 경솔한 선택**

안락사를 요구하는 사람들 중 일부는 이성적이고 신중한 선택을 하는 것이 아니므로 안락사에 대한 요구를 따라서는 안된다는 것이다. 이와 관련하여 바티칸 교황청은 안락사에 대한 선언에서 다음과 같이 언급하고 있다. "때때로 죽음을 요구하는 매우 아픈 사람들의 요구가 안락사를 진정으로 원한다는 의미로 해석되어서는 안된다. 그것은 사랑과 구원을 얻기 위한 고뇌에 한 간청이다(Vatican, 1980)."

(3) 안락사에 대한 나라별 인식

안락사의 합법화에 대한 의견은 국가 별로 입장 차이가 있는데, 이는 안락사에 대한 인식이 그 나라의 사회적 환경 및 문화적 인식과 매우 긴밀한 연관이 있기 때문이다.

① 미국

미국은 안락사에 대해 주(州)별로 차이가 있으나 소극적 안락사는 일반적으로 인정하며 극약처방 등에 의해 환자의 죽음을 앞당기는 적극적 안락사에 대해서는 오레건 주와 워싱턴 주만 허용하고 있다. 미국에서 안락사에 대한 논쟁이 부상한 것은 1970년대로, 1975~6년에 지속적 식물상태에 빠진 '퀸란 사건'은 사회의 관심을 고조시켜 1980년대 '죽을 권리 운동'의 기초가 되었다. 1990년대 들어 죽을 권리에 관한 논의는 '의료 조치의 중단'에 관한 논쟁에서 죽음을 적극적으로 돕는 '의사조력자살'의 형태로 이행되었다. 1997년 오레건 주에서는 주민투표를 통하여 의사조력자살을 허용하는 '존엄사법(Death with Dignity Act)' 이 통과되었다. 이후 워싱톤 주에서도 존엄사법이 제정되었는데, 존엄사법의 전제조건은 치료 불가능하고 회복 불가능한 말기상태이어야 하며 극심한 고통이 있어야 하고, 6개월 이내 기대수명을 가진 상태여야 하며 죽을 의사를 구두 혹은 서면으로 자발적 또 직접적으로 요청하여야 하는 등 매우 엄격한 기준을 두었다. 현재 미국의 조력자살은 오레건 주를 비롯하여 캘리포니아, 콜로라도 등 12개 주에서 허용하고 있다.

② 네덜란드

서구의 여러 나라가 의사조력자살과 적극적인 안락사에 대해 보수적인 반면, 네덜란드와 같이 진보적인 입장을 취하는 나라는 부분적, 제한적으로 안락사가 허용되고 있다. 안락사 자체는 불법이지만 치료가 불가능한 환자가 자신의 자유의사로 반복적이고 명시적으로 요구할 경우 의사는 안락사를 실시하고 실시과정 전체를 당국에 보고하도록 되어 있다.

네덜란드에서 안락사에 대한 논쟁이 시작된 것은 1973년 '포스트마 사건' 이후 부터이다. 이후 1984년 네덜란드 대법원은 의사가 네덜란드의사회에서 내린 지침을 준수하였다면 의사를 기소하지 않는다는 것을 비공식적으로 인정하였다. 이후 네덜란드 하원은 불치병 환자의 안락사를 허용하는 법안을 통과시켜 2001년 4월부터 안락사가 합법화되었다.

③ 독일

독일의 안락사 논쟁은 국가사회주의 시대의 '도태적 안락사' 주장으로 인해, 안락사는 인간 존엄성을 침해하는 것으로 생각하게 되었다. 따라서 어떠한 이유에서도 사람을 죽일 수 없다고 형법에 명시되어 있으며, 고의로 안락사를 시행할 경우 최고 종신형까지 처벌할 수 있다. 허나 의식불명상태 환자에 대한 영양공급을 중단하여 이미 죽음의 과정이 시작된 환자의 생명연장 조치를 제거하는 것이나 치료를 중단하여 환자를 사망에 이르게 하는 소극적 안락사의 경우 환자의 자기결정권에 근거하여 예외적으로 처벌성을 부정하고 있다.

④ 우리나라

우리나라는 형법 상 환자의 촉탁을 받아 고통을 경감시키기 위해 생명을 단축시키는 행위를 하게 되면 촉탁살인죄나 자살방조죄로 형사처벌을 받게 된다. 그러나 소생 가능성이 없는 식물상태의 환자에게 인위적으로 생명장치를 제거하는 존엄사는 인정되고 있다. 우리나라에서 안락사에 대한 논란은 1997년 보라매 사건으로 촉발되었는데 당시 대법원은 담당의사 2명에게 살인방조죄를 적용하여 유죄 판결을 내렸다. 이어 2008년 김할머니 사건에서 무의식 환자의 가족이 법원에 제출한 '무의미한 연명치료 거부 요청'에 대해

2009년 판사 전원이 존엄사를 허용함으로써 연명의료중단에 대한 새로운 시대를 맞게 되었다. 2016년에는 호스피스 · 완화의료 및 임종 과정에 있는 환자의 연명의료결정에 관한 법률(약칭: 연명의료결정법)이 제정되어 2017년 7월부터 시행되고 있다. 이 법의 제정으로 연명의료 중단은 법적으로 인정받게 되었으며, 절차에 따라 허용하게 되었다.

이와 같이 존엄사가 인정되면서 치료와 생명에 관한 결정이 의학적 기준이 아닌 환자의 기준에 의해 선택될 수 있게 되었다. 그러나 존엄사의 남용을 막기 위해서는 환자가 자신의 치료 및 생명에 관하여 선택하는 사전동의 등의 수행 원칙을 정하는 것이 반드시 필요하다.

표 12-1 연명의료 및 연명의료중단결정의 목적 및 기본 원칙

호스피스 · 완화의료 및 임종과정에 있는 환자의 연명의료결정에 관한 법률(약칭 : 연명의료결정법)

〔시행 2022. 3. 22〕〔법률 제18627호, 2021. 12. 21., 일부개정〕

제1조(목적) 이 법은 호스피스 · 완화의료와 임종과정에 있는 환자의 연명의료와 연명의료중단등결정 및 그 이행에 필요한 사항을 규정함으로써 환자의 최선의 이익을 보장하고 자기결정을 존중하여 인간으로서의 존엄과 가치를 보호하는 것을 목적으로 한다

제2조(정의) 이 법에서 사용하는 용어의 뜻은 다음과 같다. 〈개정 2018. 3. 27.〉

1. "임종과정"이란 회생의 가능성이 없고, 치료에도 불구하고 회복되지 아니하며, 급속도로 증상이 악화되어 사망에 임박한 상태를 말한다.
2. "임종과정에 있는 환자"란 제16조에 따라 담당의사와 해당 분야의 전문의 1명으로부터 임종과정에 있다는 의학적 판단을 받은 자를 말한다.
3. "말기환자(末期患者)"란 적극적인 치료에도 불구하고 근원적인 회복의 가능성이 없고 점차 증상이 악화되어 보건복지부령으로 정하는 절차와 기준에 따라 담당의사와 해당 분야의 전문의 1명으로부터 수개월 이내에 사망할 것으로 예상되는 진단을 받은 환자를 말한다.
4. "연명의료"란 임종과정에 있는 환자에게 하는 심폐소생술, 혈액 투석, 항암제 투여, 인공호흡기 착용 및 그 밖에 대통령령으로 정하는 의학적 시술로서 치료효과 없이 임종과정의 기간만을 연장하는 것을 말한다.
5. "연명의료중단등결정"이란 임종과정에 있는 환자에 대한 연명의료를 시행하지 아니하거나 중단하기로 하는 결정을 말한다.
6. "호스피스 · 완화의료"란 다음 각 목의 어느 하나에 해당하는 질환으로 말기환자로 진단을 받은 환자 또는 임종과정에 있는 환자와 그 가족에게 통증과 증상의 완화 등을 포함한 신체적, 심리사회적, 영적 영역에 대한 종합적인 평가와 치료를 목적으로 하는 의료를 말한다.
   가. 암
   나. 후천성면역결핍증
   다. 만성 폐쇄성 호흡기질환
   라. 만성 간경화

마. 그 밖에 보건복지부령으로 정하는 질환
7. "담당의사"란 「의료법」에 따른 의사로서 말기환자 또는 임종과정에 있는 환자를 직접 진료하는 의사를 말한다.
8."연명의료계획서"란 말기환자등의 의사에 따라 담당의사가 환자에 대한 연명의료중단등결정 및 호스피스에 관한 사항을 계획하여 문서(전자문서를 포함한다)로 작성한 것을 말한다.
9. "사전연명의료의향서"란 19세 이상인 사람이 자신의 연명의료중단등결정 및 호스피스에 관한 의사를 직접 문서(전자문서를 포함한다)로 작성한 것을 말한다.

제3조(기본 원칙) ① 호스피스와 연명의료 및 연명의료중단등결정에 관한 모든 행위는 환자의 인간으로서의 존엄과 가치를 침해하여서는 아니된다.
② 모든 환자는 최선의 치료를 받으며, 자신이 앓고 있는 상병(傷病)의 상태와 예후 및 향후 본인에게 시행될 의료행위에 대하여 분명히 알고 스스로 결정할 권리가 있다.
③ 「의료법」에 따른 의료인은 환자에게 최선의 치료를 제공하고, 호스피스와 연명의료 및 연명의료중단등결정에 관하여 정확하고 자세하게 설명하며, 그에 따른 환자의 결정을 존중하여야 한다.

(4) 안락사 문제가 된 주요 사건들

① 퀸란 사건(Karen ann Quinlan Case)

1975년 미국 뉴저지에서 발생한 사건으로 환자의 죽을 권리에 대한 논란이 된 사건이며, 자기결정권을 존중하여 개인의 권리를 인정한 판결로 세계적으로 알려지게 되었다.

사례 12-4 퀸란 사건

1974년 4월 당시 21세의 여성 퀸란은 친구의 생일파티에서 술과 약을 섞어 마신 뒤 호흡정지가 온 후 혼수상태에 빠졌다. 이 후 퀸란은 뉴저지의 성글라라병원에서 6개월 간 정맥주사와 인공호흡기로 연명하는 식물인간 상태를 유지하게 되었다. 그녀의 주치의는 '의식이 회복될 가능성이 없으며, 인공호흡기를 제거하면 생명의 지속은 오래가지 않을 것'이라고 진단했다. 퀸란의 아버지는 퀸란에게 자연스러운 죽음을 맞이할 기회를 주겠다고 결심하고 의사에게 생명유지장치를 제거할 것을 요청하였으나 거절당하자, 법원에 생명유지장치의 제거를 허가해 달라는 소송을 내었다.

뉴저지 고등법원(1975.11.10. 판결)은 생명유지장치의 제거는 의료적인 문제이므로 주치의의 결정에 맡겨야 한다는 판결을 내리고 퀸란의 아버지가 낸 신청을 기각하였으나, 1976년 3월 31일 대법원에서 아버지의 주장을 인정하며 다음과 같이 판결을 하면서 3가지 요건을 전제로 안락사를 인정하였다.
"후견인과 가족이 같은 의견이고, 다른 의사가 혼수상태에서 인식이 있는 지적 상태로 회복할 가능성이 없다는 판정을 하고 생명유지장치를 정지시켜야 한다는 결론을 내린다면, 입원한 병원의 윤리위원회의 승인을 얻어 장치를 제거해도 된다."
법원의 판단에 따라 생명유지장치를 떼었으나 퀸란은 예상과는 달리 스스로 호흡을 회복하여 지속적인 식물인간 상태를 9년 동안 유지하다 1985년 6월 11일 폐렴으로 사망하였다.

② 포스트마 사건(Geertuida Postma Case)

1971년 네덜란드에서 발생한 사건으로 네덜란드는 이 사건을 계기로 1973년 자발적 안락사 협회가 발족되었다.

사례 12-5 포스트마 사건

1971년 네덜란드의 의사였던 포스트마의 어머니는 뇌일혈로 신체의 부분적 마비 및 청각장애와 심한 언어장애 상태였으며, 양로원에서 낙상하지 않도록 침대에 묶여서 살아야 했다. 어머니로부터 죽게 해달라는 끊임없는 요청을 받은 포스트마는 어머니에게 모르핀을 주사하여 의식불명이 되게 유도한 뒤 큐라레(curarae)를 주사하여 사망하게 하였다. 경찰에서 포스트마는 "한 인간으로서 인간 이하의 모습으로 살아가는 어머니를 더 이상 지켜보는 것이 견딜 수 없었다."라고 하였다. 그는 유죄판결을 받았으나 형량은 1주일의 형집행정지와 1년의 집행유예로 미미하였다.

③ 케보키언 사건(Jack Kevorkian Case)

미국 미시건에서 일어난 사건으로 의사인 케보키언이 고통에 신음하는 환자들의 자살을 돕거나 직접 독극물을 주입하여 사망하게 하였으며, 법정은 이를 살인행위로 판단하여 징역형을 선고하였다.

사례 12-6 케보키언 사건

1990년 안락사의 옹호자인 케보키언은 자살기계를 발명하여 불치병 환자 100여명의 자살을 도와주며 절망에 빠진 환자들이 자신의 생을 마감하도록 돕기 시작하였다. 자살기계는 환자들이 스스로 스위치를 누르면 일산화탄소가 관을 타고 환자 머리 위에 씌워진 주머니 안으로 흘러들도록 고안되었다.

케보키언은 회복될 가능성이 전혀 없고 고통이 계속되며, 환자 본인이 원한다면 안락사를 돕는 것이 의사의 의무라고 생각하였다. 그는 이 때문에 감옥에 간다 하더라도 조금도 두렵지 않다고 하면서 환자들의 자살을 돕는 것을 멈추지 않았다. 케보키언은 매년 10여 명씩 불치병환자의 자살을 도와주면서 네 번이나 기소되고도 풀려나게 되었는데 이는 자살을 도와주는 것을 금지하고 있는 미시간 주에서 일어나 더 많은 논쟁이 되었다.

케보키언 박사를 찾는 환자들이 늘어날수록 정신과 전문의들과 생명윤리학자들은 환자가 심각한 우울증으로 일시적으로 자살을 원하는 것일 수도 있다는 의견을 냈고 의사들도 도덕성 여부가 불투명하다고 경고하면서 반대 시위를 펼치기도 하였다. 1998년 11월 케보키언은 루게릭병에 걸린 남성환자 토마스 유크의 안락사 과정을 촬영하여 CBS 방송국에 내보냈고 미국 사회의 뜨거운 논쟁을 불러 일으키게 되었다. 이로 인해 케보키언은 살인죄로 기소되어 2급 살인죄를 적용받았다. 이후 케보키언은 미시간 주의 한 교도소에서 복역하다 2007년 6월 질병을 이유로 가석방되었다.

케보키언의 죽을 권리를 위한 투쟁은 미국 전역에 걸쳐 반향을 일으켜 1994년 오레건 주에서는 의사조력 자살을 허용하는 법안이 통과되었으며, 1996년에는 두 개의 연방 항소법원이 이 같은 권리는 합법하다고 인정하였다.

④ 보라매병원 사건

1997년에 우리나라에서 발생하였던 사건으로 뇌사환자의 치료에 관한 의료인의 법적 책임에 대한 판례가 되었다.

사례 12-7 보라매병원 사건

1997년 12월 보라매병원 응급실로 58세의 남자 김00이 119 구급차에서 실려 내원하였다. 그는 우측 측두부와 두정부의 경막하외혈종으로 진단받고 응급수술을 시행하였다. 수술은 성공적으로 끝났으나 수술 중 저혈압과 다량의 수혈로 인한 합병증이 발생하였고 환자의 의식도 회복되지 않아 의료진은 회복의 가능성이 매우 낮은 것으로 판단하였다. 그날 오후 환자의 부인은 경제적인 이유를 들어 더 이상 치료할 수 없다며 퇴원을 요구하였고 담당전공의는 퇴원을 만류하였다. 담당전문의 역시 입원 초기의 비용은 많이 들지만 이후로는 그렇지 않다며 퇴원을 만류하였으나, 부인은 막무가내로 퇴원을 요구하였다. 더 이상 합의가 불가능하다고 판단한 담당전문의는 전공의에게 현재의 상황, 즉 퇴원 시 사망가능성이 있다는 것을 환자와 보호자에게 다시 한 번 주지시킨 다음 귀가서약서에 서명을 받고 환자를 퇴원시키도록 지시하였다. 전공의는 환자와 보호자에게 서명을 받은 후 당일 오후 2시 병원 구급차로 퇴원을 시켰다. 퇴원 당시 환자는 간이형 인공호흡기의 도움으로 자가 호흡을 하고 있었으나 부인의 요청에 의해 이를 제거하였으며 얼마되지 않아 김씨는 사망하였다. 그런데 며칠 후 환자의 형제들이 전공의와 전문의, 부인을 상대로 법원에 소송을 제기하였고 법원은 이들 모두에게 실형을 선고하였다.

⑤ 김할머니 사건

본 사건을 계기로 우리나라에서도 존엄사에 대해 관심을 가지게 되었고 병원윤리위원회가 활성화되었다.

사례 12-8 김할머니 사건

2008년 2월 18일 김00할머니는 폐암을 확인하기 위하여 세브란스병원에서 조직검사를 받다가 과다출혈로 인한 뇌손상으로 식물인간 상태에 빠졌다. 가족들은 평소 김할머니가 인공호흡기에 연명하는 것을 바라지 않았다며 무의미한 연명치료를 중단하고 품위있게 죽을 수 있도록 해달라고 병원 측에 요구하였으나 병원이 이를 거부하여 가족은 소송을 제기하였다.
2009년 5월 2일 대법원은 회복 불가능한 사망의 단계에 이른 환자에게 인간으로서의 존엄과 가치에 기초하여 자기결정권을 행사하는 것으로 인정되는 경우에는 연명치료를 중단할 수 있다고 판결을 내렸으며, 그해 6월 23일 환자의 인공호흡기를 제거하였다. 그 후 김할머니는 특별한 투약없이 자발호흡을 유지하다 2010년 1월 인공호흡기를 제거한지 201일 만에 가족이 지켜보는 가운데 사망하였다. 병원 측은 김할머니의 경우 인공호흡기만 떼었을 뿐 항생제와 유동식은 계속 공급하였으므로 연명치료를 중단한 것이 아니며 따라서 존엄사가 아니라는 입장이다. 김할머니의 사례는 존엄사의 판결에 따라 '무의미한 연명치료'의 범위가 어디까지인지에 대한 과제를 남기게 되었다.

(5) 안락사와 호스피스

안락사에 대한 찬성의견과 반대의견이 맞서는 상황에서 최근 호스피스가 그에 대한 대안으로 제시되고 있다. 호스피스는 완화의학의 한 분야로 완화의학이란 말기 환자의 통증 및 다른 합병증을 조절하고 임종과 사망 후 까지를 보살피는 진료 분야를 말한다. 호스피스는 이 중에서도 임종에 임박하여 집중적으로 환자를 돌보는 것이다.

호스피스 제도의 유래는 중세기에 성지 예루살렘으로 가는 성지 순례자나 여행자가 쉬어가던 휴식처라는 의미에서 유래되어 아픈 사람과 죽어가는 사람들을 위한 숙박소를 제공해 주고 필요한 간호를 베풀어 주면서 시작되었다. 현대에 들어서면서 호스피스는 체계를 갖추며 발전하기 시작하였는데, 1967년 영국의 런던에서 손더스(Cicely Saunders)에 의해 성 크리스토퍼 호스피스(St. Christopher hospice)가 개방된 것이 현대 호스피스 운동의 체계적 모태가 되었다.

현대적 호스피스는 병원을 중심으로 다양한 전문 분야로 구성된 팀이 효과적인 증상조절을 통해 편안한 임종을 위한 돌봄을 제공하는 개념이다. 즉 호스피스는 말기암 등 현대의학으로 치료 불가능한 환자들의 고통을 덜어줌으로써 품위있는 죽음을 맞이하도록 도와주는 서비스로 죽어가는 환자들을 하나의 인간으로 대우하고 그들이 품위를 잃지 않고 평화스럽게 임종할 수 있도록 신체적 · 정신적 · 사회적 욕구를 충족시키며 가족들도 격려하고 지원해 주는 활동이다. 우리나라는 1988년 가톨릭대학교 강남성모병원(現 서울성모병원)에 14개 병상을 갖춘 호스피스 전문병원이 최초로 설립되었으며 이후 다수의 병원에서 호스피스

제도를 도입하고는 있으나 아직 관련 시설과 인력은 부족한 실정이다.

호스피스는 잘 준비된 상태에서 환자가 죽음을 맞도록 함으로써 안락사의 대안으로 떠오르고 있다. 환자에게 호스피스가 제안된 경우 수용 여부는 환자와 가족이 결정하는 것이 바람직하며 의료진은 호스피스가 치료의 포기가 아니라는 점을 적극 홍보할 필요가 있다. 이와 더불어 말기환자가 이를 선택할 수 있는 기회를 보장하여야 한다. 또한 의사결정 과정에서 가족을 중시하는 우리의 현실을 감안하여 구체적인 방법과 절차를 모색하는 방안도 필요하다. 우리나라는 2017년 8월부터 호스피스에 건강보험수가를 적용하여 호스피스 이용 환자들의 의료비 부담을 줄이게 되었다. 이러한 변화는 호스피스 제도의 활성화와 죽음에 대한 부정적 시각에서 존엄한 임종을 위한 준비가 필요하다는 사회적 인식이 확산되는 계기가 되고 있다.

호스피스는 신체적 · 정서적 · 영적 돌봄을 기본으로 하여 의사와 간호사, 성직자, 사회사업가 등이 한 팀이 되어 환자의 죽음을 돌보는 것이다. 안락사나 의사조력자살 등과 같은 수단에 비하면 호스피스는 의료 본연의 목적에 충실하면서 임종 환자들을 자연스럽고 인간적으로 돌볼 수 있다는 장점이 있으므로 이 분야에 대한 관심과 지원이 확산될 필요가 있다.

5) 뇌사 및 장기이식과 관련된 윤리문제

장기이식은 많은 생명을 구하는 현대 의학의 발전을 단적으로 보여주는 사례라고 할 수 있다. 장기이식은 뇌사판정과 긴밀한 연관이 있는데 장기이식을 위해서는 뇌사판정의 어떠한 조건을 충족해야 하는지 알아볼 필요가 있다.

(1) 뇌사

뇌사(brain death)란 뇌의 모든 기능이 완전히 정지되어 회복할 수 없는 비가역적인 상태를 의미하며, 사고와 판단을 주관하는 대뇌피질은 물론 맥박과 호흡 등 기본적 생명 활동을 주관하는 뇌간까지 파괴되어 기능이 정지된 상태이다. '뇌사자'란 자발적인 호흡이 없고 인공호흡기로 생명을 유지하는 상태로 인공호흡기를 유지하더라도 2주 내 자연 사망하는 회생가능성이 전혀 없는 상태에 처한 사람을 의미한다. 우리나라 장기이식법에는 '뇌사자라 함은 뇌사판정기준 및 뇌사판정절차에 따라 뇌 전체의 기능이 되살아 날 수 없는 상태로 정지되었다고 판정된 사람'이라고 정의되어 있다(장기이식법 제4조).

오늘날 뇌사를 죽음으로 받아들이는 것은 장기이식 등의 의료행위를 통해 더 이상 회복이 불가능한 생명으로부터 다른 사람의 생명을 구할 수 있다는 점에서 중요한 의미를 지닌다. 특히 현대에 들어 의학의 발달로 뇌의 기능이 정지되어도 호흡기에 의존하여 호흡이나 심장박동 등 활력증상을 연장시킬 수 있게 되면서 뇌사를 죽음으로 인정해야 한다는 움직임이 일어나고 있다. 뇌사자는 식물인간과는 차이가 있는데, 뇌사자의 경우 인공호흡기가 없으면 호흡이 불가능하고 어떠한 수단을 동원하더라도 반드시 심장사에 이르는 경우이다. 반면, 식물인간은 기본적인 생명유지 작용을 하는 뇌간을 포함한 뇌의 일부분만이 세포가 파괴된 상태로 식물인간 상태의 환자는 스스로 호흡하며 혈압도 본인이 조절할 수 있어 영양만 보급되면 살아날 수 있고 때에 따라 회생도 가능하다. 뇌사를 판정한다는 것은 한 인간의 생명을 다루는 것이므로 쉬운 문제가 아닌데 어떠한 경우라도 인권이 침해되어서는 안되기 때문이다. 대부분의 국가에서는 뇌사 개념과 더불어 생명에 필수적인 이식용 장기를 획득하기 위해 필요한 윤리적 · 법적 기준을 제정하고 있다.

뇌사라는 용어는 1967년 남아프리카 공화국의 외과의사인 버나드(Christian Bernard) 박사가 교통사고로 뇌사상태에 빠진 사람의 심장을 이식하면서부터 사용되기 시작하였다. 이후 1968년 제22차 세계의학협회 총회에서 뇌사를 공식적으로 인정하는 '시드니 선언문'을 채택한 이래, 전 세계적으로 뇌사를 인정하고 있는 추세이다. 우리나라는 1983년 대한의학협회의 '죽음의 정의위원회'에서 죽음의 정의 및 뇌사에 대한 기준을 처음으로 마련한 후 1999년 「장기등 이식에 관한 법률」이 통과되어 2000년 2월부터 뇌사가 법적으로 인정되기 시작하였다. 이 법은 민간 자율로 시행되던 장기이식 절차를 법적으로 마련하여 이식 관련 정보를 통합관리하게 되었다는데 의의가 있다.

표 12-2 뇌사판정의 기준

장기등 이식에 관한 법률 시행령, [별표 1] 뇌사판정의 기준(제21조 관련)

[시행 2023. 12. 12.][대통령령 제33948호, 2023. 12. 12., 일부개정]

1. 뇌사판정의 기준

   뇌사판정대상자를 뇌사자로 판정하기 위해서는 제2호 및 제3호에 모두 적합해야 한다.

2. 선행 조건

   가. 원인질환이 확실할 것

   나. 치료될 가능성이 없는 기질적인 뇌병변이 있을 것

다. 깊은 혼수상태로서 자발호흡이 없고 인공호흡기로 호흡이 유지되고 있을 것
라. 치료 가능한 약물중독(마취제, 수면제, 진정제, 근육이완제, 독극물 등으로 인한 중독을 말한다)이나 대사성 장애의 가능성이 없을 것
마. 치료 가능한 내분비성 장애(간성혼수, 요독성혼수, 저혈당성뇌증 등을 말한다)의 가능성이 없을 것
바. 저체온상태(직장온도가 섭씨 32° 이하인 상태를 말한다)가 아닐 것
사. 쇼크상태가 아닐 것

3. 판정 기준
가. 외부 자극에 전혀 반응이 없는 깊은 혼수상태일 것
나. 자발호흡이 되살아날 수 없는 상태로 소실되었을 것
다. 두 눈의 동공이 확대 · 고정되어 있을 것
라. 뇌간반사가 완전히 소실되어 있을 것(다음의 반사가 모두 소실된 것을 말한다)
1) 광반사(Light reflex)
2) 각막반사(Corneal reflex)
3) 안구두부반사(Oculo-cephalic reflex)
4) 전정안구반사(Vestibular-ocular reflex)
5) 모양체척수반사(Cilio-spinal reflex)
6) 구역반사(Gag reflex)
7) 기침반사(Cough reflex)
마. 자발운동, 제뇌경직, 제피질경직, 경련 등이 나타나지 않을 것
바. 무호흡검사 결과 자발호흡이 유발되지 않아 자발호흡이 되살아날 수 없다고 판정될 것
사. 다음의 구분에 따른 방법에 따라 가목부터 바목까지의 규정에 따른 판정 결과를 재확인하였을 때에도 그 결과가 같을 것
1) 뇌사판정대상자가 6세 이상인 경우 : 1차 판정부터 6시간이 지난 후에 실시
2) 뇌사판정대상자가 1세 이상 6세 미만인 경우 : 1차 판정부터 24시간이 지난 후에 실시
3) 뇌사판정대상자가 생후 2개월 이상 1세 미만인 경우 : 1차 판정부터 48시간이 지난 후에 실시
아. 다음의 구분에 따른 방법에 따라 뇌파검사를 하였을 때에 평탄뇌파가 30분 이상 지속될 것
1) 뇌사판정대상자가 1세 이상인 경우 : 사목에 따른 재확인 이후에 실시
2) 뇌사판정대상자가 생후 2개월 이상 1세 미만인 경우 : 사목에 따른 재확인 이전과 이후에 각각 실시

(2) 장기이식

장기이식(organ transplantation)이란 환자치료를 위해 기능이 상실된 환자의 장기를 다른 장기로 대체함으로써 그 기능을 회복시키는 외과적 처치이다. 이는 불치의 병으로 장기가 훼손되어 죽음에 이를 수밖에 없는 환자들에게는 유일한 희망을 주는 의학적 치료법이다. 장기이식은 이식이 지체될 경우 장기가 파괴되어 아무런 도움을 줄 수 없으므로 심폐기능이 완전히 정지될 때까지 기다린다면 잠정적 기증자들의 장기는 이식에 사용될 수 없을 가능성이 높다. 장기이식은 희망하는 수요는 많으나 기증자들이 상대적으로 적은 것이 현

실인데, 특히 한국인의 경우 부모에게 물려받은 신체를 보존하는 것이 조상에 대한 도리라고 생각하여 장기기증이 원활하게 이루어지지 않고 있다. 이로 인해 국내에서 수술을 포기하고 비교적 장기를 구하기 쉬운 중국으로 가서 수술을 받는 사례도 발생하고 있는 상황이다. 따라서 뇌사를 죽음으로 인정하여 수요공급 상 불균형이 심각한 장기이식의 문제를 해결할 수 있도록 하자는 움직임도 대두되고 있다. 뇌사환자의 장기이식과 관련된 행위들을 정당화하는 원칙은 여러 가지로 논의되고 있으나 주로 자율성 존중의 원칙, 악행금지의 원칙, 선행의 원칙, 정의의 원칙 등의 네 가지 윤리원칙에 의해 고려되어지고 있다.

① 자율성 존중의 원칙(The Principle of Respect for Autonomy)

자율성이라 함은 자신의 선택에 따라 행동을 결정할 수 있는 개인적 자유를 의미한다. 즉 개인의 속임, 속박, 강요 등으로부터 자유로운 선택과 의사결정을 할 수 있다는 것이다. 장기기증자의 자율성을 존중하기 위해 의료진은 우선 기증자가 자발적인 의지로 기증하려는 것인지 확인해야 한다. 뇌사자의 장기기증에 있어 자율성의 인정은 뇌사자가 생전에 장기기증에 서명한 사실이 없는 한 추정 동의에 의거할 수 밖에 없다. 추정 동의는 뇌사자와 가족들이 장기기증에 동의함으로써 요건을 충족시킨다고 보는 것이다. 현재 '장기등 이식에 관한 법률'에 따르면 장기기증은 유족 선순위자 2인의 동의에 의해서 가능하며 생전에 본인이 사후 장기기증을 등록했다 하더라도 유족의 동의가 반드시 있어야 한다.

② 악행금지의 원칙(The Principle of Nonmaleficence)

악행금지의 원칙은 우리가 타인에게 의도적으로 해를 입히거나, 해를 입힐 위험을 초래하는 행위를 하지 않는 것을 의미하며, 이는 생명윤리뿐 아니라 사회도덕의 근본을 이루는 원칙이다. 이 원칙에 따라 모든 의료인들은 환자에게 신체적 또는 정신적으로 해가 되는 행위를 해서는 안되며, 환자나 보호자에게 치료에 관한 정보를 정확하게 전달해야 할 책임을 가진다. 또한 "우리가 추구하는 선을 얻기 위해 해를 용납해야 하는가?"에 대한 문제를 심도깊게 고려하여야 할 필요가 있다.

③ 선행의 원칙(The Principle of Beneficence)

선행의 원칙은 타인의 복지를 위해 적극적으로 도와주는 행동이다. 장기이식에서 선행의 원칙은 사회가 이식용 장기들과 조직을 제공하고 장기이식을 지원해야만 한다는 믿음의 기초를 이루고 있다. 장기기증은 선행의 원칙을 충족시키지만 이때 자율성 존중의 원칙이 동시에 고려되어야 하는 것이 중요하다.

④ 정의의 원칙(The Principle of Justice)

정의의 원칙은 공정함 · 평등함 · 적절함 등과 관련된 것이며, 각자에게 각자의 몫을 돌려 주는 것이다. 환자 치료 시 해악과 이득이 공존하는 상황이 발생하게 되는데 이때 윤리적 관심사는 어떻게 이들을 분배하는가에 있다. 장기이식에 있어서 공평한 장기의 분배는 정의의 원칙에 의해 다루어진다.

(3) 뇌사자의 장기이식과 관련된 윤리문제

우리나라에서는 1969년 신장이식을 시작으로 1988년 뇌사자로부터 제공받은 간이식이 성공하면서 뇌사에 대한 사회적 관심이 대두되었다. 1993년 대한의사협회가 뇌사를 의학적으로 인정하는 '뇌사에 대한 선언'을 발표한 후 이식수술의 건수는 꾸준히 증가하고 있으며, 1999년 2월에는 '장기 등 이식에 관한 법'이 제정되어 공포되었다. 따라서 그동안 암묵적으로 의료계에서 실시되어 오던 뇌사자로부터의 장기적출이 합법화되었으며, 장기관리가 체계화되었다. 장기이식법의 핵심적 쟁점은 뇌사의 판정과 장기의 적출인데 뇌사의 판정은 신뢰성, 즉 엄정성과 정확성의 확보가 쟁점이며 장기의 적출은 의사결정의 합법성의 확보가 쟁점이다. 이외 이식대상자에 대한 선정 기준 및 분배가 윤리적인 문제로 대두되고 있다.

① 뇌사판정의 엄정성과 정확성

뇌사 반대론자들은 뇌사판정이 공리주의적 측면에서 실용적 합의를 드러내는 죽음의 표시일 뿐이며, 궁극적으로는 장기이식을 위한 이해타산에서 비롯되므로 동기적인 측면에서 순수하지 못하다고 비판하고 있다. 또 뇌사판정과 장기이식의 과정에서 생명조작의 가능성이나 생명경시의 위험성을 경고하기도 한다. 따라서 뇌사판정 시에는 엄정성과 정확성에 대한 기준이 필수적인 요건이다. 보건복지부는 생명윤리위원회를 설치하여 뇌사판정에 따른 장기이식과 관련한 사항들을 심의 자문하고 있다. 뇌사의 인정은 뇌사자의 장기가 죽어가는 다른 생명을 살릴 수 있다는 긍정적인 측면도 있으나, 가족들이 뇌사를 인정하지 않을 경우 예측할 수 없는 여러 가지 문제가 발생할 수 있다는 것이 고려되어야 한다.

② 장기기증자의 의사결정 과정

뇌사판정을 통한 장기이식은 뇌사자의 자발적인 동의가 전제되어야 한다. 허나 뇌사환자는 이미 뇌기능의 상실 상태에 있으므로 자발적 동의가 불가능하다. 따라서 기증자가 생전에 스스로 동의서를 작성한 경우 외 사망자의 의견을 확인할 수 없거나 미성년자의 경우에는 이를 대신할 대리인이 결정되는 것이 중요하다. 이 때 대리인의 자격이 문제가 될 수 있는데, 특히 대리인이 경제적인 이유로 장기를 매매하고 사례금을 받는 등 인간의 존엄성을 훼손하는 윤리적인 문제들을 발생시킬 수 있다. 이는 인간의 신체가 착취의 수단으로 이용될 가능성이 있을 뿐 아니라 자율성을 손상시킬 위험이 있다.

③ 장기기증자의 장기 기증 후 사후 처리

뇌사자의 장기가 기증된 후 시신의 처리에 관한 법적인 보호가 마련되어야 한다. 장기를 기증한 뇌사자의 신체는 매우 훼손된 것과 같은 모습을 보일 수 있다. 따라서 이에 대한 대책이 없다면 시신의 상태를 본 가족이나 보호자는 심한 상실감과 분노를 느낄 수 밖에 없으며 기증에 대한 회의마저 갖게 될 것이다.

④ 뇌사자의 장기분배

장기분배는 일반적으로 의학적 유용성의 기대치와 기회균등의 관점이 기준으로 제시된다. 의학적 유용성의 관점으로는 가장 도움이 필요로 하는 환자에게 최고의 효과를 얻을 수 있도록 사용하는 것이다. 이러한 관점은 장기이식 후 가능한 한 보다 높은 삶의 질을 유지하는 동시에 최대한 생존기간을 획득하는 것이다. 반면 기회균등의 관점으로는 여러 환자가 동일한 적합성을 보이는 경우 위급성과 기다린 기간이 결정적인 요소이다. 기다린 기간의 순서에 따른 결정은 가능한 한 기회균등의 원칙에 초점을 맞춘 것인데 이 원칙에 따른 조치로 젊은 사람들과 마찬가지로 연로한 사람들을 똑같이 도울 수 있는 것인가라는 물음을 갖게 된다. 장기분배의 과정에서 예상되는 좋은 결과, 위급성, 기다린 기간 등 많은 기준을 고려하다 보면 그 어떤 사람에게도 명백한 우선권을 주기 어렵기 때문에 장기수혜자의 선택은 언제나 어려움이 발생하게 된다. 우리나라의 경우 2000년부터 장기이식법을 제정하여 지방을 포함한 모든 지역의 장기이식 대기자들이 순번제로 동등한 기회를 가질 수 있도록 배분하고 있다. 이러한 배분의 기준이 공평하고 합리적인지에 대해서는 또 다른 논쟁을 초래할 수 있다.

위와 같은 뇌사와 장기이식에 다른 윤리적 쟁점들로 인해 각 단체와 학회는 뇌사 및 장기이식에 대한 윤리적 기준을 제공하고자 노력하고 있다. 특히 종교단체에서는 뇌사자의 장기이식과 관련된 문제가 생명과 직접적으로 연결된 것이니 만큼 엄격한 윤리적 기준을 적용해야 한다고 주장하고 있다. 따라서 간호사들은 전문의료인으로서 뇌사와 장기이식의 다양한 윤리적 입장에 대한 이해와 통찰력을 가져야 한다.

6) 생명공학과 관련된 윤리문제

생명공학(bio-technology)이란 생물체의 유용한 특성을 이용하기 위하여 그 자체를 인위적으로 조작하는 기술, 즉 생물 혹은 생물학적 방법을 사용하여 물질을 생산하거나 의료 등 각종 서비스를 제공하는 기술이다. 생명공학의 발전은 1986년 멘델의 '유전의 법칙'이 발견된 이후 유전자 연구가 활발하게 진행되면서 시작되었다. 생명공학의 발전은 이전에 불가능했던 일들을 가능하게 한다는 점에서 진보이며 발전이라고 할 수 있으나, 유전자를 산업에 이용하는 것이므로 올바른 발전으로 유도되지 않는다면 복잡한 문제를 발생시킬 수 있다. 현재 생명공학의 연구개발에 대한 투자규모가 커지고 발전하면서 종교적 · 윤리적 · 사회적 논쟁이 야기되고 있다. 생명공학과 관련된 주된 윤리문제로는 인간복제, 동 · 식물 유전자 조작, 인간장기의 생산 등이 있다.

(1) 인간복제

복제(cloning)란 하나의 생물학적 개체와 동일한 개체를 만들어 내는 것이다. 배아발생과정에서 배아가 분리되어 우연하게 만들어지는 일란성 쌍둥이가 자연계에서 발생하는 복제의 사례이다. 생명복제술은 생식세포 복제술과 체세포 복제술로 구분되는데 체세포 복제의 경우 핵이식을 하게 되므로 체세포 핵이식이라고도 한다. 체세포 복제술로 1997년 영국에서 복제양 '돌리'가 탄생하였으며, 1999년 우리나라에서 복제송아지 '영롱이'가 탄생하였다. 이들의 탄생은 성체의 체세포를 이용하여 우수 종자의 가축을 대량 생산하거나 유전적으로 동일한 동물을 확보하여 의학연구를 발전시킬 수 있다는 좋은 의미를 가지고도 있으나, 동식물의 다양성을 훼손하고 생태계를 파괴할 수도 있다는 문제점을 가진다. 특히 인간복제의 경우는 더욱 그러하다.

인간복제는 난자의 핵을 제거하고 그 안에 생식세포를 제외한 다른 개체의 유전자를 주입하여 여성의 자궁에 착상하게 함으로써 이루어진다. 이렇게 해서 태어난 개체는 세포제공자와 99.9% 같은 개체가 된다. 유전자 인간복제를 찬성하는 사람들은 불임치료의 새로운 전기를 마련할 수 있으며, 복제기술을 이용한 무뇌(無腦)의 클론을 만들어 병든 장기를 대체할 수 있다는 점을 들고 있다. 하지만 인간의 복제가 성공하였을 경우 쉽게 예측할 수 없는 결과 때문에 종교계, 여성계는 물론 생명과학자들 사이에서도 부정적인 견해가 지배적이다. 즉 인간의 고유성과 프라이버시를 침해하게 되고 만일 인간복제가 오남용된다면 인류 생존의 위협까지 초래할 것이라는 점이다. 또 일부 종교인들은 인간복제기술은 비자연적 생식기술이며 신의 섭리에 반하는 것이라고 생각하여 그 위험성을 경고하고 있다. 인간복제의 문제점을 요약하면 다음과 같다.

첫째, 과학적인 문제로 유전자의 다양성을 지속시키기 어려우므로 다양한 자손을 남길 수가 없고 유전병 등을 증가시킬 수 있으며, 비정상적인 사람을 생산할 가능성이 있다는 것이다. 둘째, 사회적으로는 인간복제가 대량화되었을 때 인간의 정체성에 대한 문제가 대두될 것이다. 셋째, 법적인 문제는 복제된 인간을 인간이라고 부를 수 있을 것인지, 부모와 자식의 관계는 어떻게 성립되는지에 대한 의문을 가질 수 있다. 넷째, 윤리 · 신학적으로 부모의 가치와 결혼의 의미, 가족의 의미에 대한 문제들이 대두될 수 있다.

생명공학의 발달로 인간복제에 대한 우려가 커지면서 1997년 유네스코에서는 '인간게놈(genome)과 인권보호에 관한 국제선언'을 채택하여 인간게놈을 상업적 목적이나 비평화적 목적으로 이용할 수 없으며, 인간복제 행위를 허용하지 않도록 규정하였다. 이 선언은 인간게놈 연구의 국제적 윤리기준을 제시한다는 점에서 중요한 의의를 가진다.

(2) 인간장기의 생산

유전자 조작 기술의 발전으로 서로 다른 동물 간, 혹은 인간과 동물 간 유전자를 인위적으로 융합하여 새로운 개체를 만들 수 있게 되면서 부족한 이식장기를 대체하기 위하여 동물의 체내에 인간장기를 생산하도록 하는 연구를 시도하게 되었다. 동물체내에 인간장기를 생산하는 과정은 먼저 유전자 조작으로 특정 장기를 만들 수 없게 한 동물의 배아에 인간의 체세포 역분화 줄기세포(induced pluripotent stem cell, IPS)를 주입한다. 체세포 역분화 줄기세포가 배아 안에서 인간의 장기로 어느 정도 성장하면 이 배아를 동물의 자궁에 다시 주입하여 인간의 장기를 몸에 지닌 새끼를 낳게 한다. 이러한 연구 중의 일부는 현재 실용단계에 있거나 가까운 시일 내 실현될 것으로 예상된다. 그러나 이러한 연구들은 장기를 안정적으로 확보하여 장기이식의 분배에 관한 문제를 감소시킬 것이라는 기대감에 앞서 인간과 동물의 경계를 무너뜨리며, 자연계에서 인간이 차지하고 있는 독특한 위치와 존엄성을 훼손함은 물론 생태계의 질서도 파괴할 수 있다는 비판과 논쟁을 불러일으키고 있다.

7) 연구와 관련된 윤리문제

연구윤리란 연구자가 연구를 수행하면서 지켜야 할 원칙이나 행동양식을 말한다. 연구윤리의 출발점은 정직성, 정확성, 효율성, 객관성으로 요약할 수 있다. 의료분야의 연구윤리 문제 중 가장 쟁점이 되는 것은 인간을 대상으로 하는 인체실험에서 발생할 수 있다. 인체실험은 초기에는 윤리적인 문제가 제기되지 않았다. 왜냐하면 초기 연구자들은 인류의 행복과 복지를 위해서 소수 피험자의 인권이나 복지가 희생되는 것을 중요하게 생각하지 않았기 때문이다. 이러한 결과 제2차 세계대전 중 나치와 일본군들이 전쟁포로 등을 대상으로 비인간적이고 잔혹한 생체실험을 진행하게 되었다. 이를 계기로 인체실험대상자의 권리에 대한 논란이 발생하면서 다시는 이와 같은 일이 발생되지 않도록 하기 위한 노력으로 뉘른베르크 강령(The Nuremberg Code), 헬싱키 선언(The Declaration of Helsinki), 벨몬트 보고서(The Belmont Report) 등이 만들어졌다.

뉘른베르크 강령은 제2차 세계대전 후 뉘른베르크 군사재판에서 밝혀진 인간을 대상으로 한 끔찍한 연구가 밝혀지면서 세계를 놀라게 하였으며, 결과 뉘른베르크 재판 판결문에 「허용가능한 의학 실험」이라는 제목으로 인간을 대상으로 하는 실험의 공식적 기준이 되는 10개 조항을 발표하였다. 이 10개 조항이 뉘른베르크 강령이다. 뉘른베르크 강령이 갖는 연구윤리 상의 의의는 인간을 대상으로 한 연구에서 국제적으로 받아들여진 최초의 연구윤리 강령이며, '피실험자의 이익'과 '자발적 참여'라는 개념을 공식화한 것이라는 점이다.

이후 법조인들이 만든 뉘른베르크 강령보다 의사들이 의사를 위해 전문적인 지침을 세워야 할 필요성을 인식하면서 세계의사회를 중심으로 관련된 논의가 진행되었다. 그 결과 1964년 핀란드 헬싱키에서 열린 제18차 세계의사협회(World Medical Association) 총회에서 헬싱키 선언문이 채택되었다. 헬싱키 선언은 뉘른베르크 강령이 기초가 되어 만들어졌으며, 피실험자의 동의능력이 없을 경우 '대리인 동의'의 개념을 도입하여 피험자의 권리와 복지를 보장하였다. 헬싱키 선언은 총 32개로 구성되어 있다.

헬싱키 선언의 주요 내용

- 인간을 대상으로 하는 생명의료 연구는 일반적으로 승인된 과학 원칙에 따르며, 적절히 시행된 실험이나 동물실험의 근거가 있어야 한다.
- 실험의 계획 및 시행은 국내법 규정에 따라 독립적인 위원회의 사전 심의를 거쳐야 한다.
- 자격 있는 유능한 과학자의 책임 하에 연구를 진행하여야 한다.
- 연구 목적의 중요성은 위험과 균형을 이루어야 한다.
- 피험자의 이익에 대한 고려가 과학 및 사회의 이익보다 우선해야 한다.
- 신체의 완전성에 대한 권리 및 프라이버시를 존중해야 한다.
- 연구에 따른 위험이 잠재적 이익보다 크다고 판단될 경우 연구를 중단하여야 한다.
- 연구결과를 발표할 때 의료진은 결과의 정확성을 유지하고, 이 선언서에 규정된 원칙을 따라야 한다.
- 연구 자체의 목적과 방법, 예견되는 이익과 내재하는 위험성, 그에 따르는 고통 등에 관해 피험자에게 사전에 충분히 알려주어야 한다. 또 피험자로부터 충분한 설명에 근거한 자발적인 동의를 받아야 한다.
- 이때 동의는 당해 조사에 참가하지 않는 독립된 지위에 있는 의료진이 받아야 한다.
- 법률상 무능력자에 대해서는 국내법에 따라 법적 대리인의 동의를 받아야 한다.
- 연구자는 모든 재정적 이해관계를 윤리심사위원회와 잠재적 연구 참여자에게 밝혀야 하며, 간행되는 논문에도 이를 명시하여야 한다.
- 새로운 치료의 유효성은 지지하지 않는 반대 연구(negative study)의 결과도 발표되어야 한다.
- 학술 잡지는 이 선언의 원칙을 준수하지 않는 보고서를 수용해서는 안된다.

1979년 미국에서는 생의학 · 행동연구에서 인간 대상자를 보호하기 위한 국가위원회(The National Commission for Protection of Human Subjects of Biomedical and Behavioral Research)가 발족되었으며, 이 위원회에서 인간 대상자 보호를 위한 윤리원칙과 지침을 담은 벨몬트 보고서를 발간하였다. 벨몬트 보고서에서 제시한 여섯 개의 기본윤리원칙은 인간 존중(respect for person), 선행(beneficent), 정의(justice), 신의(fidelity), 악행금지(nonmaleficence), 진실(veracity)이며, 이 원칙들 중 유사한 것들을 다시 묶어 현재 모든 임상시험에서 기초 윤리로 삼는 인간 존중, 선행, 정의의 3원칙이 제시되었다. 또 이 보고서는 피험자를 보호하기 위한 연구윤리심의위원회(institutional review board, IRB)라는 제도를 갖추도록 제안하였으며, 인체 대상 연구에 참여하는 과학자와 기관윤리심의기구의 위원들을 위한 윤리강령을 규정하고 있다.

이에 따라 미국에서는 1997년부터 각 기관마다 기관의 특성을 살린 연구윤리심의위원회를 조직하는 것을 법제화시켜 모든 대학과 연구기관, 연구지원기관들이 연구윤리를 실천하도록 하고 있다. 연구윤리심의위원회는 기관에서 실시되는 모든 연구들에 대해 연구계획서에서 부터 설계, 수행, 결과에 이르기까지 객관적이고 공정하게 검토하고 평가하는 역할을 한다. 또한 연구변경계획서, 대상자로부터 서면동의를 얻기 위한 방법이나 제공되는 정보들을 검토하고 확인하여 실험에 참가하는 대상자들의 권리와 안전, 복지를 보호하기 위한 활동을 하고 있다.

8) 출판과 관련된 윤리문제

출판과 관련된 윤리문제 중 가장 쟁점이 되는 것은 연구 부정행위와 출판 시의 부정행위 등을 들 수 있다.

(1) 연구 부정행위

연구 부정행위(research cheating)란 연구 진실성과 상반된 개념으로 연구 개발자료나 결과를 위조, 변조, 표절하거나 그 외 비윤리적 연구 등을 한 경우에 해당한다. 위조란 존재하지 않는 기록을 의도적으로 조작하는 비윤리적이며 불법적인 행위를 말한다. 또 변조는 통계분석에서 불확실한 것을 그릇되게 설명하거나 연구자료를 선택적으로 변경, 생략, 삭제하는 것이다. 표절이란 타인의 아이디어, 결과물, 문장, 연구 과정 등을 적절하게 이용하거나 승인없이 도용하는 행위이다. 연구 부정행위는 부정행위에만 초점을 맞추지 않고 원작자의 오용, 이해관계의 상충, 부실한 자료관리, 부적절한 재정적 타협, 정부 규정의 불이행, 은밀한 정보의 허가되지 않은 사용 등도 포함한다.

(2) 출판 시의 부정행위

출판과 관련된 부정행위는 표절(plagiarism), 저자됨(authorship), 중복출판(multiple publication) 등을 들 수 있다. 표절이란 다른 사람의 저작물의 일부 또는 전부를 몰래 쓰는 행위, 표적(剽賊)이라고도 한다. 표절은 다른 사람의 저작물을 자신의 것으로 도용한다는 점에서 다른 사람의 창작물을 본따서 나름대로 재창조한 모방과는 구별된다. 표절은 과학적 연구에서 가장 기본이 되는 정직성을 해치기 때문에 문제가 된다. 저자됨이란 출판하는 연구에 실질적으로 지적 공헌을 한 사람을 지칭한다. 2018년 국제의학잡지편집위원회(International Committee of Medical Journal Editor, ICMJE)에서는 저자됨의 자격을 4가지 조건으로 정하고 모두 충족할 것을 권고하고 있다. 4가지 자격조건으로는 첫째, 연구의 구상이나 설계 또는 자료의 획득 · 분석 · 해석에 실질적인 기여, 둘째, 연구결과에 대한 논문 작성 또는 중요한 학술적 부분에 대한 비평적 수정, 셋째, 출판되기 전 최종본에 대한 마지막 검토 및 승인, 넷째, 연구의 정확성 또는 진실성에 관련된 문제를 적절히 조사하고 해결되는 것을 보증하고 연구의 모든 부분에 책임진다는 점에 대한 동의 등이다. 그 외 국제의학잡지편집위원회는 연구비를 획득한 사람, 단순히 자료수집을 도운 사람, 연구집단에 대한 일반적인 감독이나 행정 지원을 한 사람, 단순한 원고 교정이나 원고 정리를 한 사람, 의학의 경우 일상의 일과로 환자를 다루는 사람은 공저자로 포함될 수 없다고 하였다. 부당한 저자표시의 유형으로는 선물저자(gift author), 유령저자(ghost author), 교환저자(swap author), 도용저자(one sided author) 등이 있다. 선물저자란 저자 자격이 없으나 포함시키는 경우, 유령저자는 연구에서 매우 중요한 역할을 하였으나 제외되는 경우이다. 또 교환저자는 연구자들이 서로 상대방을 저자에 포함시키는 경우, 도용저자는 논문 채택가능성을 높이기 위해 유명 인사를 저자에 포함시키는 경우를 말한다.

중복출판은 같은 내용의 일부 혹은 전체를 적절한 출처표시 없이 출판하는 것이다. 이에는 동일한 내용을 두 번 이상 발표하는 이중 게재(duplicate publication), 두 개 이상의 논문으로 나누어 발표하는 분할 출판(salami publication), 표본수를 증가시켜 게재하는 덧붙이기 출판(imalas publication) 등이 있다.

활동 과제

- ✔ 인공임신중절과 관련하여 발생할 수 있는 윤리적인 문제들을 생각해 봅시다.
- ✔ 안락사의 종류와 이와 관련하여 발생할 수 있는 윤리적인 문제는 무엇인지 생각해 봅시다.
- ✔ 뇌사 및 장기이식과 관련한 쟁점사항은 무엇이 있는지 토의해 봅시다.
- ✔ 말기환자와 관련된 윤리문제를 생각해 봅시다.
- ✔ 과학기술로 인해 발생될 수 있는 생명윤리 문제를 토의해 봅시다.
- ✔ 인간을 대상으로 한 연구에서 발생할 수 있는 윤리적 문제들을 생각해 봅시다.
- ✔ 출판과 관련하여 발생할 수 있는 윤리적인 문제들을 토의해 봅시다.

2 간호사와 협동자 사이의 윤리

간호사와 협동자 사이에서 야기되는 윤리적 딜레마의 대부분은 전문직 사이의 역할 존중과 협동에 관한 문제이거나, 협동자 사이의 인격존중에 관한 문제이다. 전문직 사이의 역할

존중과 협동에 관한 문제는 간호사의 자율성과 의사와의 협동에 관한 사례가 대부분이다. 협동자 사이의 인격존중에 관한 문제는 간호사와 간호사 사이의 판단의 차이나 신뢰의 문제와 관련된 윤리적 갈등을 대표적으로 들 수 있다.

이 외에도 정책에 대한 책임 문제, 간호업무에서의 공평한 분배 문제를 간호사와 협동자 사이의 윤리문제에 포함시켜 분류할 수도 있다. 정책에 대한 책임 문제의 예로는 정책에 대한 개인 책임의 범위, 병원윤리위원회의 정책 결정이나 공공 정책의 발전 방향에 대한 윤리적 갈등 문제 등을 들 수 있다.

여기서는 간호사를 중심으로 간호사와 협동자 사이의 윤리적 갈등에 대하여 살펴보는 의미에서, 간호사와 의사 사이의 윤리적 갈등, 간호사와 간호사 사이의 윤리적 갈등, 간호사와 기타 보건의료관련 직종 사이의 관계로 구분하여 살펴본다. 그리고 마지막으로 간호사가 간호업무를 수행하는 과정에서 많이 접하게 되는 한정된 자원의 공평한 분배와 관련된 윤리적 갈등에 대하여도 살펴본다.

1) 간호사와 의사 사이의 윤리적 갈등

간호사와 의사와의 관계는 환자 간호의 질을 결정짓는 중요한 요소이다. 이상적으로는 간호사와 의사의 업무는 상호 보완적이어야 하고 상승 작용을 유발해야만 한다. 두 전문직 모두 환자 건강이라는 우선적인 목표를 가지고 있기 때문에 그들 간의 협력관계와 공동작업은 필수적이다. 만일 간호사와 의사 사이에 갈등이 생기게 되면 이 관계는 간호사와 의사는 물론이고 환자에게까지 부정적인 영향을 미치게 된다.

간호사가 의사의 일에 동의할 수 없을 때나 의사가 간호사의 일에 동의할 수 없을 때 갈등이 발생하게 된다. 간호사와 의사 사이의 윤리적 갈등 문제에 대하여 〈사례 12-9 : 진료지연으로 인해 초래된 갈등〉을 가지고 살펴보자.

사례 12-9 **진료지연으로 인해 초래된 갈등**

간호사 : 지역병원의 16병상 소아과병동에서, 1주일에 이틀씩만 주임간호사로 근무하고 있으며, 과거 8년간 중소도시 병원 응급실에서 8년간 근무경력이 있음

환자 : 새로 입원한 6살짜리 당뇨환자이며, 호흡부전인 것으로 보임

간호사 : 당직의사인 레지던트에게 전화로 보고함. 처음 근무하게 된 신규의사가 자신보다 어릴 뿐만 아니라 확신도 없어 보임. 환자에게 필요한 응급조치를 레지던트에게 제안

레지던트 : 자기가 의사라는 이유로 간호사의 충고를 일축해 버리고, 저녁식사하고 오겠다는 말을 남기고 가버림
간호사 : 환자가 위태로운 상황이라 생각하여, 소아과 전문의 박 의사에게 전화함
박 의사 : 이미 레지던트가 병실 방문한 것을 알고, 병실 가는 것을 거절함
간호사 : 환자 상태가 점점 악화되는 것을 보았지만, 업무지시를 쓸 수 없기 때문에 아무것도 할 수 없는 상황임. 거의 5분마다 박 의사에게 전화함. 과장에게도 전화하여 박 의사가 즉시 올 수 있게 해달라고 청함. 결국 과장이 응급실에 가서 박 의사를 데려옴
박 의사 : 계속 전화한 것에 대해 화냈으나, 처음에 간호사가 레지던트에게 말했던 기본적인 의료적 조치들을 업무지시로 함
간호사 : 박 의사에게 응급조치 요청한 것을 후회하지는 않았지만, 박 의사가 자신을 대하는 태도는 싫었음
박 의사 : 레지던트나 다른 간호사들 특히 과장까지 들을 수 있는 곳에서 간호사에게 다른 환자의 상태에 대해 질문하였는데, 그 질문들이 의학적으로 소아과학을 전공한 사람이 아니면 정확하게 대답할 수 없는 것들이었음

출처 : 한성숙 외. 간호윤리학. 3판. 서울: 대한간호협회; 2012. p. 320

〈사례 12-9 : 진료지연으로 인해 초래된 갈등〉은 간호사의 자율성과 의사와의 협동에 관한 전형적인 사례이다. 이 사례에 대하여 윤리적 의사결정 방법을 적용하여 분석해 보자. 먼저 이 사례에서 윤리문제를 파악하고 정의해 보면, 다음과 같은 문장으로 문제를 요약할 수 있을 것이다.

- 의료에 관한 의사결정에서 간호사는 어떤 책임을 지는가?
- 간호사의 근거 있는 권유가 무시당했을 때 어떻게 해야 하는가?
- 의사의 행위나 행위를 하지 않음에 동의할 수 없을 때, 간호사는 어떻게 해야 하는가?

문제에 대해 간략하게 정의한 다음에는 문제에 대해 논리적으로 분석해 보자. 이 사례에서 간호사가 의사의 업무지시가 있을 때까지 계속 기다리는 것은, 간호사의 간호사정이 정확하다면, 환자가 사망하게 되는 것을 초래한다. 따라서 이 상황은 병실에 와서 환자상태를 보지 않으려는 의사에게 승복하는 것과 환자의 간호요구를 충족시켜 주려는 것 사이에서 간호사가 긴박한 갈등에 빠지게 된 것이다.

이러한 갈등에 관련된 요인으로는 ① 간호사-의사 관계에 대한 역사적 유산, ② 간호실무 영역의 확장, ③ 간호사-의사 사이의 사회경제적 및 교육적 거리감, ④ 간호의 전문직 개념 등을 들 수 있다.

간호사-의사 관계에 대한 역사적 유산은 18세기 후반부터 간호와 의료가 독립적으로 발달되어 왔음에 기인한다. 의사의 지시와 간호사의 순종은 간호사를 종속적 위치로 떨어뜨리고, 의사에게만 의사결정권이 있고 간호사에게는 수동성을 요구한다. 이러한 간호사-의사 관계는 두 직종 간의 협동을 제한하는 요인이 되었다. 이 사례에서 간호사의 공격적 자세는 오래된 지시-순종의 중요한 규칙을 망각 또는 무시했고, 의사가 간호사를 괴롭힌 것은 의사는 간호사의 공공연한 도움을 받을 필요가 없는 존재로 대접받아야 한다는 것을 상기시키려는 것이다. 서로의 정보를 자유로이 교환하고 각자의 견해를 면밀하게 검토하였더라면, 레지던트는 간호사의 제언이 타당한 것임을 금방 알 수 있었을 것이다.

간호실무 영역의 확장으로 의료와 간호 간의 경계선이 모호해지고 특히 복잡한 검사에서는 영역 구별이 쉽지 않게 되었다. 20세기 후반의 사회적 변화와 지식의 확대는 간호업무 영역에 대해 다시 정의하도록 요구하고 있다. 이는 의사-간호사 관계의 긴장감을 초래하고 있다. 이 사례에서 박 의사와 간호사가 간호업무의 범위에 대해 서로 일치하지 않았다. 건강의 증진과 유지를 위하여 간호사도 간호진단을 내릴 수 있는 상황으로 간호실무의 영역이 확장되고 있으나, 아직은 간호사가 자신의 진단과 치료계획을 독자적으로 수행할 수 없고 의사의 처방에 따라야 하는 영역이 있는 상황이다.

간호사-의사 사이의 사회경제적, 교육적 거리감에 대해 살펴보자. 대체로 의사들이 간호사들보다 사회경제적으로 높은 계층에 속한다. 수입의 불균형으로 가치관과 생활유형에서 차이를 초래하여 두 직종이 매우 다른 집단으로 사회화하고 먼 관계가 된 경향이 있다. 교육의 차이도 특권과 힘의 차이로 만드는 경향이 있다.

간호에서 전문직이라는 개념은 간호사들이 더 많은 교육을 받고 간호 자체의 전문성을 풍부하게 하려는 노력이 필요함을 의미한다. 전문간호사 제도가 두 직종 간의 교육의 간격을 좁혀주고는 있으나 간호사와 의사의 영역과 역할은 구분되어 있다.

간호사의 주요 의무는 의사가 아닌 환자를 대하는 데 있다. 간호사는 자율적으로 활동하는 의료인으로서 지식과 경험은 물론이고 의사의 처방을 수행할 때도 독자적인 판단에 따른 법적 · 윤리적 책임을 지게 된다. 만일 의료행위에 기술적 측면이 부족하거나 비윤리적인 불법행위가 행해진다면, 간호사는 그 처방 수행을 거부하고 바로 잡을 수 있도록 노력해야 할 의무가 있다.

의사의 지시가 적절하지 않아 불복해야 하는 상황에서 간호사가 어떤 행동을 취할 것인가는 환자의 위급성 정도에 따라 달라진다고 할 수 있다. 별로 위급하지 않은 문제는 여유 있게 해결해도 된다. 그러나 매우 위급한 문제는 빨리 의사에게 알려 적절한 대처가 이루어질 수 있도록 즉각적으로 대처해야만 한다.

2) 간호사와 간호사 사이의 윤리적 갈등

간호사들은 밤낮으로 함께 가까이에서 일하기 때문에 서로 친밀하게 연결되어 있으며, 전문직의 경험, 언어, 지식을 서로 공유하고 있어 다른 직종과는 구별된다. 간호사들은 함께 일하면서 동질감을 갖기도 하고 다른 간호사들을 감독하거나 감독받기도 한다. 따라서 한 간호사의 행위는 다른 간호사에게 영향을 미치게 된다.

간호사들 사이의 충성과 의리는 오랜 기간 함께 가까이에서 일하면서 자연스럽게 얻어진 결과이다. 현실적으로 볼 때 충성은 가치 있는 미덕이며 서로 단결할 수 있게 하고 강점과 힘을 증진시킨다. 간호사 서로 간의 충성은 관료적이고 경제 우선적이며, 정치적인 힘의 영향을 받게 되면서 간호의 자율성 및 고용조건 개선 등에 대한 요구에도 영향력을 미치고 있다.

그러나 충성은 훌륭하게 보이지만 미덕으로 여겨진 적은 좀처럼 없다. 이는 잠재적으로 잘못된 충성심이나 광신적 행위, 맹목적인 불의로 이끌 가능성이 있기 때문이다. 다른 간호사에게 맹목적으로 충성하는 간호사는 동료의 무능력한 일 처리나 불법 약물의 사용 등 환자에게 해를 끼칠 수 있는 행동들을 눈감아 줄 수 있는 여지가 있다. 따라서 간호사는 다른 간호사에 대한 충성과 환자에 대한 의무 사이에서 균형을 맞추는 객관성 유지에 신중해야 한다.

3) 간호사와 기타 보건의료관련 직종 사이의 윤리적 갈등

간호사는 자신과 함께 일하는 간호보조 직종의 사람들에게도 신경을 써야만 한다. 각각의 개인은 윤리적으로 행동하는 행위자이고 각자 존중받고 존엄한 존재로 인식되어야 한다. 환자 간호를 책임지는 사람으로서 전문 간호인은 환자에게 수행되는 간호의 질에 책임을 져야 한다. 이 책임에는 감독기능과 간호기능의 위임 역할을 포함해서 다른 보건의료관련 직종 사람들을 훈련시키는 역할까지 포함한다. 이러한 역할 수행에서 윤리적이며 세심한 배려는 간호사의 중요한 역할 중 하나이다.

간호사는 환자를 간호하는 책임자로서, 자신이 하든 하급 직원이 하든 상관없이 환자가 받는 모든 간호에 책임이 있다. 간호사는 환자는 물론이고 다른 직원들에게도 건강과 안전이 보장될 수 있도록 리더로서의 자신에 대해 규칙을 지켜야 한다. 이는 환자와 직원에 대한 간호사의 윤리적 의무이다.

의료기관 특히, 종합병원은 의료 전문인만이 아니라 다른 여러 영역의 다양한 직종의 사람들이 대상자의 질병치료와 건강증진을 위해 다양한 서비스를 하고 있다. 병원에서 이루어지는 서비스는 그 종류가 매우 많으며, 여러 분야의 사람들이 수행하는 각각의 서비스는 상호 연계되어 있어서 뒤로 미루거나 적당히 할 수 없는 어려움이 있다. 날이 갈수록 타 직종과의 관계는 더욱 복잡해지고 중요해지는 추세이다.

간호 현장 여러 분야의 사람들 사이에서 발생하는 갈등의 요인은 서로의 업무에 대한 이해 부족에서 기인하는 경우가 많다. 따라서 서로의 직종에 대한 직업적 존중과 협조가 필요함을 인식하고 상대방을 이해하고 협조하려는 태도가 요구된다. 이를 위해 다른 직종에 대한 이해와 신뢰를 기반으로 협력하는 조직문화를 조성하는 것이 필요하며, 아울러 간호사 각자의 의사소통 기술, 대인관계 기술, 주장 행동 등의 기술 습득과 긍정적 사고가 필요하다.

4) 간호업무의 공평한 분배와 관련된 윤리적 갈등

간호사들이 자원배분이라는 차원에서 가장 많은 윤리적 갈등을 느끼는 때는 제한된 간호 인력으로 많은 환자에게 간호서비스를 제공해야 하는 경우이다. 간호사들은 한정된 자원으로 주어진 목표를 효과적으로 달성하기 위해 다양한 노력을 기울이고 있다. 간호사들은 본인에게 주어진 목표를 달성하기 위해 업무를 효율적으로 처리해야 한다는 압박을 느끼며, 한편으로는 환자를 옹호하고 최적의 간호를 수행해야 한다는 윤리적 의무를 느낀다. 간호사들은 효율적으로 업무를 처리해야 한다는 의무와 환자에게 최적의 간호를 제공해야 한다는 간호사로서의 윤리적 의무 사이에서 갈등을 느끼게 된다.

간호사들은 각 환자에게 충분한 시간을 할애하고 환자의 반응에 따라 최적의 간호를 수행하는 것이 아니라, 제한된 시간 내에 완수해야 하는 과업에 초점을 맞추어야 하는 경우가 많다. 때로는 윤리적 갈등으로 환자에게 좀 더 시간을 할애하기 위해 초과근무를 하기도 한다.

간호사들은 한정된 자원을 효율적으로 배분하기 위해 수많은 의사결정을 하게 되는데, 자원배분에 있어 가장 중요한 기준으로는 공평성을 들 수 있다. 공평성은 똑같이 나눈다는 균등 분배의 의미도 있지만, 장애인이나 노인에게 혜택을 제공해야 하는 등 상대적인 약자에게 더 많은 자원을 분배하는 것도 의미하며, 응급환자에게 더 우선적으로 시간을 할애해야 하는 것도 의미한다.

앞서 배운 윤리 원칙 중에 공평하게 분배해야 한다는 것은 정의의 원칙에 해당한다. 정의의 핵심은 각자에게 그들의 몫을 공평하게 분배하는 데 있고, 몫을 분배하는 기준으로는 균등한 분배, 필요에 따른 분배, 노력에 따른 분배, 성과에 따른 분배, 공적에 따른 분배 등이 있다. 상대적인 약자에게 더 많은 자원을 할애하는 것이나 응급환자에게 더 우선적으로 시간을 할애하는 것은 필요에 따른 분배에 해당한다고 말할 수 있겠다.

간호사들은 간호업무를 수행하면서 인력, 시간 등의 자원이 부족한 상황에서 한정된 자원을 공평하게 분배하기 위해 애써야 한다. 주어진 환경에서 윤리적 갈등을 최소화할 수 있도록 모든 환자를 세심히 살펴 간호계획을 수립하고 실천하는 노력을 기울여야 한다.

활동 과제

- ✔ 간호사와 협동자 사이의 윤리적 갈등의 예를 들고, 해결 방법에 대해 생각해 봅시다.
- ✔ 간호업무의 공평한 분배와 관련된 윤리적 갈등의 예를 들고, 해결 방법에 대해 생각해 봅시다.

참고문헌

PART 1

강성률. 서양철학사를 보다. 서울: 리베르스쿨; 2015.

고명숙 외. 간호학개론. 5판. 파주: 수문사; 2019.

김문실 외. 간호학개론. 3판. 서울: 고문사; 2016.

김문실 외. 간호학개론. 서울: 고문사; 2012.

김영임 외. 간호이론. 서울: 한국방송통신대학교출판문화원; 2010.

김혜숙 외. 간호학개론: 전문직론. 서울: 현문사; 2000.

대한간호협회. 간호의 정의 [internet]. [cited at 2017 Feb 3]. Available from: http://www.koreanurse.or.kr/.

두산백과. 간호 [internet]. [cited at 2017 Feb 3]. Available from: http://terms.naver.com/entry.nhn?docId=1169384&cid=40942&categoryId=32809.

박정호 외. 신 간호학개론. 2판. 서울: 서울대학교출판부; 2007.

박정호 외. 신 간호학개론. 서울: 서울대학교출판부; 1989.

버트런드 러셀. 서상복 역. 러셀 서양철학사. 서울: 을유문화사; 2019.

버트런드 러셀. 황문수 역. 철학이란 무엇인가. 서울: 문예창작사; 2014.

보건복지부 & 한국보건사회연구원(2023).OECD Health Statistics 2022. [cited at 2023 Dec. 26]

보건복지부, 2022 보건복지통계연보[internet][cited at 2023 Dec. 26]

신미자 외. 간호역사와 철학. 3판. 서울: 현문사; 2015.

양해림. 서양철학사. 서울: 집문당; 2020.

이동익. 생명의 관리자–의학윤리를 위한 몇 가지 주제들–. 서울: 가톨릭대학출판부; 1994.

이소우 외. 간호이론의 이해. 서울: 수문사; 2009.

전미영, 김미혜, 김연하, 김영미, 김지미 외 9인 편저. (쉽게 배우는) 보건의약관계법규. 서울: 계축문화사; 2023.

홍은영. 돌봄과 철학. 파주: 수문사; 2021.

ANA. what is nursing [internet]. [cited at 2017 Feb 3]. Available from: http:// www.nursingworld.org/.

Dunn HL. High-level wellness. Arlington. VA: R.W.Beatty Press; 1961.

https://www.mohw.go.kr/board.es?mid=a10107010202&bid=0037&act=view&list_no=377053

https://www.mohw.go.kr/board.es?mid=a10107010202&bid=0037&act=view&list_no=378218

ICN. Definition of Nursing [internet]. [cited at 2017 Feb 3]. Available from: http://www.icn.ch/ ICN. The ICN Code of Ethics for Nurses [Internet]. [cited at 2016 Dec 14].

Johnson BM, et al. An introduction to theory and reasoning in nursing. Lippincott; 2001.

Kim HS. The Nature of theoretical thinking in nursing(3rd ed.) NY: Springer Publishing; 2010

OECD. OECD Health Statistics 2019 [internet]. [cite at 2020 Jan. 2]. Available from: http://www.oecd.org/els/health-systems/health-data.htm

Pender NJ. Health promotion in nursing practice. 2nd ed. Norwalk, CT: Appleton & Lange; 1987.

Pender, NJ. Health promotion in Nursing practice(3rd ed). Stanford, DT: Appleton & Lange; 1996.

Pender, NJ. Health promotion in nursing practice. 5th ed. Appleton and Lange; 2006.

Pender, NJ., Murdaugh, CL., & Parsons, MA. Health promotion in nursing practice-Fifth edition. NJ : Pearson Prentice Hall; 2006.

Smith JA. The idea of health: A philosophy inquiry. Advances in Nursing Science. 1981;3(3):43-50.

Steven DE. 공병혜, 홍은영 역. 간호철학. 서울: 현문사; 2022.

Suchman E. Stages of illness and medical care. Journal of Health and human behavior. 1965;6(3):114–28.

Travis JW, et al. The wellness workbook. Berkeley, CA: Ten–Speed Press; 1988.

WHO. The goal of WHO in public health [internet]. [cited at 2017 Feb 3]. Available from: http://www.who.int/about/en/.

Wikipedia. Ethics of care [internet]. [cited at 2020 Jan 1]. Available from: https://en.wikipedia.org/wiki/Ethics of

PART 2

건강보험심사평가원. 진료비 지불보상제도의 장단점 [internet]. [cited at 2023 Dec. 28]. Available from: http://www.hira.or.kr.

국가법령정보센터. 보건의료기본법 [internet]. [cite at 2023 Dec. 28]. Available from: https://www.law.go.kr/

국가법령정보센터. 의료법 [internet]. [cite at 2023 Dec. 28]. Available from: https://www.law.go.kr/

국민건강보험공단. 건강보험통계. 시도별 종별 요양기관 현황 [internet]. [cited at 2023 Dec. 28]. Available from:

국제적십자사위원회 [internet]. [cited at 2023 December.]. Available from: https://kr.icrc.org/icrc/movement/

노인장기요양보험. 장기요양등급 [internet]. [cited at 2023 Dec. 28]. Available from: http://longtermcare.or.kr.

보건복지부. 2019년 의료기관 개설 및 의료법인 설립 운영편람 [internet]. [cite at 2020 Jan. 2]. Available from: https://www.mohw.go.kr/.

보건복지부. 보건복지부 조직도 [internet]. [cite at 2023 Dec. 28]. Available from: https://www.mohw.go.kr/.

보건복지부. 보건소 및 보건지소 운영현황 [internet]. [cite at 2023 Dec. 28]. Available from:

보건복지부. 의료급여 수급권자 선정기준 [internet]. [cited at 2023 Dec. 28]. Available from: http://www.mohw.go.kr/.

4대 사회보험 정보연계센터. 우리나라 사회보장제도 [internet]. [cited at 2023 Dec. 28]. Available from:https://www.4insure.or.kr/

신미자 외. 간호학개론. 서울: 수문사; 2022.

양숙자 외. 지역사회간호학I,II. 서울: 현문사; 2022.

염영희 외. 임상간호사가 경험한 긍정적인 간호조직문화. 간호행정학회지. 2014;20(5):469-480.

이미애 외. 간호학개론. 6판. 파주: 수문사; 2023.

이은주 외. 간호대학생의 전문직관에 영향을 미치는 요인-임상실습교육환경과 의사-간호사 협력에 대한 태도를 중심으로. 기본간호학회지. 2016;23(2):126-135.

지역사회보건간호학 편찬위원회. 최신 지역사회보건간호학. 서울: 수문사; 2021.

ANA. Code of Ethics for Nurses [Internet]. [cited at 2016 Dec 14]. Available from: http://nursingworld.org/MainMenuCategories/EthicsStandards/CodeofEthicsforNurses.

ANA. what is nursing [internet]. [cited at 2017 Feb 3]. Available from: http:// www.nursingworld.org/.

Benner P. From novice to expert. Menlo Park, Calif: Addison-Wesley; 1984.

Bixler GK, et al. The professional status of nursing. American journal of nursing. 1959;8(1):142-147.

Chitty KK et al. Professional nursing: concepts & challenges. Maryland Heights, MO: Saunders; 2011.

Cohen HA. The nurse's quest for a professional identity. Menlo Park CA: Addison-Wesley; 1981.

Flexner A. The general education board, 1902-1914. New York: The General Education Board; 1915.

Fry, John, et al. Reviving primary care: a US-UK comparison. CRC Press, 2018.

http://www.icn.ch

http://www.koreanurse.or.kr

https://kosis.kr/statHtml/statHtml.do?orgId=117&tblId=TX_117191104&conn_path=I2

https://kosis.kr/statHtml/statHtml.do?orgId=354&tblId=DT_MIRE01&conn_path=I2

https://www.konos.go.kr/

ICN. Definition of Nursing [internet]. [cited at 2017 Feb 3]. Available from: http://www.icn.ch/ ICN. The ICN Code of Ethics for Nurses [Internet]. [cited at 2016 Dec 14].

Kleczkowski BM. et al. National health systems and their reorientation towards health for all -Guidance for policy-making. World Health Organization; 1984.

OECD. OECE Heath Statistics. [internet]. [cited at 2023 Dec. 28]. Available from: https://www.oecd.org/

WHO. The goal of WHO in public health [internet]. [cited at 2017 Feb 3]. Available from: http://www.who.int/about/en/.

PART 3

강성례. 간호학개론. 서울: 정담미디어; 2012.

고명숙 외. 간호학개론. 3판. 파주: 수문사; 2011, 2014, 2015.

고명숙 외. 간호학개론. 5판. 파주: 수문사; 2019.

김문실 외. 간호학개론. 3판. 서울: 고문사; 2016.

김문실 외. 간호학개론. 서울: 고문사; 2012.

김정위. 중동사. 서울: 대한교과서; 2008.

대한간호협회. 간호의 역사, 잊지 못 할 순간들-1991년 대한간호정우회 창립. 대한간호. 2006;45(3):22-23.

대한간호협회. 국민과 함께한 간호의 역사 I (개항기-해방전). 대한간호. 2002;41(1):14-17.

마르크 블로크. 역사를 위한 변명. 고봉만 역. 파주: 한길사; 2002.

박정호 외. 신 간호학개론. 2판. 서울: 서울대학교출판부; 2007.

박정호 외. 신 간호학개론. 서울: 서울대학교출판부; 1989.

신미자 외. 간호역사와 철학. 3판. 서울: 현문사; 2015.

신미자 외. 간호의 역사. 7판. 서울: 대한간호협회; 2013.

아커크네히트. 세계의학의 역사. 허주 역. 서울: 지식산업사; 1987.

오성득. 한국 근대간호 역사여행② 제중원의 첫 공식 간호원 안나제이콥슨. 간호신문.

2012년 5월 22일.

오성득. 한국 근대간호 역사여행③ 세브란스 간호를 세운 에스더 쉴즈. 간호신문. 2012년 6월 26일.

오성득. 한국 근대간호 역사여행④ 한국의 첫 공식 간호원 히스코트, 웹스터, 로이스. 간호신문. 2012년 7월 24일.

오성득. 한국 근대간호 역사여행⑤ 한국 간호교육의 선구자 에드먼드. 간호신문. 2012년 8월 28일.

오성득. 한국 근대간호 역사여행⑫ 첫 한국인 간호원회 조직, 1910년. 간호신문. 2013년 3월 26일.

오성득. 한국간호역사자료집 I . 서울: 대한간호협회; 2011.

오성득. 한국근대간호역사화보집. 서울: 대한간호협회; 2012.

이꽃메 외. 일제시대 관공립 간호교육에 관한 역사적 연구. 간호행정학회지. 1999;5(2):317–336.

이꽃메 외. 일제시대 선교회의 보건간호사업에 대한 역사적 연구. 지역사회간호학회지. 1999;10(2):455–466.

이꽃메. 일제시대의 두 간호단체에 관한 고찰: 조선간호부회의 간호수준 향상 노력과 조건간호부협회의 사회활동. 간호행정학회지. 2000;6(3):421–429.

이꽃메. 한국근대간호사. 서울: 도서출판 한울; 2002.

이미숙. 조선시대 의녀의 역할. 한국사상과 문화. 2012;61:169–203.

이부영 편저. 의학개론 I. 서울: 서울대학교출판부; 2006.

이선옥 외. 간호학개론. 서울: 정담미디어; 2014.

이소우 외. 간호이론의 이해. 서울: 수문사; 2009.

이소우. 한국간호교육 100년 발달사적 연구(1900–2000). 한국간호교육학회지. 2000;6(2):303–326.

이태화 외. 간호학입문. 서울: 대한나래출판사; 2015.

정면숙 외. 간호학개론. 서울: 현문사; 2012.

황상익. 근대이전 서양의학의 기능적 질병관과 그 극복 과정. 한국과학사학회지. 1995;17(1):56–70.

Donahue MP. Nursing: The finest art: an illustrated history. 3rd ed. Maryland Height. MO: Mosby; 2011.

http://www.icn.ch

http://www.koreanurse.or.kr

Judd D, et al. A history of American nursing: Trends and eras. Jones & Barlett Publishers; 2006.

WHO. The goal of WHO in public health [internet]. [cited at 2017 Feb 3]. Available from: http://www.who.int/about/en/.

PART 4

고명숙 외. 간호학개론. 3판. 파주: 수문사; 2011, 2014, 2015.

고명숙 외. 간호학개론. 5판. 파주: 수문사; 2019.

고진강, 고지운. 간호윤리학. 서울: 계축문화사; 2017.

고진강, 이남주. 간호윤리학(제2판). 서울: 계축문화사. 2022.

공병혜 외. 생명윤리. 3판. 서울: 현문사; 2019.

공병혜 외. 생명윤리. 서울: 현문사; 2015.

공병혜. 개정된 ICN 윤리강령 및 KNA 윤리강령 이해. 2023 한국간호윤리학회 제5회 간호윤리교육 세미나 자료집. 한국간호윤리학회. 2023.

구인회. 장기이식에 대한 윤리적 고찰. 신학과 철학. 2000;(2):1-21.

국가생명윤리정책원. 기관생명윤리위원회 정보포탈 FAQ 모음집. 보건복지부/국가생명윤리정책원. 2023.

국립암센터 홈페이지. 의료기관윤리위원회 [internet]. [cited at 2023 Nov. 26]. Available from: https://www.ncc.re.kr/main.ncc?uri=ncc_mclp02.

권성복 외. 간호관리학 I. 개정판. 파주 : 수문사; 2011.

권수혜 외. 간호윤리. 파주: 수문사; 2020.

권은지. 대리모 산업의 윤리적 문제와 해결방안. ATE. 2015;5:149-163.

기관생명윤리위원회 정보포탈. 기관생명윤리위원회 설치 근거 및 설치 대상 [internet]. [cited at 2023 Nov. 26]. Available from: https://irb.or.kr/Main.aspx.

김문실 외. 간호학개론. 3판. 서울: 고문사; 2016.

김문실 외. 간호학개론. 5판. 서울: 고문사; 2022.

김문실 외. 간호학개론. 서울: 고문사; 2012.

김상득. 병원윤리위원회의 역할, 구성 및 운영에 관한 연구. 한국의료윤리학회. 2015;18(4):376-392.

김해중. 각국의 인공임신중절 실태. 생명윤리. 2006;7(1):1-7.

김희강, 나상원 역 (Virginia Held 저). 돌봄: 돌봄 윤리 - 개인적, 정치적, 지구적. 서울: 박영사; 2017.

네이버 간호학대사전. 간호윤리강령(Code for Nurses, Ethical Concepts Applied to Nursing, 看護倫理綱領) [internet]. [cited at 2016 Dec 14]. Available from:http://terms.naver.com/.

네이버 교육평가용어사전. 윤리강령(code of ethics) [internet]. [cited at 2016 Dec 14]. Available from: http://terms.naver.com/.

네이버 국어사전. 규범 [internet]. [cited at 2016 Dec 14]. Available from: http:// dic.naver.com/.

네이버 국어사전. 윤리 [internet]. [cited at 2016 Dec 14]. Available from: http:// dic.naver.com/.

네이버 두산백과사전. 덕 윤리 [internet]. [cited at 2019 Dec 1]. Available from: http://terms.naver.com/.

네이버 두산백과사전. 도덕(道德 morality) [internet]. [cited at 2016 Dec 14]. Available from: http://terms.naver.com/.

네이버 사회복지학사전. 윤리강령(code of ethics) [internet]. [cited at 2016 Dec 14]. Available from: http://terms.naver.com/.

네이버 한국민족문화대백과. 윤리학 [internet]. [cited at 2019 Dec 1]. Available from: http://terms.naver.com/.

대한간호협회. 한국간호사윤리강령 [internet]. [cited at 2023 Nov. 26]. Available from: https://www.koreanursing.or.kr/about_KNA/ethics.php.

마가렛 버카르트(Margaret A. Burkhard) 외. 간호윤리학. 엄영란 외 역. 서울: 정담미디어; 2014.

마이클 샌델(Michael J. Sandel). 정의란 무엇인가. 이창신 역. 서울: 김영사; 2010.

법제처. 국가법령정보센터. 장기등 이식에 관한 법률시행령 [internet]. [cited at 2023 Nov 20]. Available from: https://www.law.go.kr/법령/장기등이식에관한법률시행령

법제처. 국가법령정보센터. 호스피스 · 완화의료 및 임종과정에 있는 환자의 연명의료결정에 관한 법률 [internet]. [cited at 2023 Nov 20]. Available from: https://www.law.go.kr/법령/호스피스 · 완화의료및임종과정에있는환자의연명의료결정에관한법률

생명윤리정책연구센터. 병원윤리위원회 구성 · 운영 표준지침서. 생명윤리정책연구센터. 2011.

생명윤리정책연구센터. 병원윤리위원회 조사보고서. 생명윤리정책연구센터. 2010.

엄영란 외 편역 (Margaret A. Burkhardt 외 저). 간호윤리학. 서울: 정담미디어; 2014.

엄영란 외. 생명윤리학. 서울: 학지사메디컬. 2018.

염영희 외 편역 (Kay Kittrell Chitty 외 저). 간호학개론. 서울: 엘스비어코리아; 2014.

위키백과. 간호윤리학 [internet]. [cited at 2023 Dec. 19]. Available from: https://ko.wikipedia.org/wiki/간호윤리학.

위키백과. 결의론 [internet]. [cited at 2023 Dec. 25]. Available from: https://ko.wikipedia.org/wiki/결의론.

위키백과. 공리주의 [internet]. [cited at 2023 Nov. 26]. Available from: https://ko.wikipedia.org/wiki/공리주의.

위키백과. 덕 윤리 [internet]. [cited at 2023 Nov. 26]. Available from: https://ko.wikipedia.org/wiki/덕_윤리.

위키백과. 돌봄 윤리 [internet]. [cited at 2023 Dec. 25]. Available from: https://ko.wikipedia.org/wiki/돌봄_윤리.

위키백과. 맥락주의 [internet]. [cited at 2023 Nov. 26]. Available from: https://ko.wikipedia.org/wiki/맥락주의.

위키백과. 반성적 평형 [internet]. [cited at 2023 Nov. 26]. Available from: https://ko.wikipedia.org/wiki/반성적_평형.

위키백과. 의료윤리학 [internet]. [cited at 2023 Dec. 19]. Available from: https://ko.wikipedia.org/wiki/의료윤리학.

위키백과. 의무론 [internet]. [cited at 2023 Nov. 26]. Available from: https://ko.wikipedia.org/wiki/의무론.

위키백과. 콜버그의 도덕 발달 단계 [internet]. [cited at 2023 Dec. 19]. Available from: https://ko.wikipedia.org/wiki/콜버그의_도덕_발달_단계.

이명준. 생명과학의 윤리적 쟁점과 도덕교육적 함의. 한국교육. 2003;30(1):55-84.

이미애 외. 간호학개론. 6판. 파주: 수문사; 2023.
이종원. 뇌사판정과 장기이식의 윤리적 문제. 철학논총. 2012;69:271-295.
이종원. 안락사의 윤리적 문제-의사조력자살을 중심으로. 철학탐구. 2007;21:155-187.
장금성 외. 간호윤리학과 전문직(개정판), 서울: 현문사; 2011.
장금성 외. 간호윤리학과 전문직. 3판. 서울: 현문사; 2015.
장금성 외. 간호윤리학과 전문직. 3판. 서울: 현문사; 2017.
전국간호대학법교육연구회. 보건의약관계법규 2023 〈Ⅰ〉, 〈Ⅱ〉. 서울: 에듀팩토리. 2023.
정계선. 생명윤리와 간호. 서울: 포널스출판사; 2015.
정면숙 외. 간호학개론. 5판. 서울: 현문사; 2022.
정면숙 외. 간호학개론. 서울: 현문사; 2012.
제니 버트(Janie B. Butts) 외. 간호윤리학. 4판. 김혜옥 외 역. 서울: 정문각출판사; 2016.
케이 치티(Kay Kittrell Chitty) 외. 간호학개론. 염영희 외 편역. 서울: 엘스비어코리아; 2014.
한국간호과학회. 간호학생 교육을 위한 과목별 학습 목표. 한국간호과학회. 2021.
한성숙 외. 간호윤리학. 3판. 서울: 대한간호협회; 2012.
홍석영. 간호에서의 윤리적 가치: 어떻게 가르칠 것인가?(인격주의와 인성교육의 관점에서). 한국간호윤리학회 제1회 간호윤리 교육자 세미나 자료집. 2018:3-14.
홍석영. 논쟁을 활용한 간호윤리교육. 한국간호윤리학회 제3회 추계학술대회 자료집. 2019:3-17.
ANA. Code of Ethics for Nurses [Internet]. [cited at 2016 Dec 14]. Available from: http://nursingworld.org/MainMenuCategories/EthicsStandards/CodeofEthicsforNurses.
ICN. The ICN Code of Ethics for Nurses [Internet]. Available from: http://www.icn.ch/images/stories/documents/about/icncode_english.pdf. [cited at 2016 Dec 14].
ICN-International Council of Nurses. The ICN Code of Ethics for Nurses (Revised 2021) [Internet]. [cited at 2023 Nov. 26].

찾아보기

ㅅ

ㅇ

ㅈ

ㅊ

ㅋ

S

T

U

V

W

X

기타

공저자 소개

- **김지미** 동남보건대학교 간호학과
- **김연하** 한국교통대학교 간호학과
- **김혜영** 안동과학대학교 간호학과
- **박복남** 용인예술과학대학교 간호학과
- **이고운** 수원여자대학교 간호학과
- **이혜자** 용인예술과학대학교 간호학과
- **한주랑** 서정대학교 간호학과
- **홍성경** 동남보건대학교 간호학과

〈제3판〉 간호학개론 값 26,000원

2017년 2월 25일 제1판1쇄 발행
2020년 2월 20일 제2판1쇄 발행
2024년 2월 5일 제3판1쇄 발행
2025년 2월 5일 제3판2쇄 발행

공저자 : 김 지 미 · 김 연 하 · 김 혜 영
박 복 남 · 이 고 운 · 이 혜 자
한 주 랑 · 홍 성 경
발행인 : 주 영 일
발행처 : **계 축 문 화 사**

서울특별시 종로구 통일로12길 16-17
우편번호 : 03029
TEL : 735-2257·738-9746
FAX : 723-9025
E-mail : gyechuk@hanmail.net
홈페이지 : http://gyechuk.co.kr
1973. 10. 31 등록번호 제300-1973-8호
ISBN 978-89-5629-747-7 93510